汉竹·亲亲乐读系列

怀孕坐月子
新生儿
宜忌速查

杨虹／主编　汉竹／编著

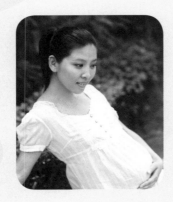 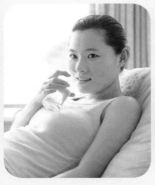 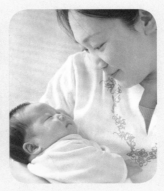

汉竹图书微博
http://weibo.com/hanzhutushu

读者热线
400-010-8811

江苏凤凰科学技术出版社｜凤凰汉竹
全国百佳图书出版单位

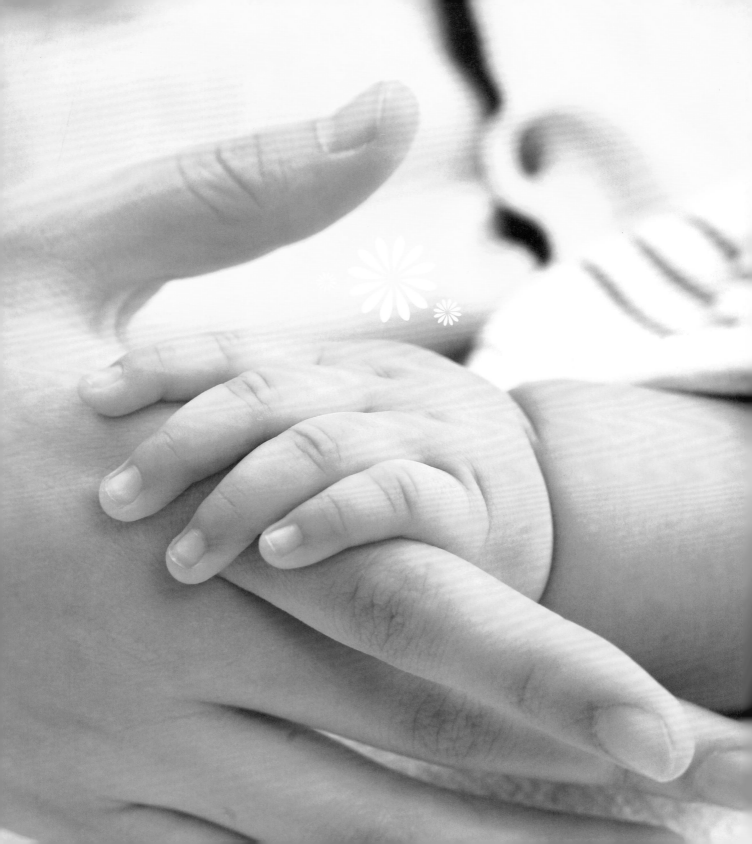

前言

备孕、怀孕、坐月子吃什么？该怎么吃？

生活细节上有什么需要注意？

产后如何护理？

宝宝出生了，该怎么照顾？

……

怀孕是女人一生中最重要的时光。这本书针对饮食保健、生活细节、胎教方法等方面，对孕前的准备和禁忌、如何判断怀孕、孕期的营养和保健、分娩前后注意事项等进行了分析和解答，帮助解决孕妈妈在备孕期、孕期和产褥期所遇到的困惑和问题，教准爸妈做好功课，轻松孕育出一个聪明、漂亮、健康的宝宝。

十月怀胎，是一个幸福而又艰辛的过程。孕前应注意哪些事项？怀孕后如何做好保健和胎教？如何均衡合理地摄取营养？分娩过程中应注意什么？产后如何护理自己和宝宝？这都是每个准备怀孕和已经怀孕的女性最为关心的问题。本书内容丰富，按时间顺序对孕前、妊娠、分娩、产后等各个阶段的注意事项进行了详细讲解，书中知识做到前沿、科学、权威。书中还配有生动逼真、活泼温馨的插图，让读者获得轻松愉悦的阅读感受。本书既是备孕夫妇的指导用书，又是每一位孕妈妈科学孕育宝宝的必备手册。

孕产育儿 8 大热点问题解析

Q1 意外怀孕，没有提前补叶酸怎么办？

如果孕妈妈还没有意识到需要补叶酸就已经怀孕了，那也不必担心胎宝宝因此发育不正常。因为并不是每个人都缺乏叶酸。据统计，我国约 30% 缺乏叶酸的孕妈妈，大多是受饮食习惯的影响，而且多居住在偏远的山区。

因此，即便孕前没有补充叶酸，但是从发现怀孕时再开始补充，仍然可以起到降低胎宝宝发育异常的危险。因为在怀孕后的前 3 个月，正是胎宝宝神经管发育的关键时期，孕妈妈补充适量的叶酸可以明显降低胎宝宝神经管畸形、无脑儿与先天性脊柱裂胎宝宝的发生率。同时，可以使胎宝宝发生唇裂或腭裂的危险减少 50%，而且还可以降低发生早产儿及低体重新生儿的危险性。

Q2 孕期检查是不是一定要挂专家号，看得才准确？

现在很多孕妈妈都崇信专家，一定要挂专家号，结果排了一上午的队，等专家给开完单子就到中午了，要是需要空腹做 B 超或抽血，中午还得继续饿着。

其实，如果孕妈妈平时身体很好，孕育宝宝也没有特殊的不适，就不必在产检时一定要挂专家号，普通号就完全可以，还能减少排队和候诊时间。

"在行动上谨慎，在心理上轻松"应当是孕妈妈和准爸爸在孕期应有的状态。孕妈准爸要充分听取医生的意见，给医生充分的信任。相信在这种状态下，医生的建议和意见才能在孕期发挥最大的作用。

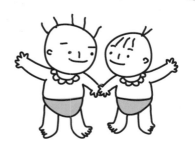
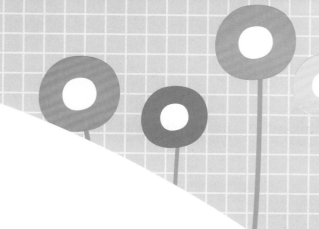

Q3 第一胎和第二胎最好间隔多久？

如果第一胎是顺产的话，恢复期相对较短，一般只要经过 1 年，待女性的生理功能基本恢复，经过检查之后，输卵管、子宫等生殖系统情况正常，就可以考虑怀第二胎。

第一胎是剖宫产的妈妈，而且在第一次剖宫产过程中没有伤及卵巢、输卵管等组织，一般要避孕 2 年以上再考虑怀第二胎。

Q4 剖宫产后 1 年，又意外怀上了宝宝，该怎么办？

很多头胎剖宫产的妈妈都有这样的疑问和担忧，要特别提醒这些孕妈妈，如果计划生二胎的，最好相隔 2 年以上，因为出意外的代价实在太大了，为了保护自己的身体，在这 2 年内，一定要做好避孕措施。

而对于不慎怀孕的情况，一旦确定，孕妈妈和准爸爸要及时跟医生沟通，做好充分的孕育准备，避免不必要的危险。

剖宫产后过早怀孕，会使得剖宫产后子宫瘢痕处拉力过大，有裂开的潜在危险，容易造成大出血。另外剖宫产术后子宫瘢痕处的内膜局部常有缺损，受精卵在此着床时也不能进行充分的蜕膜化，或原本着床在正常的子宫内膜部位，在发育过程中，滋养细胞扩张到蜕膜化不良的子宫内膜部位。受精卵在剖宫产术后瘢痕局部子宫内膜缺陷处着床时，极易发生胎盘植入。因此，剖宫产妈妈最好要隔 2 年再怀孕，不可过早怀孕。

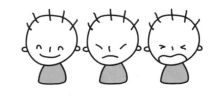

Q5 到底按需哺乳还是按时哺乳？

　　母乳喂养不同于人工喂养。宝宝出生后的头几个星期，母婴之间要建立起合适的喂养方式，宝宝要以频繁的吸吮来刺激母亲的乳汁分泌。宝宝吃得越频繁乳汁分泌量越旺盛。

　　宝宝会经历"猛长期"，会通过频繁吸吮来提高母乳的分泌量，这是基因安排好的供需关系，更需要妈妈在宝宝有需要时喂奶。每一个宝宝都有其天生的独特性格，首先就表现在吃奶方式上。有的又快又猛，有的温柔缓慢。每位妈妈的乳汁都是为自己的宝宝私人订制的，根据宝宝不同的需要情况，每一次喂奶时，乳汁的分泌量、浓度和成分都有所变化。

　　虽然是按需哺乳，但是大体来说宝宝头一周的吃奶量都差不多，妈妈可以根据下表中的数据对宝宝喂养有个大致的了解。

第一周						
宝宝的日龄	1 天	2 天	3 天	4 天	5 天	6 天	7 天
平均一天要喂母乳次数	至少 1 天 8 次，每 1~3 小时 1 次，宝宝的吸吮逐渐加强，深而慢					
纸尿裤／每天	至少 1 片	至少 2 片	至少 3 片	至少 4 片	至少 6 片	
有大便的纸尿裤／每天	至少一两片		至少 3 片		至少 3 片	

Q6 如何给新生儿拍照？

　　父母都喜欢用相机记录宝宝的成长，然而给宝宝拍照并非易事，需要父母和摄影师一起配合才能完成。如果爸爸或妈妈有一定的照相经验，可以自己给新生儿拍照，但要注意以下几点：

　　1. 给宝宝照相一般都是自然光加柔光，不要用闪光灯，因为新生儿对刺眼的太阳光和闪光灯都非常敏感。

　　2. 从不同的距离、角度拍照。很多父母都喜欢宝宝特写的照片，用专业的照相机就能满足这个要求，可以虚化背景，突出宝宝的影像。从不同角度拍摄，留下更多的回忆。

Q7 宝宝的睡眠环境是越安静越好吗？

也许成人睡觉或休息的时候，需要一个安静的环境才可以真正放松下来，但对宝宝来说，这点并不适用。新生儿睡觉的环境并不是越安静越好，而是需要一定的生活杂音。其实爸爸妈妈想一想便不难理解，宝宝在妈妈肚子里生活了 10 个月之久，他（她）早已习惯了妈妈肚子里血液流动、心脏跳动以及其他嘈杂之音。离开妈妈的肚子，突然将他置于一个非常安静的环境，是谁也不会适应啊？因此宝宝睡觉之时，爸爸妈妈真的不必蹑手蹑脚地什么都不敢做，放心大胆地该做啥做啥吧，而且如果可以来点轻柔的音乐就再好不过了。从小睡眠就无需处于一个非常安静的环境，更有利于宝宝后期的睡眠习惯养成与睡眠质量的提高。

Q8 怎么给新生儿选择玩具？

玩具是宝宝生活中不可缺少的东西，对宝宝的身心发展起着非常重要的作用，它能促进宝宝感知觉、语言、动作技能和技巧的发展。虽然新生儿的小手还不会抓握玩具，更不会玩弄玩具，但眼睛会看、耳朵会听、小手会去触摸，因此选择玩具要根据这一特点。选择色彩鲜艳、有声响、能活动的，可以使新生儿能看、能听、能触摸的，并能吸引宝宝注意力的玩具，以发展视觉、听觉、触觉等。

给新生儿选择玩具时还要选择小型的、柔软光滑无棱角的，且分量轻的玩具。可以为新生儿选择的玩具有：悬挂的气球、彩灯、脸谱画、人物画像、音乐盒、响铃棒、拨浪鼓、能捏出声音的玩具等。

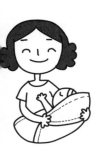

目 录

备孕

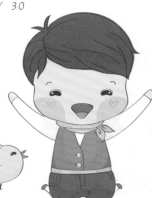

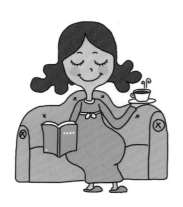

怀孕

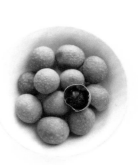

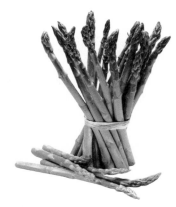

孕中期饮食

孕晚期饮食

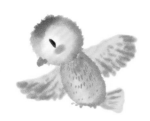

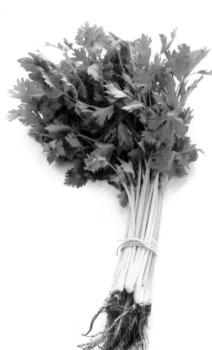

孕期饮食误区，你知道吗 / 76

孕期保健

孕期保健误区，你知道吗 / 90

孕期运动

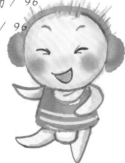

孕期美容

孕期心理

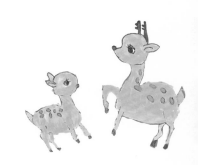

分娩

分娩前的准备

分娩当天的饮食宜忌

产程中的宜与忌

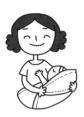

分娩误区，你知道吗／154

坐月子

顺产妈妈的产后护理

剖宫产妈妈的产后护理

坐月子生活细节

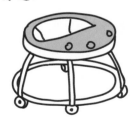

坐月子误区，你知道吗／172

夏天坐月子

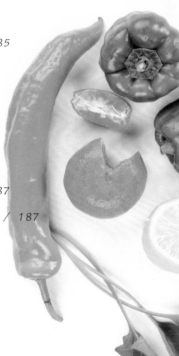

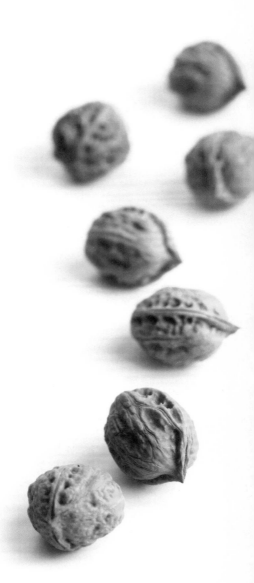

新生儿

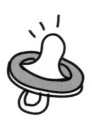

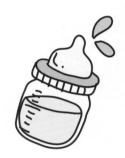

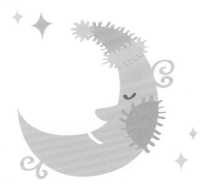

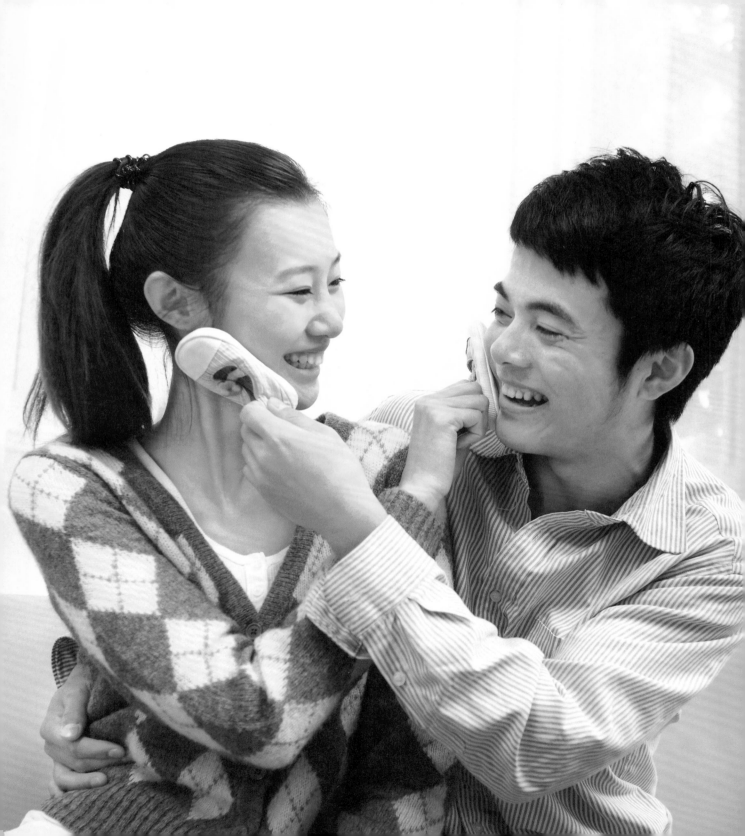

备孕

　　生一个健康聪明的宝宝，是每对备孕夫妻的愿望，要达成这个愿望，除了在怀孕期间的悉心调理外，还要在孕前至少 3 个月，做一些精心的孕前准备与计划。

　　孕前准备，是优生优育的基础。备孕夫妻不但需要提前了解孕前知识，改掉生活中的一些坏习惯，有个健康的身体，还要做好充分的心理准备，用最佳的身体和心理状态迎接宝宝的到来。

　　对于想生育一个健康宝宝期待已久的夫妻，想了解更全更科学的备孕知识，那就赶快翻开下一页吧，看看哪些是孕育健康宝宝需要做的，而哪些是不可触犯的禁忌。同时，我们真诚地为您奉上科学备孕的建设性意见，帮助您踏上健康的备孕之路！

备孕女性饮食

许多营养素可以在人体内储存很长时间。这就为孕妈妈提前摄取营养、为孕期做准备创造了条件。孕妈妈储备营养一则可以满足怀孕时短时间内发生的营养需求量的增加；二则可以在孕早期发生呕吐不能进食时，动用储备而不致影响胎宝宝的成长。所以孕前就注意补充营养对以后母子的健康具有特殊的意义。

✔ 素食者宜调整营养再怀孕

素食者一般是指不食用肉类、鱼类、禽类及其副产品的人。这样的情况下，素食者容易出现蛋白质、某些维生素和矿物质不足或缺乏的现象。严格的素食者很容易缺锌，因为食物中的锌主要来源于肉类。素食者还容易缺乏维生素 B_{12}、维生素 D、铁、钙，所以素食者是孕前营养缺乏症的高风险人群。营养缺乏症已经被证明会延迟受孕，增大流产率，而且会增加胎宝宝先天缺陷发生的概率。不过，素食者也不必太过担心，只要先调整营养再怀孕，就可以生出一个健康的宝宝。素食者适当服用些维生素制剂，这是比较可靠的办法。

✔ 宜孕前排毒

何为体内毒素？体内毒素就是人体无法自行代谢出去的废物。孕前排毒已成为诸多备孕女性的一项任务，因为在生活中积聚的毒素易引起诸如便秘、黄褐斑等小毛病，也会影响受孕。

当前我们的生活环境被日益破坏，饮食污染逐渐加重，人们每天都会通过呼吸、饮食及皮肤接触等方式从外界吸收"毒物"，时间一长，毒素在身体内蓄积，就会对健康造成危害。

因此备孕女性打算怀孕前，最好让身体彻底排毒，有个"干干净净"的身体环境，对孕育健康宝宝十分有益。

备孕女性排毒的方法有几种？

2 种

食物排毒：动物血、鲜蔬果汁、海带、紫菜、豆芽、红薯、糙米等，都是很好的排毒食物。

运动排毒：运动是最原始、最有效的排毒方法。备孕女性要养成经常健身、运动的好习惯，坚持每周 3 次，让身体通过汗液排毒。

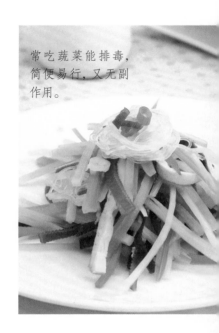

常吃蔬菜能排毒，简便易行，又无副作用。

✔ 宜多饮水

对于备孕女性来说，良好的体液环境是胎宝宝安心成长的保障。水在人体内直接参与或促进各种化学反应，维持人体正常的新陈代谢。人体内各种物质的消化、吸收、运输和排泄，都需要有水的参与，以维持血液的正常循环。

备孕女性最适宜饮用的是白开水。新鲜白开水不但无菌，而且水中的氮及一些有害物质也被蒸发掉了，同时还保留了人体必需的营养物质。但白开水放置一段时间后，最好别喝了，因为放置时间超过 20 个小时的白开水会滋生细菌，或被空气中的细菌污染，喝后易导致腹痛、腹泻等。

专家说**孕事**

别把饮料当水喝。现在有很多女性都喜欢喝饮料，有的甚至把饮料当水喝。备孕女性过多饮用汽水等饮料，有可能导致体内缺铁而致贫血，不利于怀孕。

此外，备孕女性要少喝冰镇饮料，炎热的夏季喝冰镇饮料容易对胃肠造成刺激，诱发胃肠疾病，不利于备孕。碳酸饮料会引发结石、脂肪肝等疾病，也应少喝或者不喝。此外，饮料中糖含量偏高，过多饮用可导致肥胖，影响食欲，也不利于备孕。许多饮料还添加了人工色素，即使是符合食品安全要求的，也对身体无益，长期累积还可能有害。

因此，备孕女性应少喝或不喝饮料。新鲜白开水是备孕女性最好的饮品。

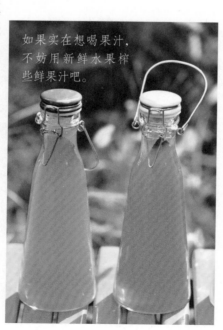

如果实在想喝果汁，不妨用新鲜水果榨些鲜果汁吧。

饮水也有大学问

➤ 自来水要烧开再喝：自来水虽然都经过了消毒，但是在管道以及输送设备中可能有细菌，经过煮沸后，可以去除大多数细菌，更有利于健康。自来水一般都是加氯消毒，氯有一定的腐蚀性，经过加热、煮沸后，氯与其他有机物结合，就不会对身体产生影响了。

➤ 不凉不烫最好喝：水太凉，会引起肠胃不适；水太烫，可致口腔、咽部、食管及胃的黏膜烫伤而引起充血和炎症等，长期发炎可能成为癌变的诱因。

➤ 不喝生水、蒸锅水：未经清洁、消毒的水，可能含有致病微生物，直接饮用后可能发生肠道疾病。蒸饭和蒸馒头等留下的蒸锅水，因加热时间长，其中重金属和亚硝酸盐含量增高，危害很大。

➤ 饮水不能过量：饮水过多，可引起水中毒，即人体水的代谢发生障碍，使体内水分过多，导致细胞的水肿。因此，饮水要少量多次，不可一次大量饮水。

✔ 宜吃富含叶酸的食物

叶酸是备孕期必须补充的一种维生素。叶酸参与人体新陈代谢的全过程，是合成 DNA 的必需营养素；叶酸有利于胎宝宝神经系统的健康，有助于新细胞的生长。所以，为了怀上一个健康的宝宝，备孕女性应及时补充叶酸。

有关专家指出，补充叶酸需从孕前 3 个月一直补到孕期 3 个月，每天补充叶酸 400 微克，因为服用叶酸后至少经过 4 周时间才能改善体内的叶酸缺乏状态。怀孕初期的 3 个月是胎宝宝大脑发育的关键期，所以在怀孕之前补叶酸效果最好。补充叶酸虽然必要，但是也不能过量，补充的剂量要在合理的范围内，过量补充对身体一样也是有害的。

家常食物中的叶酸来源

蔬菜类：莴苣、菠菜、西红柿、胡萝卜、西蓝花、油菜、小白菜、扁豆、蘑菇等。

水果类：橘子、草莓、樱桃、香蕉、柠檬、杨梅、石榴、葡萄、猕猴桃、梨等。

动物类：动物的肝脏、肾脏，禽肉及蛋类，如猪肝、鸡肉、鸡蛋等。

豆类食品：黄豆、豆腐、豆制品。

坚果类：核桃、腰果、栗子、杏仁、松子等。

谷物类：大麦、米糠、小麦胚芽、糙米等。

需要重点补叶酸的人群

1. 体重过于肥胖的备孕女性，可能会出现身体代谢异常的情况，此时受孕，会增加胚胎神经系统的发育异常，增加神经管畸形儿的概率。此类人群，应听从医生的建议，适当补充叶酸。

2. 年龄超过 35 岁才打算要宝宝的女性，由于卵子老化，与精子结合后，分裂时容易出现异常，影响胎宝宝健康。此时补充叶酸，有利于卵细胞增殖和组织代谢，降低先天畸形儿的概率。

3. 曾经生育过一胎神经缺陷胎儿的女性，再次生出先天畸形儿的概率是 2%～5%；曾经生育过两胎同样缺陷者，概率达 30%。此类人群备孕期间要重点补充叶酸。

4. 经常贫血的人需要补充叶酸。叶酸可以帮助血细胞的形成，对贫血有一定的治疗作用。

5. 平时不爱吃蔬菜，尤其绿叶蔬菜吃得少的备孕女性，也要适当补叶酸。

6. 对于计划当爸爸的男性来说，也要注意补充叶酸。男性缺乏叶酸会降低精液的浓度，还会致使精子中染色体分离异常，这会给未来的宝宝带来极大的隐患，会增加他们患严重疾病的概率。

7. 一些正在服用安眠药、雌性激素药物等的人群也要注意补充叶酸。

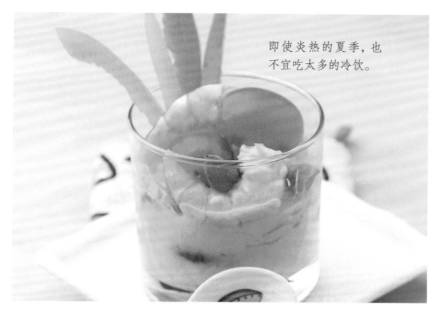
即使炎热的夏季，也不宜吃太多的冷饮。

✘ 忌吃洋快餐

洋快餐是高脂肪、高蛋白、高热量的食物，营养成分非常单一。长期吃洋快餐会导致营养不良，必然会影响孕育。快餐里含有太多的饱和脂肪酸，容易导致胆固醇过高，危害心脑血管健康。如果备孕女性由于工作原因必须选择快餐的话，那么别忘了给自己点一份蔬菜沙拉，或用纯果汁代替碳酸饮料。

✘ 不宜吃太多冷饮

子宫是孕育后代的地方，它的重要性自然不言而喻。偏偏子宫又是女人身体里最怕冷的地方，稍不注意可能就会因为寒气入侵而受到伤害。

在中医养生中，女性体质属阴，不可以贪凉。吃了过多寒凉、生冷的食物后，会消耗阳气，导致寒邪内生，侵害子宫。所以，夏天不要吃太多的冷饮，不要把空调温度调得过低，经期忌吃生冷食物，以免出现"宫寒"。

✘ 不宜吃太多水果

夏季气温炎热，很多缺乏胃口的孕妈妈每天吃大量的水果来解渴消暑，甚至以水果代替正餐。但是，水果多含有丰富的糖，过多食用不利于体内糖代谢，也不利于受孕。

从中医角度来讲，寒凉水果，多吃会伤脾胃；性燥水果，多吃容易使人"上火"。总之，水果每天吃一两种就可，每天最好不超过300克。

✘ 忌高糖食物

怀孕前，夫妻双方尤其是女方，若经常吃高糖食物，可能会引起糖代谢紊乱，增加孕后患妊娠糖尿病的概率；怀孕后，孕妈妈食糖量增加易出现妊娠糖尿病。妊娠糖尿病不仅危害孕妈妈本人的健康，也会危及孕妈妈体内胎儿的健康发育和成长，并极易出现早产、流产等问题。因此，计划怀孕的夫妻，怀孕前应调整好饮食结构。怀孕期间也要忌食含糖量高的食物。

备孕女性生活细节

　　为了生育一个健康聪明的宝宝，孕前既要注意加强营养，调整饮食结构，也要注意调整生活方式，使自己处于一个相对科学、安全的孕育环境，为迎接胎宝宝做好准备。

✔ 宜孕前检查口腔

　　研究证明，在孕前患有牙龈炎或牙周炎的女性，怀孕后炎症可能会更加严重，甚至会妨碍进食。另外，如果妈妈患有龋齿，宝宝患龋齿的概率也很大。原因之一就是母亲是婴儿口腔中细菌的最早传播者。所以，孕前做口腔检查非常重要。

✔ 宜规律作息

　　现代人都有熬夜的习惯，而且运动少，作息不规律。全身酸痛是年轻人的通病，这种亚健康的身体状态不利于孕育健康宝宝。所以备孕期，要改变不规律的生活作息，让身体和心情都得到好的休养。

孕得棒生得好，什么不可少？

碘

　　在世界范围内，碘缺乏仍然是导致大脑损伤和智力减退的最主要的原因，碘堪称"智力营养素"，缺碘的备孕女性宜在医生指导下服用含碘酸钾的营养药，或者食用含碘盐及经常吃一些富含碘的食物，如紫菜、海带、海参、蛏子、干贝、海蜇等。

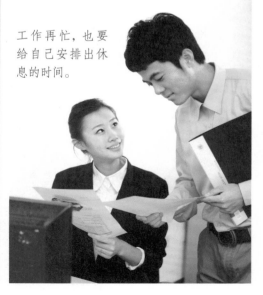

工作再忙，也要给自己安排出休息的时间。

✔ 宜先种疫苗后怀孕

　　先种疫苗后怀孕是很有必要的，因为有一些疫苗，在体内产生抗体需要的时间比较长，一旦怀孕后，就不应该再接种疫苗，以免影响胎宝宝。

　　风疹疫苗是需要提前接种的一种，风疹病毒的感染是致先天性心脏病的主要原因。风疹疫苗应在怀孕前3个月接种。乙肝病毒可通过胎盘，直接感染胎宝宝，使胎宝宝一出生就成为一名乙肝病毒携带者。乙肝疫苗是需要按照3针的程序接种的，所以也是需要提前6个月接种的。还有流感疫苗也是需要提前接种的。

✘ 不宜使用香水

香水因为其迷人的特质而受到众多女性的青睐，但备孕女性不宜使用香水。香水中的成分比较复杂，大部分又为化学成分，有一定毒性，会导致过敏，且会对胚胎产生不良影响。因此，不建议女性在备孕期间使用香水，尤其是劣质香水。

另外，有些香水中含有麝香，久闻麝香不易怀孕。香水中还含有挥发性和渗透性物质，长期使用浓郁香味的香水，对身体不好，也不利于孕育胎宝宝。所以在备孕、怀孕期间，最好不要用香水了。此外，风油精、花露水等，因有一定的挥发性，其中的刺激性味道以及防蚊成分多为化学性成分，为了更安全，备孕女性也尽量少用。

✘ 忌烫发染发

染发剂和烫发剂的成分之一是对苯二胺，这种物质对人体健康有害。染发剂的有害成分不止一种，除了会直接刺激头皮引起瘙痒、皮炎外，还会通过皮肤、毛囊进入人体，进入血液，对身体健康造成影响。另外，染发剂中的有毒化学物质进入人体后，需要通过肝和肾进行代谢，长期反复地吸入必然会对肝肾功能造成损害。所以，备孕女性最好不要频繁烫发、染发。

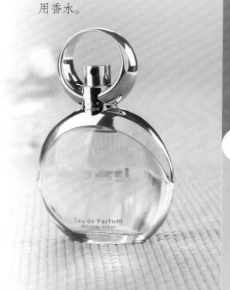

无论是备孕，还是怀孕期间，都不宜用香水。

专家说**孕事**

有时太瘦或太胖的女性还没恢复到正常体重就怀孕了，也没有必要因此而忧心忡忡，只需在孕期多管理一下自己的体重就好。

另外，那些上班族的备孕女性，就不要熬夜或加班了，做到按时休息，晚上最好在 10 点左右睡觉，早上 6 点左右起床，这点对过瘦的备孕女性来说非常重要。

标准体重怎么算

➤ 体重指数（BMI）=体重（千克）/身高（米）^{2}。

➤ 如果算出的数值小于 18.5，就是体重不足。

➤ 如果算出的数值在 18.5~23.9 之间，属于正常体重。

➤ 如果算出的数值大于 24，则为超重或肥胖。

备育男性饮食

优质精子、卵子的产生与饮食息息相关，所以备孕夫妻要科学、合理地摄取食物，以保证身体的健康与活力，为怀上最棒的一胎打下坚实的基础。

✔ 备育男性也宜补充叶酸

男性多吃富含叶酸的食物可降低染色体异常的精子所占的比例。有研究表明，每天摄入充足叶酸的男性，其染色体异常的精子所占比例明显低于叶酸摄入量低的男性。形成精子的周期长达3个月，所以备育男性和备孕女性一样，也要提前3个月补充叶酸，建议每天补充400微克叶酸。

✔ 宜合理补充营养

饮食调理最重要的是做到平衡膳食，从而保证摄入均衡适量的营养素，因为它们是胎宝宝生长发育的物质基础。

维生素A：备育男性缺乏维生素A，轻者使精子受损，严重缺乏则可导致不育，因此备育男性要适量补充。

维生素C：维生素C有降低精液黏性，增强精子活动力及延长精子寿命的作用。

维生素E：维生素E又称生育酚，如果它和必需的脂肪有所缺乏，会造成生殖细胞的损坏，从而导致不育症的发生。

锌：备育男性缺锌时，睾丸和附睾会萎缩，严重时可造成不育，因此备育男性必须保证体内锌含量的充足。

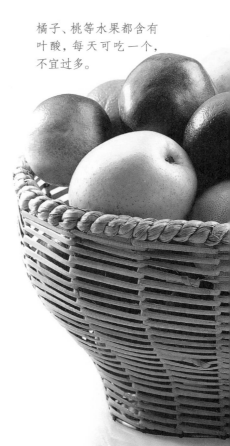

橘子、桃等水果都含有叶酸，每天可吃一个，不宜过多。

✔ 宜适当多吃些蔬菜、水果

备育男性的营养问题同样重要。在保证充足的优质蛋白质摄入的基础上，也不要忽视水果、蔬菜的补充。水果、蔬菜中含有大量的维生素，是男性生理活动所必需的。男性每天适当多吃些蔬菜和水果，有利于增强性功能，有利于精子的生成，提高精子的活性，延缓衰老。男性缺乏这些维生素，可能会造成生精障碍。

✘ 不宜多吃海鲜

近年来，由于环境污染的影响，海产品屡屡出现问题，吃海鲜中毒的事件也时有发生。有些被污染的海产品中汞含量较高，备育男性如果过多食用这种被污染的海鲜，会导致不育。因为汞会影响精子的活力和质量，使精子数量降低，严重损害生殖健康。因此，建议备育男性应少吃海鲜，购买海鲜时应去正规商场或超市，挑选新鲜的食材买回来吃。另外，尽量避免吃金枪鱼、剑鱼等有可能被污染的海鱼。

✘ 不宜多吃动物内脏

有些动物内脏含有镉、铅等重金属，镉会导致生殖系统能力减退，而铅可直接作用于男性生殖系统的核心器官——睾丸，造成精子数量减少、精子畸形率增加。因此备育期的男性不可过量食用动物内脏，每周最多吃一两次，每次食用量不要超过50克，而且最好搭配蔬菜、粗粮食用。

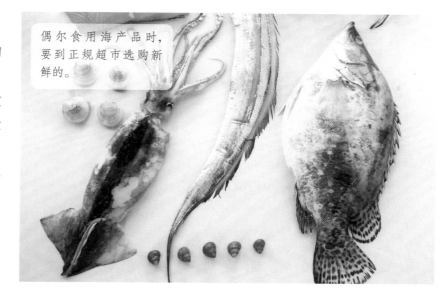

偶尔食用海产品时，要到正规超市选购新鲜的。

✘ 忌喝可乐

美国哈佛大学的一项研究表明，男性饮用碳酸型饮料，如可乐，会直接伤害精子，影响男子的生育能力。若受损的精子与卵子结合，可能会导致胎宝宝畸形或先天不足。

备孕女性也要少饮或不饮碳酸型饮料，因为多数碳酸型饮料都含有二氧化碳，喝得过多影响消化功能。而且碳酸饮料中含有大量磷酸，大量磷酸进入体内后，会导致钙流失，这对备孕和怀孕女性健康也是非常不利的。

✘ 备育男性不能吃这些

大蒜：大蒜有明显的杀精作用，食用过多，对生育不利。

芹菜：芹菜有抑制精子生成的作用，常吃芹菜可致男性精子数量减少，但停吃16周后，又可恢复到正常精子量。

黄豆和啤酒：黄豆、啤酒中含有仿激素类化学物质，研究表明，精子只要接触到极少量的这类化学物质，就会失去穿破卵子外层薄膜的能力，使精子与卵子的结合率下降。

备育男性生活细节

备育男性的一些生活习惯不但影响自身的健康，也会对备孕女性产生影响，进而影响以后胎宝宝的健康，应引起注意。

✔ 宜适当运动健身

慢跑、散步、游泳、乒乓球等运动项目都很方便，也是比较舒缓的运动，适合年轻人。每周做一两次 30 分钟以上的这类运动，会使体力大增，为孕育一个健康宝宝奠定基础。一些冲撞力大的运动，如足球、篮球、网球、骑马等，在运动过程中都有可能会对生殖器官造成损伤，因此，在备孕的这段日子里暂时做一个观众吧。

✔ 宜停止高强度的工作

工作过度劳累，经常疲劳、睡眠不足，总是感到焦虑、紧张，易导致肠胃疾病；经常应酬，营养不均衡等易导致肥胖症、糖尿病、高血压、心血管疾病；过度饮酒、吸烟等容易引起前列腺充血，诱发慢性前列腺炎及泌尿感染，从而影响生育。长期熬夜加班，作息不规律，也会导致夫妻生活不和谐。为了孕育健康宝宝，平时工作强度过大的男性，在准备要宝宝之前要及时做出调整。

✔ 久坐后宜起来活动

久坐不动对腰椎、颈椎、肌肉、血液循环不利，但是你可能不知道，久坐还是不育的罪魁祸首。久坐，尤其是坐松软的厚沙发，整个臀部陷入沙发中，沙发的填充物和表面用料就会包围、压迫阴囊，导致局部温度升高，对精子的生成非常有害。

所以，为了健康，不要久坐不动。至少每 2 小时站起来活动一次，做做工间操，眺望一下远方；看电视时可站着，还可进行原地跑、连续下蹲等运动；饭后可与家人一起去散步。这不但有助于提高生育能力，还可预防其他疾病。

男性每过 1 年精液质量下降多少？

1%

男性的最佳生育年龄为 25~35 岁，男性在 35 岁以后，体内的雄性激素开始衰减，平均每过 1 年其睾丸激素的分泌量就下降 1%，精子基因突变的概率也相应增高，精子数量和质量缓慢衰退，对胎宝宝的健康也会产生不利影响。

男性经常运动健身，可提高精子质量。

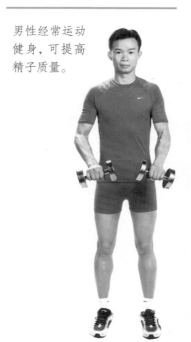

✘ 不宜趴着睡

趴着睡觉会压迫阴囊，刺激阴茎，容易造成频繁遗精。阴囊需要保持一个恒定的温度，才有利于精子的生成。趴着睡会使阴囊温度升高，对精子生成也有一定影响，所以备育男性要改变趴着睡的习惯。

✘ 忌喝酒、吸烟

吸烟会导致香烟中的尼古丁、焦油等有害物质，通过血液进入人体，杀灭男性体内正常的精子，从而使精子数量减少。同时尼古丁也会降低精子的活性，阻碍精子的正常发育，使精子质量下降。香烟在燃烧过程中所产生的有害物质有致细胞突变的作用，对生殖细胞有损害，容易导致基因突变，引起胎宝宝畸形或智力低下。

此外，过量饮酒或者长期酗酒会对男性精子质量产生严重的危害，还可能引起性功能障碍、生育能力低下等。

✘ 忌忽视高温

阴囊内温度比机体低2℃左右，是生精最适宜的温度。温度过高，生精过程就会出现障碍，甚至完全停止，同时睾酮的分泌也将减少，进而影响备孕。

警惕高温，远离高温

➧ 专家建议，对于备育男性来说，能够使睾丸温度升高的因素都要尽量避免。

➧ 桑拿浴能加快血液循环，使全身各部位肌肉得到完全放松，因此不少男性喜欢经常泡桑拿浴，然而过于频繁泡桑拿，会影响精子质量。

➧ 睾丸是产生精子的器官，在35.5~36.5℃的恒温条件下精子才能正常发育。一般桑拿室温度可达50℃以上，这会严重影响精子的生长发育。

专家说**孕事**

不少备孕女性来检查的时候，会向我们咨询市面上那些所谓的"助阳药"能不能助孕，每次我们都会斩钉截铁地回答"不能"。性能力与生育有关，但并不需要无止境地追求。性功能正常者没有必要去壮阳，性功能障碍者，应在医生指导下服药或采取食疗法。

因为经常服用这些助阳药或性保健品，易导致机体遭受损害，会引起睾丸萎缩、前列腺肥大、垂体分泌失调等后果。而且，常用助阳药物，所孕育的胎宝宝先天不足或畸形的可能性较大。

荞麦、燕麦、花生、腰果、核桃、绿色蔬菜、黄豆等食物中富含精氨酸，可以改善血液循环，使男性的性功能加强，利于怀孕，可以适当食用。

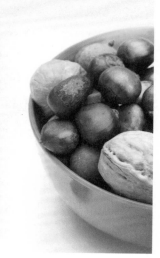

居家环境

　　我们周围的环境和生活中的一些小细节，可能在不知不觉中影响自身的健康，尤其对备孕夫妻来说，一定要加以注意，为自身和宝宝创造一个良好的生存和生活环境。

✔ 宜营造良好的居住环境

　　居室应该整齐清洁，安静舒适，不拥挤，不黑暗，通风通气。居室中的一切物品设施要便于备孕女性日常起居，消除不安全的因素。居室中可以经常播放一些有益的胎教音乐，有利于优生。备孕女性还可以选择自己喜欢的颜色来装饰居室，有利于心情舒畅。适宜的室内温度和湿度，有助于情绪、身体的平衡与健康，有利于孕育一个健康的宝宝。

　　一般来说，温度在 18~24℃，湿度保持在 40%~50% 为佳。过高或过低的温度、湿度，会引起人的情绪波动，出现烦躁不安或抑郁。情绪不佳会影响生育功能，良好的精神状态下，排卵、生精功能就很稳定，受孕概率也高；反之，不良的精神状况会抑制生育功能。

✔ 宜慎防室内花草伤健康

　　居室里放几盆植物，会让人感到生机盎然，神清气爽，但不是所有植物都适合放在室内。

　　香味过于浓烈的花，如茉莉花、丁香、水仙、木兰等，其香气会影响人的食欲和嗅觉，甚至会引起头痛、恶心、呕吐，不宜放卧室内。

　　万年青、仙人掌、五彩球、洋绣球、报春花等，

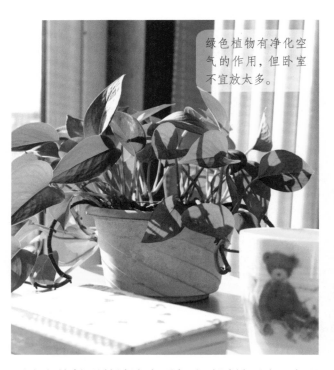

绿色植物有净化空气的作用，但卧室不宜放太多。

不小心接触到其汁液会引起皮肤过敏反应，出现皮肤瘙痒、皮疹等，严重的还会出现喉头水肿等症状，不宜放在常用的桌上。

　　有些花卉如夜来香、丁香等，会吸收房间内的氧气并释放二氧化碳，也不宜放卧室内。

　　所以，对于备孕夫妻来说，室内植物宜选那些能吸收甲醛、抗辐射的，比如虎皮兰、吊兰、绿萝等。

✘ 不宜在噪声过大的地方待太久

大家都知道辐射、高温等因素对生育不利，但很少有人会想到，噪声也是一种"污染"，会危害生育功能，影响优生优育。

噪声强度如果高到一定程度，不仅会损害人的听觉，还会对神经系统、心血管系统、消化系统等有不同程度的影响，尤其影响内分泌系统，使人出现甲状腺功能亢进、性功能紊乱、月经失调等，进而影响生育。长期生活在70~80分贝或者更高的噪声下的男性，易导致性功能下降，甚至出现精液不液化或无法射精等现象。

✘ 不宜住新装修的房子

备孕女性千万不要待在新装修的房子里，有些装修材料中含有甲醛、苯、氨等有害气体，这些有害气体对人体遗传物质有很强的损伤作用，备孕女性长期吸入苯会导致月经异常，若孕期接触苯，妊娠并发症会显著增高，苯还会增加胎宝宝先天性畸形和白血病的发病率。

长期接触低剂量甲醛会引起慢性呼吸道疾病、女性月经紊乱、妊娠综合征等，从而引起新生儿体质降低、染色体异常等。高浓度的甲醛对神经系统、免疫系统、肝脏等都有毒害。室内甲醛含量达到一定浓度时，人们就会出现不适感。新装修的房子里，甲醛含量较高，最好开窗通风一段时间再入住。

✘ 不宜养宠物

在猫、狗等宠物的身上经常携带一种叫弓形虫的寄生虫。如果备孕女性感染了弓形虫后怀孕，易在怀孕早期引起宫内胎宝宝感染，导致流产、死胎、早产、胎宝宝畸形等。

男性感染弓形虫，会破坏精子的质量，进而影响其生殖能力。

家里有小宠物的备孕女性在怀孕前，要做一项叫做TORCH的化验，这项化验包含了弓形虫、风疹病毒、巨细胞病毒、单纯疱疹病毒等检查，还会检测其中两种抗体IgM和IgG，可以知道是否适宜怀孕或怀孕后是否适宜继续妊娠。所以，在备孕阶段不宜养宠物，家里有小宠物的，还是先把宠物寄养吧！

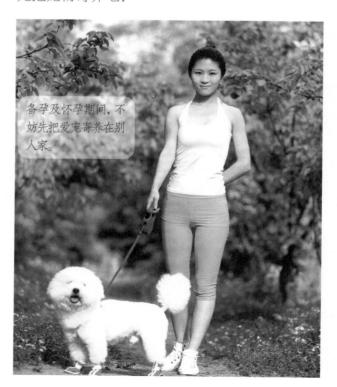

备孕及怀孕期间，不妨先把爱宠寄养在别人家。

成功受孕

要想成功受孕，除了饮食上的准备、生活细节上的准备和居家环境的准备外，还需要了解受孕的最佳时间和受孕的最佳条件，备孕夫妻做好孕前检查也是必不可少的。

✔ 宜在七八月份怀孕

孕前 3 个月是胎宝宝大脑组织开始形成和分化的时期，这时，胎宝宝对宫内各种因素极为敏感，需要充足的营养供应和安全的母体环境。因此，选择最佳受孕季节，有助于胎宝宝获得最好的大脑发育条件。经研究发现，精子在秋季活动能力最强，而 7~9 月份气候舒适，这个时期受孕，宫内胎宝宝较少受到病毒性感染。经过约 3 个月的孕早期不适阶段后，正值秋高气爽，且逢蔬菜瓜果的收获时节，品种丰富、新鲜可口，正是孕妈妈充分摄入营养和维生素的好时候，可以有计划地补充营养，调理饮食，有利于胎宝宝的发育。

✔ 宜在最佳年龄怀孕

男性在 35 岁以后，体内的雄性激素开始衰减，精子基因突变的概率也相应增加，因此男性的最佳生育年龄为 25~35 岁。

女性年龄在 23~30 岁时，生理成熟，卵子质量高，精力充沛，容易接受孕产、育儿方面的知识。若怀孕生育，则分娩危险小，胎宝宝生长发育良好，也有利于孕育和抚育胎宝宝及婴儿，因此女性的最佳受孕年龄是 23~30 岁。

35 岁以上的女性，卵巢功能减退，卵子质量下降，受孕能力下降，受孕后胎宝宝发生畸形的可能性增加，流产率也会增加，难产的发生率也将随着年龄的增长而提高，因此最好在 35 岁以前怀孕。

正常的女性每月能排出几个卵子？

1 个

一般来说，正常生育年龄的女性卵巢每月只排出 1 个卵子。成熟女性一生一共有 400 个左右的成熟卵子排出，卵子排出后可存活一两天，精子在女性生殖道里可存活两三天，因此，排卵前两三天和排卵后一两天同房都有可能受孕。

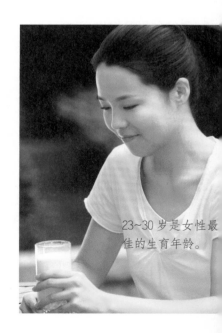

23~30 岁是女性最佳的生育年龄。

✔ 备孕夫妻宜做孕前检查

孕前检查是十分必要的，通过了解自己的身体状况，然后对症调理或治疗，才能顺利孕育。同时，这也是优生优育的基础。

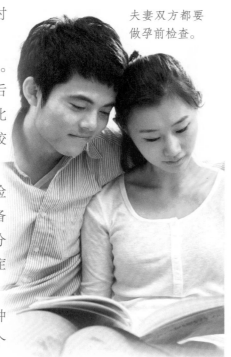

夫妻双方都要做孕前检查。

身体准备好了再去医院，孕前检查最好安排在孕前3~6个月。最好早点检查，如有异常，可及时治疗。男性精液检查在同房后2~7天内。女性一般月经干净后的一周以内就可以了，注意在此期间最好不要同房。穿宽松利于穿脱的衣服，检查的时候会比较方便。

备孕女性产前检查主要项目包括： 生殖系统检查、TORCH检查、肝功能检查、血常规和尿常规检查等。有遗传病家族史的备孕女性要进行染色体异常检查，月经不调的女性需要做妇科内分泌检查。若备孕女性2年以上没有怀孕时，需要做一系列不孕症方面的检查。

男性方面对胎宝宝流产、早产、死产及对婴儿出生缺陷、肿瘤等多方面的影响已被医学证实。比如各种各样的环境因素、个人习惯均可导致男性的精液异常，影响下一代健康。所以男性做孕前检查是非常必要的。

专家说**孕事**

在门诊里经常碰到这样的年轻小夫妻，丈夫是陪着妻子来做孕前检查的，当我们建议丈夫也最好去检查一下的时候，得到的回答往往是一句："不用的，我身体一向很好，不会有问题的。"其实，对于孕前检查来说，不是说有问题才用做，而是防患于未然，男女都一样。

还有来做检查的夫妻头天晚上同过房，或者妻子快来月经了，像这样的情况我们都建议他们改天再来，因为会影响检查结果。提醒备孕夫妻们，女性在月经干净后的一周以内检查最好，注意在此期间不要同房。男性精液检查则在同房后2~7天内。

男性孕前进行检查应注意以下几个事项

➤ 检查前3天不要吃油腻、糖分高的食物。

➤ 体检前一天不要熬夜，注意休息，以免影响肝功能五项和眼睛的检测结果。

➤ 抽血要空腹，因此检查前一天晚饭后不要再吃东西，保证在抽血前空腹8小时以上。

特殊时期受孕宜忌

▶ 使用避孕药期间：无论口服避孕药还是外用避孕药膜，一旦在使用期间受孕，都会对受精卵造成不利影响。长期口服避孕药的女性，最好在停药半年后再怀孕。

▶ 早产或流产后：因为早产、流产后，体内的内分泌功能暂时还未完全恢复，子宫膜受到创伤，特别是做过刮宫手术的女性，立即受孕容易再度流产而形成习惯性流产。因此，一般要过半年后再受孕。

▶ 旅途中：在旅途中夫妻都会体力消耗大，加上生活起居没有规律，经常会睡眠不足，每日三餐的营养也容易不均衡。因此，不仅会影响受精卵的质量，还容易引起子宫收缩，使胚胎的着床和生长受到影响，导致流产。如果在旅途中发现已怀孕，应及时返回家中，以免出现不良后果。

✘ 新婚后不宜立即怀孕

结婚前后，因为夫妻双方都要筹备婚事，会过度操劳、缺乏休息，吃不好、精力消耗也很大，总会觉得疲惫不堪，这种情况往往需要在婚后相当长的时间内才能完全消除。如果新婚不久就立即受孕，身体状况并未达到最佳状态，对胎宝宝生长的先天条件会产生不良的影响。夫妻双方在身体和精神状况不佳的情况下，会影响精子和卵子的质量，不利于优生优育。

在新婚之夜受孕有弊端。这是因为新婚夫妻在婚礼上忙了一天，身体和精神都处在疲惫的状态，有的甚至达到了难以支撑的程度，而且新婚当天，新娘和新郎免不了会喝些酒，这时受孕的话，对生殖细胞是极为不利的，易生出问题婴儿。受孕应在非常安逸和愉快的环境中进行。

✘ 忌长期服药后马上怀孕

有些女性因身体原因，需长期服用某种药物，如激素、抗生素、止吐药、抗精神病药物等，这些药物会不同程度地对生殖细胞产生一定影响。卵子从初期卵细胞到成熟卵子约需 14 天，此期间卵子最易受药物的影响。因此，长期服药后不要急于怀孕。长期服用药物的女性在计划怀孕时，最好请妇科医生指导，以便确定怀孕时间。

一般认为，药物致畸的剂量是介于胎宝宝受到暂时损害和导致死亡的剂量之间，而在多数情况下，致畸的剂量范围是狭窄的。妊娠期长期服用某种药物可能使相关的酶增加，继而使药物在体内的量减少；另一方面，重复使用某种药物，由于代谢活力减退或药物的蓄积，可导致致畸作用的加强。

✘ 不宜忽视受孕环境

　　环境是一切的基础，为了未来宝宝的健康，营造一个最佳受孕环境是非常必要的。居室应保持清洁安静、阳光充足。24~26℃是最适宜的温度，经常给房间通风换气，让室内的二氧化碳及时排出，补充新鲜的空气。杂乱的居室、噪声的干扰、无隔离的设施等，都会严重影响性生活的质量。

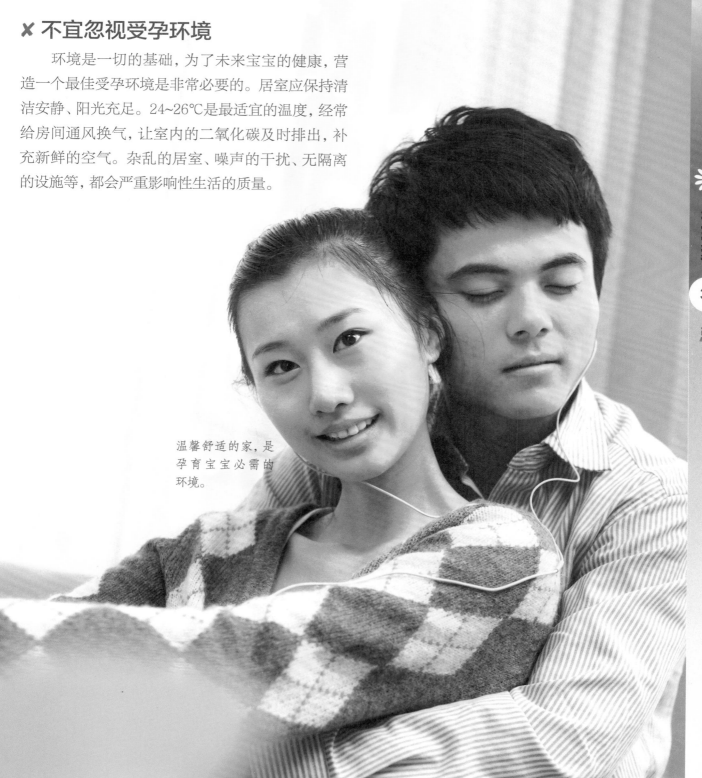

温馨舒适的家，是
孕育宝宝必需的
环境。

验孕宜忌

孕前的饮食准备和生活细节准备虽然都已经做足了，可是如果不了解怀孕早期的一些症状，不知道什么时间该验孕、怎么正确验孕，就不能保证第一时间知道这个好消息。

✔ 宜重视早孕反应

有些备孕女性疏忽大意，不知道自己已经怀孕了。由于孕激素带来的变化，身体会出现疑似"感冒"的症状，稍不注意就可能用药，所幸孕早期的反应和感冒相比还是有一定差别的，仔细辨别就可以区分出来。

怀孕的第一个信号——停经

备孕女性平时月经规律，一旦月经过期 10~15 天还没来，就有可能是怀孕。停经是怀孕后最早，也是最重要的信号。

如果是备孕女性，该来月经时未来，首先要考虑的就是是否怀孕。有极少数女性，虽然已经怀孕了，但是在该来月经的时候，仍然行经一两次，不过来的经血比平常要少，日期也短些，这在中医上称为"漏经"。

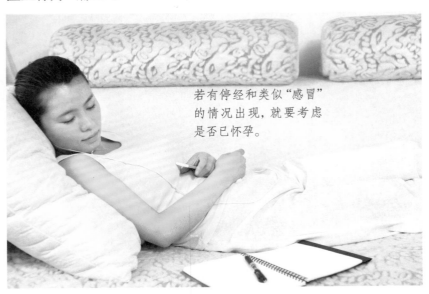

若有停经和类似"感冒"的情况出现，就要考虑是否已怀孕。

怀孕初期的其他征兆

恶心、呕吐： 大多数孕妈妈都会有恶心、呕吐的经历，这种感觉可别让你误以为是生病了而吃药。孕早期的恶心、呕吐，可能会发生在一天中的任何时间。恶心的原因主要是由于人绒毛膜促性腺激素（HCG）的升高、黄体酮增加引起胃肠蠕动减少、胃酸分泌减少而引起消化不良导致的反应。

盆腔不适： 可能从下腹到盆腔都感到不舒服，但如果你只是一侧剧烈疼痛，需在产检时请医生仔细检查，排除宫外孕、卵巢囊肿或阑尾炎等情况。

乳房变化： 乳房发胀，有点刺痛的感觉，乳头颜色也会变深，出现小结块。这是随着受精卵的着床，体内激素发生改变，乳房也做出相应反应，为以后的哺乳做好准备。

✔ 宜在同房后 10 天左右验孕

　　有些女性在同房后两三天就检验是否怀孕，往往验不出正确的结果。有些女性则在怀孕一段时间后才验，但因为人绒毛膜促性腺激素值会随着怀孕周数增加而增加，例如 10 周后，数值即可能达到 10 万以上，而一般的验孕试剂在超过一定的数值后就验不出来了，所以应在同房 10 天后验孕。

✔ 宜在家验孕后去医院确认

　　自己在家验孕过程中，可能由于操作的不规范，造成测试结果存在误差，即使测试出已经怀孕，也应去医院做进一步检查，以最终确定是否怀孕。确认怀孕的同时，还可以顺便向医生询问一下孕期的注意事项。

　　像宫外孕等，早孕试纸可能测不出来或测试显示弱阳。过度相信试纸很可能导致自己陷入危险。如果是宫外孕，人绒毛膜促性腺激素的水平没有宫内孕那么高，用早孕试纸检测，可出现假阴性结果或持续弱阳性结果，很多女性可能认为自己没怀孕或不确定是否怀孕。有可能因没有及时确认而导致出现危险。因此，去医院做血 HCG 检查和 B 超检查是最有效的确认怀孕方法。相较于传统的尿液 HCG 检测，血 HCG 检测更加准确，误差也更小。通过血液"定量"检查 HCG 值比用早孕试纸"定性"检测尿液准确率更高。其次，对于多胎妊娠、宫外孕、胚胎不正常、葡萄胎等情况，将血液 HCG 值结合其他各项检查结果综合分析，往往能得出正确的判断。

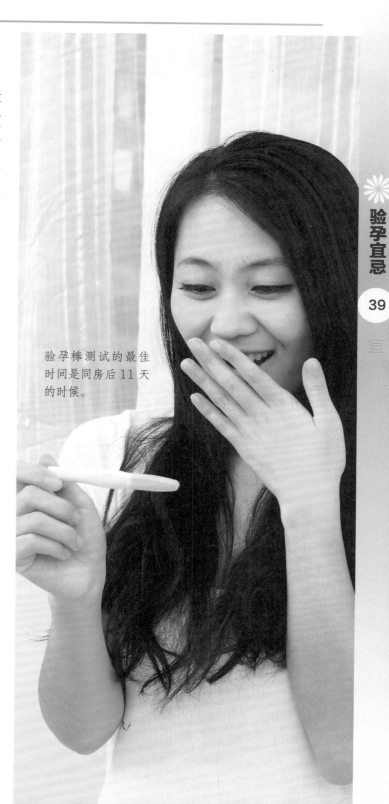

验孕棒测试的最佳时间是同房后 11 天的时候。

备孕误区，你知道吗

" 想要顺利当妈妈，想要一个聪明、健康的宝宝，需要备孕女性提前做一些准备，包括饮食的调整和生活作息的调整。备孕期需要为将来的胎宝宝储备营养，这样在孕早期发生呕吐不能进食时，动用储备而不致影响宝宝的成长。另外还需要积极调理和治疗自身已有的不适和疾病等。所有这些，都是为胎宝宝准备一个健康的身体环境，为他的发育提供最好的基础。 "

1 备孕时，吃各种营养品

备孕夫妻在怀孕之前最好进行一次身体检查，检查是否缺钙、铁、锌、碘等营养素，然后根据检查结果在医生的指导下有目的地补充。千万不可自行滥用营养素，以免服用过量，影响健康。其实，如果备孕女性饮食正常、体重正常，没有明显的营养缺乏或过剩性疾病，只需要按照正常饮食习惯进食即可。

2 胡萝卜营养丰富，就吃很多

虽然胡萝卜含有丰富的胡萝卜素和维生素，但妇科专家发现，女性孕前吃过量的胡萝卜，其摄入的大量胡萝卜素会引起闭经和抑制卵巢的正常排卵功能，反而不利于受孕。

3 家里有宠物多好，小宝宝一出生就跟宠物相处，可以培养爱心

宠物尤其是猫身上可能携带有弓形虫。备孕女性接触了猫的唾液或者饮用了受污染的水，都有被感染的危险。虽然恋恋不舍但还是应在孕前将宠物送走，还要做相应的检查，如果感染就不要急着怀孕。

4 备孕要适当补铁防贫血，就天天吃菠菜

长期以来，人们都误认为菠菜是含铁量较高的食物，所以常被用来作为补铁膳食。其实，菠菜中铁的含量并不多，其主要成分是草酸。草酸会影响人体对锌、钙的吸收，备孕期常吃菠菜，会造成体内锌、钙缺乏，受孕后影响胎宝宝的生长发育。

5 备孕时应该多饮水，每天都喝几瓶矿泉水或者纯净水

纯净水不含矿物质，如果长期饮用，可能会导致某些矿物质元素缺乏，从而引起人体体液的改变，最终导致抵抗力下降，容易生病。矿泉水中的矿物质丰富，可以饮用含有丰富钙、镁元素的矿泉水，以满足人体需要。但每一种矿泉水中几乎都含有钠，过多饮用易致高血压。

6 只要我们夫妻都健康，生出的宝宝就一定很健康

虽然夫妻双方是健康的，但是宝宝的健康与否也取决于双方的遗传基因。如果夫妻家庭中有遗传病史，如遗传性精神病、智力低下、糖尿病、高血压、心脏病、肾炎、癫痫等，最好咨询一下医生，看是否适合孕育。

7 痔疮也不会影响生宝宝，不用治疗

女性怀孕后，机体分泌的激素易使血管壁的平滑肌松弛，增大的子宫压迫腹腔的血管，这样会使怀孕女性原有的痔疮加重，或出现新的痔疮。因此如果原来有痔疮的女性，在怀孕前应积极治疗。

8 备孕就是什么都不用做，每天就是养精蓄锐

适当的体育锻炼可以帮助备育男性提高身体素质，确保精子的质量。备孕女性适当运动有助于提高身体素质，增强卵子和子宫的质量，有助于受孕、着床。长时间不锻炼，新陈代谢变缓，不利于健康受孕。

9 自己在家用早孕试纸验孕，结果都是准确的

自己在家验孕过程中，可能由于操作的不规范，造成测试结果存在误差，应去医院做进一步检查，以最终确定是否怀孕。像宫外孕等，早孕试纸可能测不出来或测试一直显示弱阳。过度相信试纸很可能导致自己陷入危险。

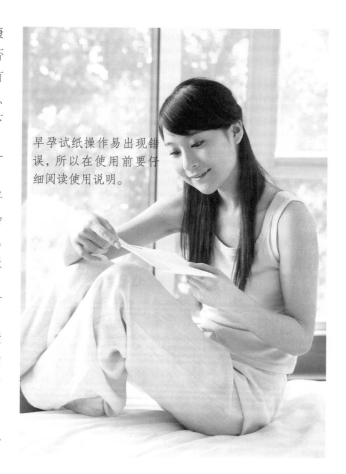

早孕试纸操作易出现错误，所以在使用前要仔细阅读使用说明。

专家说**孕事**

在多年的接诊工作中，我们发现了一个有趣的现象：那些一心求孕的、各项检查都正常的夫妻频繁进出医院，每次来必问："怎么这个月又没怀上啊？"时间长了，当事人也疲了、倦了，跟我们说先不怀孕了，过两年再说。结果还没过几个月，夫妻俩竟然怀上了！

的确，受孕本是一件自然的事情，太将怀孕当回事儿，往往事与愿违，当你卸下心理包袱、放松身心的时候，好事自然就来了。

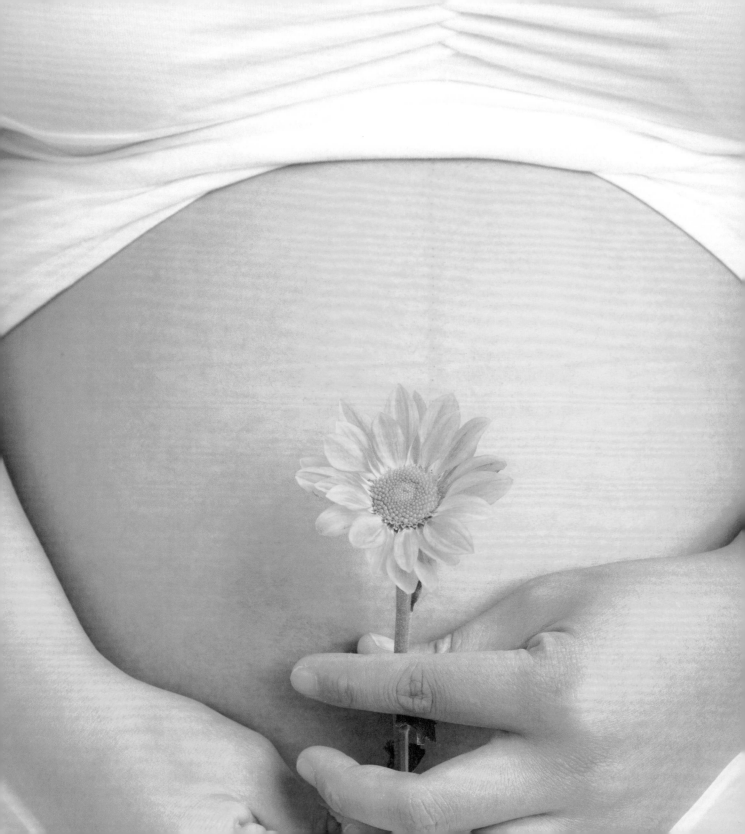

怀孕

经过一段时间的精心备孕，胎宝宝终于如期而至了。这个小生命在孕妈妈的身体内开始生长，孕妈妈的身体也将会随之发生一系列的变化。

如何做好孕期的饮食调养是孕妈妈最关心的问题，下面我们会准确地告诉孕妈妈，在怀胎十月里能吃什么、不能吃什么、怎么吃、吃多少，让你的宝宝拥有一个最棒的先天好体质。

发现怀孕后，孕妈妈不用太紧张，饮食上也不必做太大变动，但是要注意营养的均衡，蛋白质、维生素、矿物质、碳水化合物一样也不能少，增强自己的抵抗力，让自己身体棒棒的，给胎宝宝的健康打下坚实的基础。

孕早期饮食

孕早期的孕妈妈体重增长比较缓慢，所需营养与未孕时近似，所以饮食结构不用做过多的调整，只要保证营养丰富全面、结构合理就可以了。但同时考虑到孕吐所造成的营养流失，所以必须提供高质量、均衡的膳食，以满足孕妈妈营养素的供给，保证蛋白质、脂肪、碳水化合物、各种维生素、矿物质和膳食纤维等的均衡提供，这对胎宝宝的发育是非常有利的。

✔ 宜品种丰富，荤素搭配

孕早期，孕妈妈就要养成良好的饮食习惯，坚持品种丰富，荤素搭配的饮食之道。

饮食原则： 易消化、少油腻、味清淡。多吃富含蛋白质、维生素和矿物质的食物，适当吃点香蕉、动物内脏、坚果等。

不宜吃： 山楂、芦荟、螃蟹、甲鱼、薏米、马齿苋等。

吃得多不如吃得好，只要保证吃的食物有营养，饮食可以根据自己的食欲而定。食物品种应当杂一些，注意荤素搭配、粗细结合、饥饱适度、不偏食、不挑食、不忌口，并根据个人活动量、体质及孕前体重决定摄入量和饮食重点，养成好的饮食习惯。

✔ 宜补锌、补铁、补叶酸

在孕早期，胎宝宝的器官发育需要维生素和矿物质，特别是叶酸、铁、锌等营养素。但是，孕妈妈通常很难确定自己什么时候怀孕，所以必须从准备怀孕开始，就要注意补充叶酸、铁、锌。怀孕后，孕妈妈的血容量扩充，铁的需要量就会增加一倍。如果不注意铁质的摄入，就很容易患上缺铁性贫血，并可能使胎宝宝也患上缺铁性贫血。另外，充足的锌对胎宝宝器官的早期发育也很重要，有助于防止流产及早产。

多少孕妈妈有营养缺乏症？

10%

有调查表明，10% 的孕妈妈会出现营养缺乏症。孕期蛋白质的缺乏，不利于胎宝宝中枢神经系统的发育和功能的健全。孕期很少吃肉的孕妈妈容易缺锌，日后宝宝阅读能力会差些。所以孕期应合理而均衡地安排孕期饮食，保证营养的全面供给。

绿色蔬菜叶酸含量高，孕早期可适当多吃。

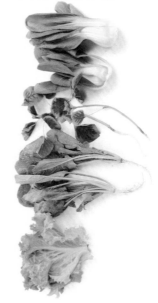

✔ 宜继续补充叶酸

　　孕前要补叶酸，孕后 3 个月还要继续补充。此时所需要的叶酸含量每天为 600~800 微克，最高不能超过 1000 微克。如果在孕前并没有特别注意补充叶酸，那么此时孕妈妈必须开始补充叶酸了。一般医生推荐的叶酸增补剂是每片 400 微克，每天吃 1 片就可以了，同时，孕妈妈也要适当摄入一些富含叶酸的食物，比如绿叶蔬菜、水果、豆类及豆制品、动物肝脏、坚果等。

✔ 宜多喝水

　　怀孕后，孕妈妈的阴道分泌物增多，给细菌繁殖创造了环境。女性尿道口距阴道口很近，容易被细菌感染，如果饮水量不足会使尿量减少，不能及时冲洗尿道，导致泌尿系统感染，重者可损害肾脏。多喝水，多排尿有助于保持泌尿系统健康。此外，部分孕妈妈会因便秘导致痔疮和脱肛，增加了孕期不适，多饮水能及时补充丢失的体液，是治疗便秘、预防脱肛的有效方法。

孕妇奶粉营养多

➧ 孕妈妈可选择饮用孕妇奶粉，既可满足孕期所需的营养成分，还可以帮助孕妈妈补充微量元素。

➧ 喝孕妇奶粉时要控制量，不能既喝孕妇奶粉，又喝其他牛奶、酸奶，或者吃大量奶酪等奶制品，这样会增加肾脏负担，影响肾功能。

➧ 挑选的时候要看厂家、挑口味、看保质期，最好选择大厂家的品牌孕妇配方奶粉。

专家说**孕事**

　　不少孕妈妈是意外怀孕，还没来得及补充叶酸，当我们告诉她们已怀孕的好消息时，她们第一反应就是"完了，还没吃叶酸呐，孩子会不会畸形"。还有的孕妈妈因为没有提前吃叶酸，整个孕期都在惴惴不安中度过，直到一个健康的宝宝出生，心才算彻底放下来。

　　真的没有必要这样，因为即便孕前没有补充叶酸，但是从发现怀孕时再开始补充仍然可以起到降低胎宝宝发育异常的危险。因为在怀孕后的前 3 个月，正是胎宝宝神经管发育的关键时期，孕妈妈补充足够的叶酸可以明显降低神经管畸形。

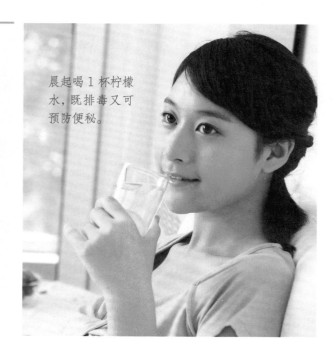

晨起喝 1 杯柠檬水，既排毒又可预防便秘。

五大类抗辐射食物

● 西红柿、西瓜、红葡萄柚等红色水果含有丰富的番茄红素，番茄红素是迄今为止所发现的抗氧化能力最强的类胡萝卜素，具有极强的清除自由基的能力，有抗辐射、预防心脑血管疾病、提高免疫力等功效。

● 各种豆类、橄榄油、葵花子油和十字花科蔬菜富含维生素E，维生素E具有抗氧化活性，可以减轻电脑辐射导致的过氧化反应，就像给我们的皮肤穿上了"防弹衣"，可减轻对皮肤的损害。

● 鱼肝油、动物肝脏、鸡肉、蛋黄和西蓝花、胡萝卜、菠菜等，此类食品富含维生素A和β-胡萝卜素，不但能合成视紫红质，还能使眼睛在暗光下看东西更清楚，因此，上述食物不但有助于抵抗电脑辐射的危害，还能保护视力。

● 绿茶能降低辐射的危害，茶叶中的脂多糖有抗辐射的作用，但孕期不宜过多饮用。

● 海带是放射性物质的"克星"，含有一种称作海带胶质的物质，有助于侵入人体的放射性物质从肠道排出。

✔ 宜每天一根香蕉

香蕉是钾的极好来源，并含有丰富的叶酸，叶酸及亚叶酸和维生素 B_6 的储存是保证胎宝宝神经管的正常发育，避免无脑、脊柱裂严重畸形发生的关键性物质。此外，钾有降压、保护心脏与血管内皮的作用，这对孕妈妈是十分有利的。因此，孕妈妈最好每天能吃一根香蕉。

✔ 宜适量吃苹果

在孕早期孕妈妈的孕吐现象比较严重，口味比较挑剔。这时候不妨吃个苹果吧，不仅可以生津止渴、健脾益胃，还可以缓解孕吐。研究证明，苹果还有缓解不良情绪的作用，对遭受孕吐折磨、心情糟糕的孕妈妈有安心静气的好处。再则，美国的一项新研究发现，吃苹果可以促进乙酰胆碱的产生，该物质有助于神经细胞相互传递信息，有助于胎宝宝记忆力的增强。孕妈妈吃时要细嚼慢咽，或将其榨汁饮用，适量食用即可。

✔ 宜食用抗辐射的食物

在工作和生活当中，电脑、电视、空调等各种电器都能产生辐射。孕妈妈应多食用一些富含优质蛋白质、磷脂、B族维生素的食物，例如豆类、豆制品、鱼、虾、粗粮、深绿色蔬菜等，有抗辐射、保护生殖器官的功能。

✔ 宜正确食用酸味食物

很多孕妈妈都爱吃酸酸的食物，但是吃酸也有讲究。人工腌制的酸菜、醋制品虽然有一定的酸味，但维生素、蛋白质等营养几乎丧失殆尽，而且腌菜中的致癌物质亚硝酸盐含量较高，过多食用显然对孕妈妈、胎宝宝的健康无益。所以，喜吃酸食的孕妈妈，最好选择既有酸味又营养丰富的西红柿、樱桃、杨梅、石榴、橘子、酸枣、葡萄、苹果等新鲜水果。

粗粮的加工简单，保存了许多细粮中没有的营养成分。

✔ 宜粗细搭配

孕妈妈饮食宜粗细搭配，粗粮主要包括谷类中的玉米、紫米、燕麦、荞麦等，以及豆类中的黄豆、青豆、红豆、绿豆等。由于加工简单，粗粮中保存了许多细粮中没有的营养。粗粮中含有比细粮更多的蛋白质、脂肪、维生素、矿物质及膳食纤维，对孕妈妈和胎宝宝都非常有益。

✔ 宜吃鱼，宝宝更聪明

孕妈妈多吃鱼，有益于胎宝宝机体和大脑的健康成长。淡水鱼里常见的鲈鱼、鲫鱼、草鱼、鲢鱼、黑鱼，深海鱼里的三文鱼、鳕鱼、鳗鱼等，都是不错的选择。孕妈妈尽量吃不同种类的鱼，不要只吃一种鱼。保留其营养最佳的方式就是清蒸，用新鲜的鱼炖汤也是保留营养的好方法，并且特别易于消化。

✘ 不宜马上进补

一旦得知怀孕，家人首先想到的就是马上进补。其实此时胎宝宝还很小，对营养需求也不大，孕妈妈只要维持正常饮食，保证均衡饮食就可以了。

其实，像人参、蜂王浆等大补之品含有较多的激素，孕妈妈滥用这些补品会干扰胎宝宝正常的生长发育，而且补品吃得过多会影响正常饮食营养的摄取和吸收，引起人体整个内分泌系统紊乱和功能失调，会加剧孕吐、水肿、高血压、便秘等症状。

如果孕妈妈经常服用温热性的补药、补品，如人参、鹿茸、桂圆、鹿胎胶、鹿角胶、阿胶等，会加剧孕吐、水肿、高血压、便秘等症状。

✘ 不宜过量补充叶酸

过量摄入叶酸会导致胎宝宝某些进行性的、未知的神经损害的危险增加。研究显示，孕妈妈对叶酸的日摄入量可耐受上限为1000 微克，每天摄入 800 微克的叶酸就够了，对预防神经管畸形和其他出生缺陷非常有效。

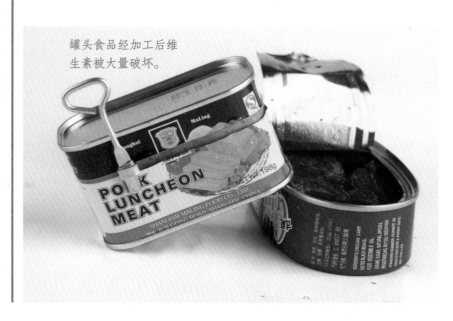

罐头食品经加工后维生素被大量破坏。

此外，据国外一项研究显示，孕妈妈在怀孕期间大剂量服用叶酸，今后患乳腺癌的概率可能增加，所以，孕妈妈补充叶酸时一定要谨遵医嘱，切勿擅自服用叶酸片。

✘ 不宜强迫自己进食

孕妈妈尽量避免可能觉得恶心的食物或气味。如果觉得好像吃什么都会恶心，那就吃些能提起胃口的东西，哪怕这些食物不能达到营养均衡也不要紧。

不管什么东西，多少吃进去一点就是好的，但是不要想着为胎宝宝补充营养而强迫自己进食，这样只会适得其反。

✘ 不宜吃罐头食品

罐头食品在生产过程中，一般都加入一定量的添加剂，这些添加剂成分大多是人工合成的化学物质，而且在加工过程中食材本身会损失很多营养素。虽然正常标准范围内影响不大，但对孕期的胚胎组织是有一定影响的。

✘ 不宜吃味精，少吃调料

味精的主要成分是谷氨酸钠，血液中的锌与之结合后易从尿液中排出。味精食入过多会消耗大量的锌，导致体内缺锌。锌是胎宝宝生长发育的重要微量元素，所以，孕妈妈应以少吃或不吃味精为宜。不宜多吃盐和调料，盐中的钠可加重水肿，使血压升高，所以每天控制在 5 克就可以。烧菜时调料也要少吃，调料里有一定的诱变性和毒性物质，而且大多数调料性热，孕妈妈食用太多，易导致体内燥热，增加孕期不适感。

✘ 不宜只吃素食

孕早期，孕妈妈的妊娠反应比较大时，会出现厌食的情况，不喜欢荤腥油腻，只吃素食，这种做法可以理解，但是孕期长期吃素就会对胎宝宝形成不利影响了。母体摄入营养不足，势必造成胎宝宝的营养不良，胎宝宝如果缺乏营养，会造成发育不良。素食一般含维生素较多，但是普遍缺乏一种叫牛磺酸的营养成分。人类需要从外界摄取一定量的牛磺酸，以维持正常的生理功能，如果缺乏牛磺酸，会对胎宝宝的视网膜发育造成影响。所以孕期还宜调整饮食，荤素结合。

✘ 不宜过量吃菠菜

菠菜含有丰富的叶酸、膳食纤维以及维生素，孕妈妈偶尔食用，对身体健康非常有益。春天吃菠菜才最应季，用来炒鸡蛋或者做馅，对孕妈妈身体健康非常有益。但每周吃一两次就好，不要吃太多。

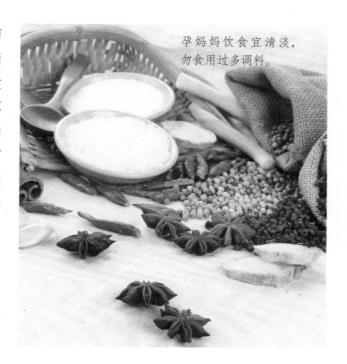

孕妈妈饮食宜清淡，勿食用过多调料。

菠菜含草酸也多，草酸可干扰人体对钙、锌等矿物质的吸收，会对孕妈妈和胎宝宝的健康带来损害。所以孕妈妈不宜过量吃菠菜，或者在食用菠菜前将其放入开水中焯一下，使大部分草酸溶入水中之后再进行烹饪。

✘ 不宜用水果代替正餐

水果含有丰富的维生素，但是它所含的蛋白质和脂肪却远远不能满足孕妈妈子宫、胎盘和乳房发育的需要。在妊娠反应依然存在的孕早期，很多孕妈妈吃不下东西，想用水果代替正餐，这样并不能满足自己和胎宝宝的营养需要，会造成营养不良，从而影响胎宝宝的生长发育，所以，孕妈妈不能用水果代替正餐。

✘ 不宜吃桂圆和人参

桂圆属热性食物，食用过多，孕妈妈易出现阴道流血、腹痛等先兆流产症状。所以不要以为越高级、越滋补的食物就越该多吃。其实，科学的饮食才会让孕妈妈和胎宝宝健健康康。

人参属大补元气的中药，孕妈妈不可乱用。在孕早期，体弱的孕妈妈可少量进补，以提高自身免疫力并增进食欲。但人参有"抗凝"作用，临产及分娩时服用可能导致产后出血，而且过多食用热性的食物也会扰动胎宝宝，孕妈妈要谨慎进补。

✘ 不宜喝饮料

如果孕妈妈过量饮用饮料，尤其是碳酸饮料，容易导致缺铁性贫血，影响胎宝宝和自身的健康。因为这些饮料中含有磷酸盐，进入肠道后能与食物中的钙、铁发生化学反应，形成难以被人体吸收的物质而排出体外。同时，有些汽水中含有大量的钠，如果孕妈妈经常饮用，则会加重孕期水肿。

✘ 不宜过饥

孕早期，孕妈妈可能会经常感到饥饿，还带着胃部烧灼的难受感。为了避免出现这种情况，孕妈妈要准备一些零食，如小蛋糕、面包、坚果等，饿的时候食用。

✘ 不宜大量食用动物肝脏

动物肝脏中除含有丰富的铁外，还含有丰富的维生素 A，孕妈妈适当食用对身体健康和胎宝宝发育都有好处，但是，并不是多多益善。孕妈妈过量食用动物肝脏，可能会导致维生素 A 摄入过多，从而引起胎宝宝发育异常。

另外，动物肝脏还是动物体内最大的解毒器官和毒素周转站，如果长期过多食用，某些有毒物质会对孕妈妈和胎宝宝产生不良影响。

几月是胎宝宝器官形成的关键时期？

孕2月

孕 2 月胎宝宝最原始的大脑已经长成，也是胎宝宝器官形成的关键时期。孕妈妈如果营养不良，也会使胎宝宝发育不良。为确保营养，孕妈妈应均衡营养，重点摄入叶酸、锌、铁等营养素。

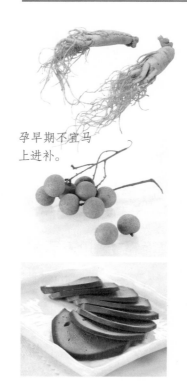

孕早期不宜马上进补。

✗ 不宜多吃鸡蛋

在怀孕期间，每个孕妈妈都会通过吃鸡蛋来补充营养。但如果孕妈妈吃鸡蛋过量，摄入蛋白质过多，容易引起腹胀、食欲减退、头晕、疲倦等现象，还可导致胆固醇增高，加重肾脏的负担，不利于孕期保健。所以，孕妈妈吃鸡蛋不宜多，每天吃一两个就好。

✗ 忌不吃早餐

孕早期的孕吐反应会让孕妈妈的口味稍稍发生变化，尤其早餐，因为没胃口而最容易被忽视。现在，孕妈妈在早餐中所摄入的营养可以说是孕期的黄金营养，所以早餐不但要吃，还要吃得有质有量。最理想的早餐时间为七八点。从食物搭配的角度讲，最好有 50 克面包或饼干等主食、1 个鸡蛋、250 毫升牛奶或豆浆、少量蔬菜，还可以适当搭配一点坚果或水果。

✗ 忌吃山楂

虽然带有酸味的食物可以缓解孕妈妈出现的恶心、呕吐等现象，但并非所有的酸味食物都适合孕妈妈食用。山楂就是孕妈妈不该吃的酸味食物，因为山楂可以刺激子宫收缩，有可能诱发流产。除了山楂外，孕妈妈可以放心选择杨梅、樱桃、橘子、葡萄、苹果等酸味浓郁、营养丰富的新鲜天然酸味水果。

这些食物应远离

- 螃蟹：性寒凉，有活血祛瘀的作用，对孕妇不利。

- 薏米：中医认为其质滑利，药理实验证明，对子宫平滑肌有兴奋作用，可促使子宫收缩，诱发流产。

- 甲鱼：虽然它具有滋阴益肾的功效，但是甲鱼性寒味咸，有着较强的通血络、散瘀伤作用，有一定堕胎之弊，尤其是鳖甲的堕胎之力比鳖肉更强。

- 煎炸食品：不易消化，加重恶心症状，影响胎宝宝大脑健康，还会引发妊娠高血压综合征。

专家说**孕事**

在门诊时，总有这样的孕妈妈，怀孕前就不爱吃肉，是个不折不扣的素食主义者，怀孕后依然不吃肉，家人怕孕妈妈和胎宝宝营养跟不上，几乎每餐都会让孕妈妈吃鸡蛋，为了胎宝宝，孕妈妈也是来者不拒。终于有一天，孕妈妈觉得肚子里很不舒服，胀胀的，去医院检查，原来是消化不良，胆固醇有点高，我仔细询问了孕妈妈的饮食情况，这时孕妈妈才知道原来罪魁祸首就是鸡蛋。我提醒孕妈妈，鸡蛋虽好但不能多吃，每天吃 1 个就足够了，最多不能超过 2 个。

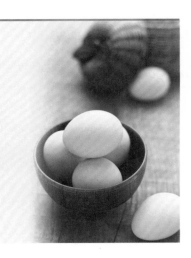

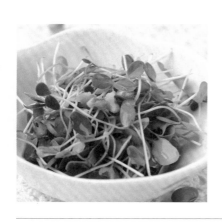

孕早期营养食谱推荐

豌豆苗拌核桃仁

原料：豌豆苗 200 克，核桃仁 100 克，盐、白糖、醋、香油各适量。

做法：❶ 豌豆苗去根、洗净，用淡盐水浸一下；核桃仁用淡盐水浸一下，去内皮。❷ 从盐水中取出豌豆苗和核桃仁，加盐、白糖、醋、香油，拌匀即可。

营养功效

豌豆苗含有丰富的维生素 C 和胡萝卜素，有助于增强孕妈妈机体免疫功能。同时，孕妈妈食用核桃仁有利于胎宝宝神经系统发育。

菠菜鱼肚

原料：菠菜 300 克，鱼肚 50 克，料酒、盐、白糖、香油、水淀粉、葱段、姜片各适量。

做法：❶ 菠菜洗净、切段。❷ 将鱼肚和葱段、姜片一起放清水中煮沸，取出切块。❸ 锅内放鱼肚，加适量水煮沸，放料酒、盐、白糖、香油调味，用水淀粉勾芡，再放入菠菜段略煮即可。

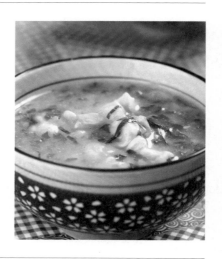

营养功效

菠菜是叶酸的最佳来源，鱼肚味道鲜美，营养价值高，二者搭配，可有效地补充孕期所需叶酸等营养。

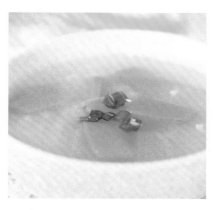

燕麦南瓜粥

原料：大米 100 克，燕麦、南瓜各 50 克，葱花、盐各适量。

做法：❶ 南瓜削皮，切小块；大米浸泡半小时后，加水煮 20 分钟，然后放入南瓜块、燕麦，小火再煮 10 分钟。❷ 熄火后，加入盐、葱花调味。

营养功效

燕麦南瓜粥能补充维生素 B_1、氨基酸、维生素 E，还能促进食欲，特别适合孕早期食用。

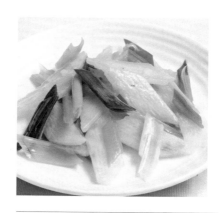

清炒山药

原料：山药 300 克，葱、盐各适量。

做法：❶ 山药去皮，切成菱形片，放入沸水中焯一下，捞出沥干水分。❷ 葱切段备用。❸ 油热后将葱段炒香，再将山药下锅翻炒至熟，最后加入适量盐、葱段即可。

营养功效

山药营养丰富，具有补脾养胃、补肺益肾的功效。清炒山药清淡爽口，特别开胃。

熘肝尖

原料：鲜猪肝 100 克，胡萝卜片、黄瓜片各 30 克，料酒、酱油、醋、盐、白糖、葱姜末、蒜片、淀粉各适量。

做法：❶ 猪肝切片，加盐、淀粉抓匀。❷ 取小碗加入料酒、酱油、白糖、淀粉调成芡汁。❸ 起油锅，用葱姜末、蒜片炝锅，倒一点醋，下入胡萝卜片、黄瓜片煸炒片刻。❹ 再下入猪肝片，倒入芡汁，翻炒至熟即可。

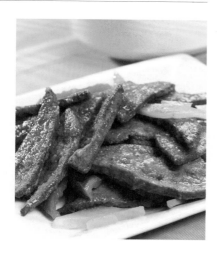

营养功效

猪肝中的铁含量丰富，有利于孕妈妈补铁补血。

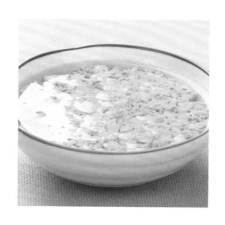

蛋醋止呕汤

原料：鸡蛋 2 个，白糖、醋各适量。

做法：❶ 取一个碗将鸡蛋磕入碗内，用筷子搅匀，加入白糖、醋，再搅匀。❷ 锅置火上，加清水适量，用大火煮沸，将碗内的鸡蛋液倒入，煮沸即可。

营养功效

此汤对孕早期孕吐有一定缓解作用，可快速补充孕吐所造成的营养和水分流失。

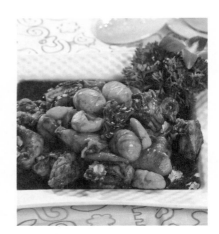

板栗烧仔鸡

原料：板栗 100 克，柴鸡 1 只，高汤、酱油、盐、料酒、白糖各适量。

做法：❶ 板栗煮熟，去壳。❷ 柴鸡洗净，切块，放酱油、白糖、盐、料酒腌制 10 分钟。❸ 将板栗、柴鸡块放入锅中，加入高汤，调入酱油、料酒、白糖，焖烧至板栗、鸡肉熟烂即可。

营养功效

　　此菜品口感好，色泽鲜艳，鲜嫩味美，既能促进孕妈妈的食欲，又能补碘和维生素，有利于胎宝宝的生长发育。

海带烧黄豆

原料：海带丝 50 克，黄豆 1 把，红椒半个，盐、酱油、葱末、姜末、蒜末、水淀粉各适量。

做法：❶ 海带丝洗净；红椒洗净，切丁；黄豆洗净，泡 1 小时。❷ 把海带丝和黄豆分别入沸水锅中氽透，捞出沥干。❸ 锅中放油，用葱末、姜末、蒜末煸出香味；先放入海带丝翻炒，然后加汤，再把黄豆放入。❹ 加入盐、酱油，小火烧至汤汁要收干时，加入红椒丁，加适量水淀粉即可。

营养功效

　　海带富含钙元素，可防治人体缺钙；黄豆内含有丰富的 B 族维生素和钙、磷、铁等矿物质。海带与黄豆搭配，可有效的补充人体所需钙质，是孕妈妈补钙的最佳食谱。

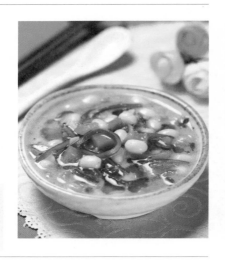

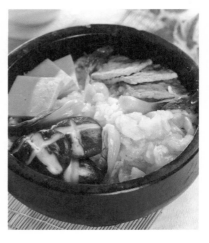

糯米香菇饭

原料：糯米 200 克，猪里脊肉 100 克，香菇 6 朵，油菜心、姜末、虾米、料酒、盐、酱油各适量。

做法：❶ 糯米用清水浸泡 4 小时；油菜心、猪里脊肉、香菇均洗净；猪里脊肉切片，香菇划刀，虾米泡软。❷ 在电饭煲中倒入少量植物油，油热后，放入姜末、猪里脊肉，炒至变色，放虾米、香菇、油菜心、料酒、酱油、盐，然后倒入糯米，加水蒸熟即可。

营养功效

　　糯米含有丰富的 B 族维生素，是孕妈妈补充 B 族维生素的极佳食物。

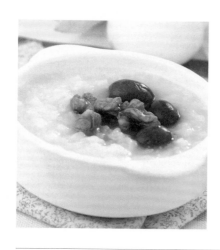

核桃粥

原料：核桃仁、大米各 50 克，红枣 3 个。

做法：❶ 将核桃仁捣烂，大米淘洗干净，红枣洗净。❷ 锅中加适量水，放入核桃仁、红枣和大米，同煮成粥。

营养功效

　　核桃粥十分清淡，非常适合孕早期呕吐比较严重的孕妈妈食用，同时又营养丰富，让胎宝宝健康又聪明。

芦笋口蘑汤

原料：芦笋 4 根，口蘑 10 朵，红椒 2 个，葱花、盐、香油各适量。

做法：❶ 将芦笋洗净，切成段；口蘑洗净，切片；红椒洗净，切菱形片。❷ 锅中倒油烧热，下葱花煸香，放芦笋、口蘑略炒，加适量清水煮 5 分钟，再放入盐调味。❸ 最后放红椒略煮，淋上香油即可。

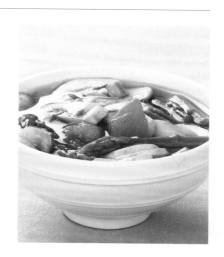

营养功效

　　芦笋、口蘑含丰富的维生素和卵磷脂，是刚刚怀孕的孕妈妈增强体质的必选食物。

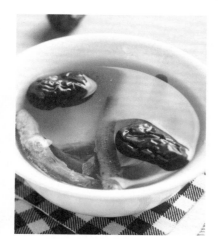

泥鳅红枣汤

原料：泥鳅 2 条，红枣 2 个，姜片、盐各适量。

做法：❶ 泥鳅洗净，烧开水，把泥鳅放进约六成热的水中，去掉黏液后，再清理内脏，用清水洗净；红枣洗净，去核。❷ 把洗好的泥鳅放进油锅中煎香，同时放姜片。❸ 注入清水用大火烧开，加入红枣，然后转小火煮30 分钟，加盐调味即可。

营养功效

　　泥鳅和红枣搭配食用，能增强孕妈妈的抵抗力，减少孕早期的各种外界因素对孕妈妈和胎宝宝的伤害。

孕中期饮食

孕妈妈已经度过了孕早期，开始进入较安全的孕中期，胎宝宝开始迅速生长，需要的营养物质更多，孕妈妈要摄入更丰富的营养，源源不断地供给新生命。这时需要充分摄入含维生素的食物，以保证胎宝宝的健康成长。

✔ 宜吃芹菜调节失眠

有些孕妈妈为了免受失眠的困扰，会选择服用药物，但是大多数具有镇静、抗焦虑和催眠作用的药物，对胎宝宝或新生儿都会产生不利影响，所以这是绝对禁止的。

平时可以选择一些具有镇静、助眠作用的食物进行食疗，如芹菜，因为从芹菜中分离出的一种碱性成分有镇静作用，对人体能起到安神的效果，有利于安定情绪，消除烦躁。建议用芹菜根 90 克，加酸枣 9 克熬汤，睡前饮服，治失眠效果更好一些。

✔ 宜选对食物预防焦虑

食物是影响情绪的一大因素，选对食物的确能提神，安抚情绪，改善忧郁、焦虑，孕妈妈不妨在孕期多摄取富含 B 族维生素、维生素 C、镁、锌的食物及深海鱼等，通过饮食的调整来达到抗压及抗焦虑的功效。可以预防孕期焦虑的食物有：鱼油、深海鱼、鸡蛋、牛奶、优质肉类、空心菜、菠菜、西红柿、豌豆、红豆、香蕉、梨、葡萄柚、木瓜、香瓜和坚果类、谷类、柑橘类等。

胎儿脑细胞发育的高峰期从什么时候开始？

孕20周

在怀孕 20 周左右，胎儿的听觉、视觉等神经系统便陆续发展，20 周后，脑细胞的发育会变得愈来愈复杂。而孕 3~6 个月是脑细胞迅速增殖的第一阶段，称为"脑迅速增长期"。为保证胎宝宝正常发育，此阶段应重点补充钙、DHA、维生素 E 等。

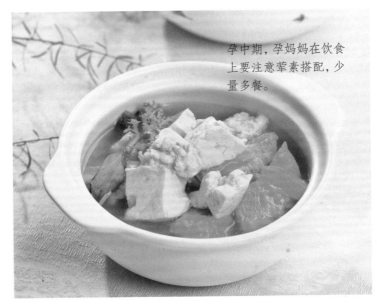

孕中期，孕妈妈在饮食上要注意荤素搭配，少量多餐。

✔ 宜适当吃些奶酪

奶酪是牛奶"浓缩"成的精华，具有丰富的蛋白质、B族维生素、钙和多种有利于孕妈妈吸收的微量元素。天然奶酪中的乳酸菌有助于孕妈妈的胃肠对营养的吸收。所以，孕妈妈宜适当吃些奶酪，不仅可以补钙，还能缓解便秘。

✔ 宜适量补钙

孕妈妈缺钙可诱发小腿抽筋或手足抽筋，胎宝宝也易得先天性佝偻病。但是如果孕妈妈补钙过量，胎宝宝可能患高血钙症，不利于胎宝宝发育且有损胎宝宝颜面美观。

一般来说，孕妈妈在孕早期每日需钙量约为800毫克，孕中后期，增加到每日1000~1200毫克。孕妈妈不一定需要额外补充钙剂，如果自身不缺钙，只要从日常的鱼、肉、蛋、奶等食物中合理摄取即可。

✔ 宜每周吃2次海带

海带富含碘、钙、磷、硒等多种人体必需的微量元素。其中钙含量是牛奶的10倍，含磷量也比所有的蔬菜都高。海带还含有丰富的胡萝卜素、维生素 B_1 等。虽然海带营养丰富，但不宜多吃，每周食用2次就够了。

最佳补钙方法

➤ 每天晒太阳至少30分钟，可顺便做适度的运动。

➤ 食补是最好、最安全的补钙方法，每天保证摄入250毫升的牛奶，同时多吃富含钙的食物，如豆腐100克，鸡蛋一两个，骨头汤和紫菜汤轮换着每2天喝一次，至少保证每天从食物中摄取600~800毫克的钙量。

➤ 在医生的指导下每天吃钙片，一般600毫克就可以。注意看好包装上钙的含量，不同的钙片每片的含量也不同，要多加注意。

专家说**孕事**

充足的孕期营养是胎宝宝正常发育的保证，尤其是孕中期，但并不是吃得越多对胎宝宝越好，吃得平衡合理最重要。来门诊定期产检的孕妈妈对饮食和营养也是特别关注，但是我们产科医生往往没有时间给她们一一讲述，所以现将孕中期孕妈妈每日饮食结构列举如下，让孕妈妈做到心中有数。

谷类：350~450克，其中杂粮不少于1/5；鱼肉、禽肉、瘦肉：交替选用约150克；鸡蛋：每日1个，最多2个；蔬菜：500克，其中绿叶菜不少于300克；水果：200克；牛奶、酸奶：250~500克，或相当量的奶制品（如奶粉35~70克）；植物油：20~25克。

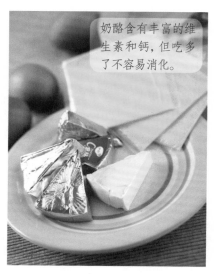

奶酪含有丰富的维生素和钙，但吃多了不容易消化。

巧用食物对抗妊娠纹

➧ 西红柿是对抗妊娠纹最强的"武器"，它含有的番茄红素有较强的抗氧化能力。

➧ 猪蹄中丰富的胶原蛋白可以有效地对付妊娠纹，增强皮肤弹性，延缓皮肤衰老。

➧ 西蓝花含有丰富的维生素A、维生素C和胡萝卜素，能增强皮肤的抗损伤能力，保持皮肤弹性。

➧ 三文鱼肉及其鱼皮中富含的胶原蛋白是皮肤最好的"营养品"，能减慢机体细胞老化，使皮肤丰润有弹性，让孕妈妈远离妊娠纹的困扰。

➧ 新鲜水果、蔬菜含有丰富的维生素C，具有消褪色素的作用。如柠檬、猕猴桃、西红柿、土豆、圆白菜、冬瓜、丝瓜等。

➧ 黄豆中富含的维生素E，能抑制皮肤衰老，增加皮肤弹性，改善色素沉着。

✔ 宜全面摄取营养

进入孕中期，孕妈妈的孕吐症状减轻，孕妈妈会觉得舒服多了，有精神了，也有胃口了，这时就好好地享受美食吧！在享受美食的同时还要认真了解各种食物的营养含量，注意饮食均衡，既不能营养不良，也不要营养过剩，这样才能满足胎宝宝的成长需要。不过，再好吃、再有营养的食物都不要一次吃得过多、过饱，以免造成胃胀或其他不适。一连几天大量食用同一种食品，这也是不可取的，会导致营养摄入的单一化，不利于胎宝宝健康成长。

✔ 宜用食物对抗妊娠纹

有一部分孕妈妈会产生妊娠纹，但没必要太担心，提前做好预防工作就能远离妊娠纹。妊娠纹防治的好方法就是注重补充维生素。含有丰富维生素的水果如猕猴桃、西红柿、草莓及富含维生素 B_6 的奶制品等对于预防妊娠纹都较为有效。谷皮中的 B 族维生素，能有效抑制过氧化脂质产生，从而起到干扰黑色素沉淀的作用。适量吃些糙米，补充营养的同时又能预防妊娠纹的生成。

✔ 宜为胎宝宝储备营养

现在是胎宝宝发育中期，胎宝宝的生长发育明显加快，孕妈妈也开始进行蛋白质、脂肪、钙等营养素的储备。充足的营养储备，不仅能保证胎宝宝的正常发育，而且能提高孕妈妈的抵抗力，使孕妈妈免受疾病困扰。

同时，这个时期胎宝宝要靠吸收铁质来制造血液中的红细胞，如果铁摄入不足，孕妈妈还会出现贫血现象。所以为预防缺铁性贫血的发生，孕妈妈也应该多吃富含铁质的食物。

✔ 宜多吃含膳食纤维食物

　　孕妈妈摄入充足的膳食纤维，可以增强自身的免疫力，保持消化系统的健康，也可以有效地预防妊娠合并症的发生，还可以起到通便、利尿、清肠健胃的作用。

　　谷类，特别是一些粗粮，以及豆类及一些蔬菜、薯类、水果等都是不错的选择。目前也有一些含膳食纤维高的保健食品上市，由于食用非常方便，体积小，无异味，孕妈妈可在医生指导下服用。

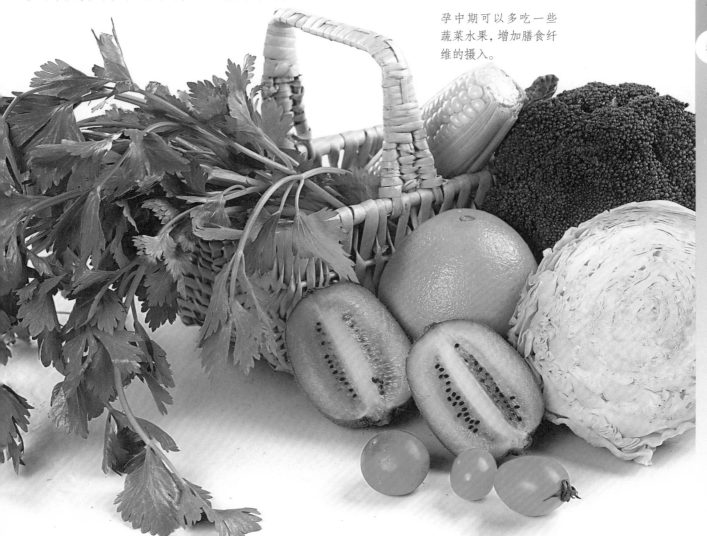

孕中期可以多吃一些蔬菜水果，增加膳食纤维的摄入。

✘ 不宜喝浓茶

茶叶中含有的大量单宁，能和食物中的蛋白质结合，变成不溶解的单宁酸盐，而且还可与食物中其他营养成分凝集而沉淀，影响孕妈妈对蛋白质、铁、维生素的吸收利用，进而发生营养不良。茶叶中的鞣酸，可以和食物中的铁元素结合成一种不能被吸收的复合物鞣酸，其具有收敛作用，影响肠道的蠕动，易使孕妈妈发生便秘。孕妈妈过多饮用茶，有引起贫血的可能，甚至可能使宝宝患上先天性贫血。另外，茶叶中含咖啡因，具有兴奋作用，可使孕妈妈失眠。孕期饮用过多茶或喝浓茶会刺激胎动增加，甚至危害胎宝宝的生长发育。

✘ 不宜吃火锅

火锅原料多是羊肉、牛肉等生肉片，还有海鲜鱼类等，这些都有可能含有寄生虫。这些寄生虫在畜禽的细胞中，肉眼看不见，人们吃火锅时，习惯烫一下就吃，但短暂的烫不能杀死幼虫及虫卵，进食后可能会造成寄生虫感染，不利于孕妈妈健康。

✘ 不宜经常在外就餐

孕妈妈一定要注意控制外出用餐次数。因大部分餐厅提供的食物，都是多油、多盐、多糖、多味精，不太符合孕妈妈进食的要求。如不得不在外面就餐时，饭前应喝些清淡的汤，减少红色肉类的摄入，用餐时间控制在 1 小时之内。

孕中期的饮食原则？

少食多餐

孕中期，胎宝宝通过胎盘吸收的营养是初孕时的五六倍，孕妈妈比之前更容易感觉到饿，除了正餐要吃好之外，加餐的质量也要给予重视。少食多餐是这一时期饮食的明智之举。

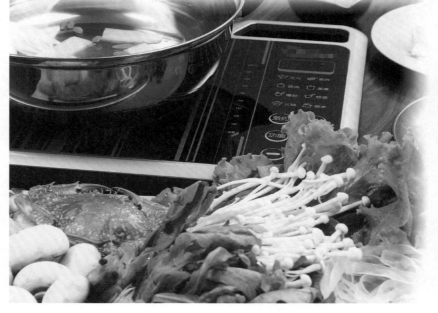

吃火锅的时候，孕妈妈可以选择多吃些蔬菜。

✘ 不宜暴饮暴食

孕中期加强营养，并不是说吃得越多越好。过多的食物摄入将会使孕妈妈体内脂肪蓄积过多，增加分娩时顺产的难度。肥胖的孕妈妈还可能发生妊娠高血压综合征、妊娠合并糖尿病、妊娠合并肾炎等疾病。

孕妈妈吃得过多也会给胎宝宝造成伤害。一是容易导致胎宝宝超重，难产率升高；二是容易出现分娩时产程延长，易影响胎宝宝心跳而发生窒息。宝宝出生后，还会由于胎儿期脂肪细胞的大量增加而引起终身肥胖。因此，孕妈妈要合理安排饮食，每餐最好只吃七八分饱，并可由三餐改为五餐，遵循少食多餐原则。

✘ 不宜空腹吃西红柿

西红柿很有营养，但是注意不要空腹吃西红柿。西红柿内含丰富的果胶及多种可溶性收敛成分，如果空腹下肚，容易与胃酸起化学反应，生成难以溶解的硬块状物，引起胃肠胀满、疼痛等症状。

✘ 晚餐不宜吃得过多

孕妈妈晚饭吃得过饱，不仅会造成营养摄取过多，还会增加胃肠负担，特别是晚饭后不久就要睡觉，更不利于食物的消化。所以，晚上孕妈妈不必吃得太丰盛，最好以稀软和清淡的食物为宜，也不要吃得太饱，这样才有利于消化和提高睡眠质量。

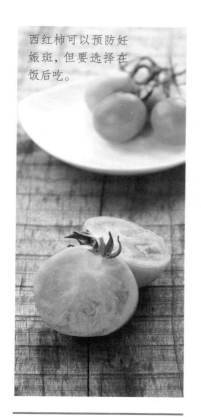
西红柿可以预防妊娠斑，但要选择在饭后吃。

专家说**孕事**

到了孕中期晚些时候，不少孕妈妈向我们反映食欲会不好，这是因为随着胎宝宝的生长，孕妈妈胃部受到挤压、容量减少引起的，解决的办法就是选择体积小、营养价值高的食物，要少食多餐，可将全天所需食物分五六餐进食。在热量的分配上，早餐的热量占全天总热量的 30%，要吃得好；午餐的热量占全天总热量的 40%，要吃得饱；晚餐的热量占全天总热量的 30%，要吃得少。

晚餐"三不宜"

➤ 不宜过迟：如果晚餐后不久就上床睡觉，不仅会加重胃肠道的负担，还会导致难以入睡。

➤ 不宜进食过多：晚餐暴食，很容易导致消化不良及胃疼等现象。

➤ 不宜厚味：在晚餐进食大量厚味食物，会使孕妈妈体内钠含量增多，引发水肿。

孕中期营养食谱推荐

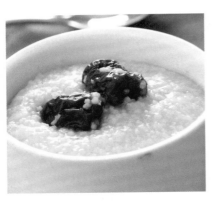

小米红枣粥

原料：小米 50 克，红枣 3 个。

做法：❶ 红枣洗净，起凉水锅（不要使用高压锅），水完全沸腾后放入小米。
❷ 放红枣和粥一起煮，撇去枣沫，去杂质，转小火煮至粥熟即可。喝之前加入一些蜂蜜味道更好。

营养功效

小米有很好的补益效果，有助于增进胃肠的消化和吸收；红枣富含维生素，有补血效果。这款粥适合孕妈妈早餐食用。

南瓜香菇包

原料：南瓜半个，糯米粉半碗，藕粉 2 小匙，香菇 3 朵，酱油、白糖各适量。

做法：❶ 南瓜去皮、煮熟、压碎，加入糯米粉和用热水拌匀的藕粉，揉匀；香菇洗净、切丝。❷ 锅中倒油，下香菇炒香，加入酱油、白糖制成馅。
❸ 将揉好的南瓜糯米团分成 10 份，擀成包子皮，包入馅料，放入蒸锅内蒸 10 分钟即可。

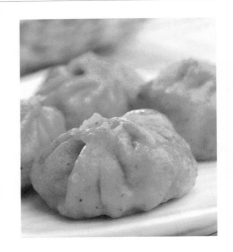

营养功效

香菇含铁丰富，与含维生素 C 的南瓜同食，可以促进铁的吸收，有利于此时胎宝宝制造血液中的红细胞。

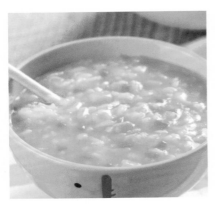

胡萝卜玉米粥

原料：鲜玉米粒 50 克，胡萝卜 1 根，大米 60 克。

做法：❶ 鲜玉米粒洗净；胡萝卜洗净，去皮，切成小块，备用。❷ 大米洗净，用清水浸泡 30 分钟。❸ 将大米、胡萝卜块、玉米粒一同放入锅内，加适量清水，大火煮沸，转小火熬煮成粥即可。

营养功效

胡萝卜健脾和胃，玉米调中健胃。此粥清淡养胃，符合孕妈妈此时的营养需求。

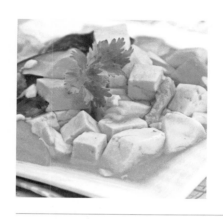

什锦烧豆腐

原料：虾皮 10 克，豆腐 1 块，笋尖 30 克，香菇 6 朵，鸡肉 50 克，料酒、酱油、盐、姜末、葱花各适量。

做法：❶ 豆腐洗净，切块；香菇、笋尖、鸡肉分别洗净，切片。❷ 将姜末、虾皮和香菇煸炒出香味，放豆腐块和鸡片、笋片翻炒，加酱油、料酒炒匀，加清水略煮，放盐调味，撒上葱花即可。

营养功效

豆腐和虾皮含钙量较高，可以为孕妈妈补充钙质，预防和缓解腿抽筋。

小米蒸排骨

原料：猪排 200 克，小米半碗，料酒、冰糖、甜面酱、豆瓣酱、菜子油、盐、葱末、姜末各适量。

做法：❶ 排骨洗净，斩段；小米淘洗干净后用水浸泡待用。❷ 排骨加豆瓣酱、甜面酱、冰糖、料酒、盐、姜末、菜子油拌匀，装入蒸碗内，加入小米，上笼锅用大火蒸熟，取出扣入圆盘内，撒上葱花即可。

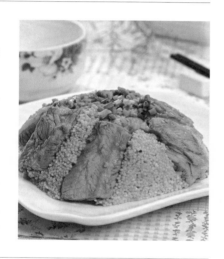

营养功效

排骨富含蛋白质、脂肪，适合孕中期的孕妈妈食用，以满足胎宝宝快速生长的需要。小米富含铁和膳食纤维，是孕妈妈的补益佳品。

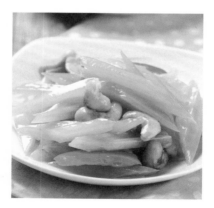

腰果百合炒芹菜

原料：百合 50 克，芹菜 1 棵，红椒半个，腰果 40 克，盐、白糖各适量。

做法：❶ 百合洗净，切去头尾分开数瓣；芹菜洗净，切段，红椒洗净，切片。❷ 锅内放油，开小火马上放入腰果炸至酥脆捞起放凉。❸ 将油倒出剩一点余油，烧热后放入红椒片及芹菜段，大火翻炒。❹ 放入百合、盐、白糖，大火翻炒后盛出，撒上腰果。

营养功效

孕妈妈吃一些坚果，有利于胎宝宝大脑的发育。

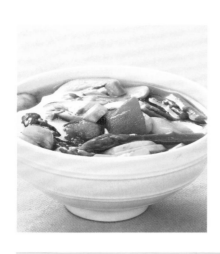

棒骨海带汤

原料：海带 100 克，猪棒骨 1 根，葱段、姜片、醋、盐各适量。

做法：❶ 海带洗净，切丝。猪棒骨焯一下，再放入热水锅中，和葱段、姜片一起煮。❷ 猪棒骨六成熟时放海带丝下锅，并加醋。❸ 猪棒骨煮至熟透，出锅前放盐调味。

营养功效

猪棒骨中的钙含量非常丰富，用它煮汤，不仅可以增加孕妈妈的食欲，还可以补钙。

杂粮皮蛋瘦肉粥

原料：糙米、大米各 50 克，猪肉 100 克，皮蛋 1 个，香菇 2 朵，盐适量。

做法：❶ 糙米、大米均洗净，煮熟备用；皮蛋去壳，切块；水发香菇洗净，切丝；猪肉切丝。❷ 油锅烧热，倒入香菇、猪肉丝炒熟，倒入煮好的粥中，放入皮蛋稍煮，加盐调味即可。

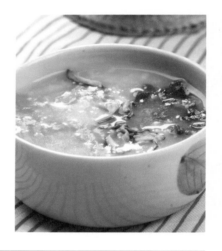

营养功效

此粥中富含维生素 E，有利于保胎、安胎，其中的膳食纤维，可帮助消化，预防孕期便秘。

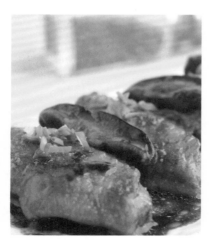

奶酪烤鸡翅

原料：黄油、奶酪各 50 克，鸡翅中 6 个，盐适量。

做法：❶ 将鸡翅中洗净，在沸水中焯烫，沥干，用盐腌制 2 小时。❷ 将黄油放入锅中融化，烧热后放入鸡翅中，平铺在锅中。❸ 用小火将鸡翅中正反两面煎至色泽金黄，然后将奶酪擦成碎末，均匀撒在鸡翅中上。待奶酪完全变软，并浸入到完全熟烂的鸡翅中时，关火装盘即可。

营养功效

奶酪是含钙最多的奶制品，有利于胎宝宝骨骼的发育，其中还富含维生素 A，有利于胎宝宝眼睛的发育。

怀孕坐月子新生儿宜忌速查 64 怀孕

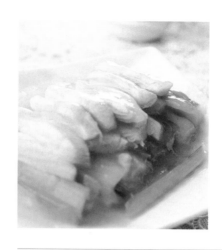

鸡脯扒小白菜

原料：小白菜 200 克，鸡胸肉 100 克，牛奶、盐、葱花、水淀粉、料酒各适量。

做法：❶ 小白菜去根、洗净，切成 10 厘米长的段，用开水焯烫，捞出过凉水；鸡胸肉洗净，切条状，放入开水中焯烫。❷ 油锅烧热，下葱花炝锅，烹料酒，加入盐，放入鸡胸肉和小白菜，大火烧开，加入牛奶，用水淀粉勾芡即成。

营养功效

　　鸡肉中含有丰富的蛋白质、钙、磷、铁和维生素 C，孕妈妈食用有利于胎宝宝神经系统的发育。

三丁豆腐羹

原料：豆腐 100 克，鸡胸肉 50 克，西红柿半个，豌豆 1 把，盐、香油各适量。

做法：❶ 豆腐切成块，在开水中煮 1 分钟。❷ 鸡胸肉洗净，西红柿洗净、去皮，分别切成小丁。❸ 将豆腐块、鸡肉丁、西红柿丁、豌豆放入锅中，大火煮沸后，转小火煮 20 分钟。❹ 出锅时加入盐，淋上香油。

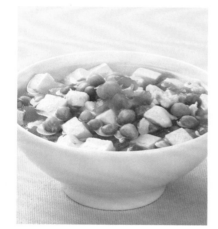

营养功效

　　此汤羹含丰富的蛋白质、钙和维生素 C，有助于胎宝宝骨骼、牙齿和大脑的快速发育。

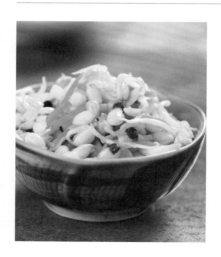

炝拌黄豆芽

原料：黄豆芽 150 克，胡萝卜半根，香菜 2 棵，盐、花椒油、香油各适量。

做法：❶ 黄豆芽洗净；胡萝卜洗净，去皮切丝；香菜洗净切段。❷ 黄豆芽焯水，捞出后再放入胡萝卜丝焯水，捞出沥干。❸ 将黄豆芽、胡萝卜丝和香菜倒入大碗中，调入盐、香油拌匀；用勺子烧热花椒油，泼在黄豆芽和胡萝卜丝上面，搅拌均匀即可。

营养功效

　　黄豆芽维生素 B_2 的含量是黄豆的 2~4 倍，在胎宝宝快速增长时期，能有效避免胎宝宝发育迟缓。

孕晚期饮食

孕晚期，胎宝宝的生长发育达到最高峰，在孕中期的饮食基础上，孕妈妈应适当摄取含蛋白质、铁的食物，并摄入一定量的钙。孕妈妈一定要做好最后的营养准备，为分娩加油！

✔ 宜预防营养过剩

孕晚期，由于母体要为胎宝宝的生长发育和生产、哺乳做准备，因此，激素的调节使生理上发生很大变化，对营养物质的需要量比之前增加，但孕妈妈一定要注意营养不宜过剩。孕期热量和某些营养素的过剩，会对孕妈妈及胎宝宝产生不利的影响。

孕晚期营养过剩，尤其热量及脂肪摄入过多，可导致胎宝宝巨大和孕妈妈患肥胖症，这会使孕妈妈患妊娠高血压综合征及难产的概率增加。因此，孕期营养要保持合理、平衡状态，使体重保持理想状态。如果孕妈妈身体是健康的，就没有必要盲目乱补。平时所吃食物尽量多样化，多吃一些新鲜蔬菜，少吃高盐、高糖食物，高糖水果也要控制不能多吃。孕妈妈应每周称一次体重，以便及时调整饮食方案。

✔ 宜均衡饮食

此时，胎宝宝的体重增加很快，如果营养不均衡，孕妈妈往往会出现贫血、水肿、高血压等并发症。要想达到均衡多样的营养，孕妈妈就要注意平衡膳食。孕妈妈所吃的食物品种应多样化、荤素搭配、粗细粮搭配、主副食搭配，且这种搭配要恰当。副食可以选择：牛奶、鸡蛋、豆制品、禽肉、瘦肉、鱼虾和蔬果。

总之，孕妈妈不能挑食，还要适当补充铁，预防贫血；补充钙、磷等有助于胎宝宝骨骼及脑组织发育，可经常吃些牛奶、豆制品、骨头汤和虾皮等补充钙质。

最佳防早产的明星食物？

鱼

鱼被称为"最佳防早产食物"。研究发现，孕妈妈吃鱼越多，怀孕足月的可能性越大，出生时的宝宝也会较一般宝宝更健康、更精神。孕期孕妈妈每周吃一次鱼，早产的可能性仅为1.9%，而从不吃鱼的孕妈妈早产的可能性为7.1%。鱼之所以对孕妈妈有益，是因为它富含一种脂肪酸，有预防早产的功效，也能有效增加宝宝出生时的体重。

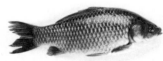

孕妈妈可以经常变换鱼的种类，不要长期只吃一种鱼。

✔ 宜坚持少食多餐

在孕晚期，孕妈妈最好坚持少食多餐的饮食原则。因为此时胃肠很容易受到膨大的子宫压迫，从而引起便秘或腹泻，导致营养吸收不良或者营养流失，孕妈妈增加进餐的次数，每次少吃一些，而且吃一些口味清淡、容易消化的食物有助于缓解这种情况。越是接近临产，就越要多吃些含铁质的蔬菜，如菠菜、紫菜、芹菜、海带、木耳等。要特别注意进食有补益作用的菜肴，这能为临产积聚能量。

✔ 宜以清淡饮食为主

孕晚期，孕妈妈的饮食应以清淡为主。对于即将临盆的孕妈妈来说，要选用对分娩有利的食物和烹饪方法。产前孕妈妈的饮食要保证温、热、淡，对于养胎和分娩时的促产都有积极作用。所以，孕妈妈现在的饮食坚持清淡为主，对分娩很有好处。

专家说**孕事**

水肿问题也是在门诊中孕妈妈咨询率很高的一种常见不适，在这里教大家一个鉴别的方法。

如果孕妈妈清晨起床时水肿会消退，或者把脚抬高 1 小时，腿部和脚踝的水肿会减轻，血压和体重正常，也没有蛋白尿，这就是轻度水肿，可不必处置。如果腿部肿胀严重，用手指按下去会有明显的凹陷，把腿抬高 1 小时也不会好转，就属于水肿异常，需要来院就诊。

✔ 宜多吃利尿、消水肿的食物

由于胎宝宝增大，压迫孕妈妈的下肢静脉，引起下肢静脉回流受阻，有些孕妈妈在这一时期会出现水肿。孕妈妈可以多吃一些利尿、消水肿的食物，这些食物既可以提供各种营养素，同时又不会对孕妈妈和胎宝宝产生不利的影响。

孕妈妈每天坚持进食适量的蔬菜和水果，就可以提高机体抵抗力，加强新陈代谢，因为蔬菜和水果中含有人体必需的多种维生素和矿物质，有利于减轻孕期水肿的症状。

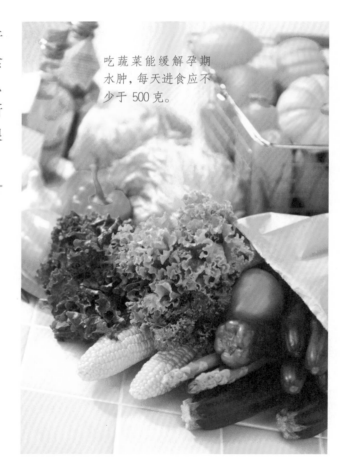

吃蔬菜能缓解孕期水肿，每天进食应不少于 500 克。

孕晚期胎宝宝发育所需的营养素

维生素B$_1$——让胎宝宝健壮

➤ 维生素B$_1$可以增强食欲和维持胃肠道的正常蠕动以及促进消化。孕妈妈缺乏维生素B$_1$，会导致胎宝宝出生体重低。推荐孕妈妈每日摄入量为1.5毫克，维生素B$_1$在豆类、糙米、牛奶、动物内脏中的含量比较高。

维生素K——有利于智力发育

➤ 预产期前1个月，孕妈妈应多吃一些含维生素K的食物，如白菜、莴苣等，必要时可每天口服1毫克的维生素K制剂，以预防产后新生儿因维生素K缺乏引起颅内、消化道出血等症状。

维生素B$_{12}$——有利于胎宝宝神经髓鞘发育

➤ 在孕晚期，胎宝宝的神经开始发育出起保护作用的髓鞘，这个过程将持续到出生以后。而髓鞘的发育依赖于维生素B$_{12}$，所以，孕妈妈要多吃维生素B$_{12}$含量丰富的食物，如牛肉、牛肾、猪肝、鱼、牛奶、鸡蛋、奶酪等，建议孕妈妈每日摄入4微克。

✔ 宜吃有稳定情绪作用的食物

此时孕妈妈的心情一定很复杂，既有"即将与宝宝见面"的喜悦，也有面对分娩的紧张不安。对孕妈妈来说，最重要的是生活要有规律，情绪要稳定。因此，孕妈妈要多摄取一些能够帮助自己缓解恐惧感和紧张情绪的食物。富含叶酸、维生素B$_2$、维生素K的圆白菜、胡萝卜等均是不错的选择。此时孕妈妈也可以摄入一些谷类食物，谷类中的维生素可以促进孕妈妈产后乳汁的分泌，有助于提高宝宝对外界的适应能力。

✔ 宜吃健康零食调节情绪

美国耶鲁大学的心理学家发现，吃零食能够缓解紧张情绪，消减内心冲突。在吃零食时，零食会通过视觉、味觉以及手的触觉等，将一种美好松弛的感受传递到大脑中枢，有利于减轻内心的焦虑和紧张。临近分娩，孕妈妈难免会感到紧张甚至恐惧，可以试着通过吃坚果、饼干等零食来缓解压力。

但是，孕妈妈也不可毫无顾忌地猛吃零食，这样反而会影响正餐的摄入，对胎宝宝发育带来不利影响。可以将零食作为加餐或者心情不好时适量吃一点。

✔ 宜产前吃巧克力

孕妈妈在产前吃巧克力，可以缓解紧张情绪。另外巧克力可以为孕妈妈提供足够的热量。整个分娩过程一般要经历12~18小时，这么长的时间需要消耗很大的能量，而巧克力被誉为"助产大力士"，因此，在分娩开始和进行中，应准备一些优质巧克力，随时补充能量。

巧克力营养丰富，含有大量的优质碳水化合物，而且能在很短时间内被人体消化吸收和利用，产生大量的热能，供人体消耗。因此，孕妈妈临产前吃几块巧克力，有助于缩短产程，顺利分娩。

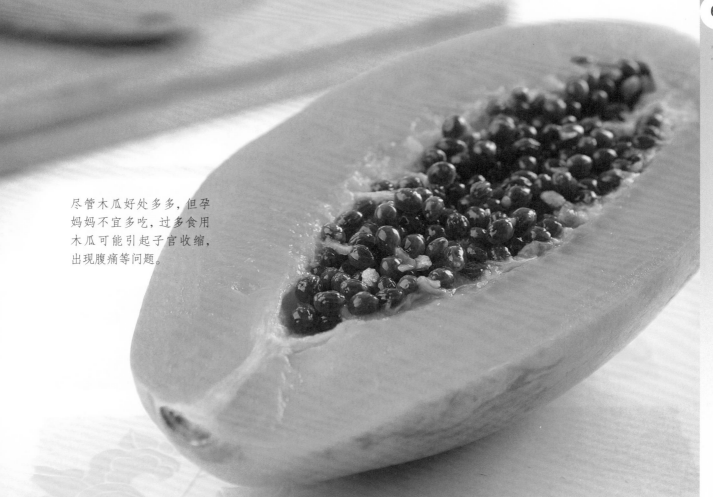

✔ 宜产前吃木瓜

　　木瓜有健脾消食的作用。木瓜中含有一种酵素，能分解蛋白质，有利于人体对营养的吸收；木瓜里的酶可帮助分解肉食，降低胃肠的负担。此外，木瓜中的酶对乳腺发育很有助益，催奶的效果显著，可以预防产后少奶，对孕妈妈的乳房发育很有好处。

尽管木瓜好处多多，但孕妈妈不宜多吃，过多食用木瓜可能引起子宫收缩，出现腹痛等问题。

✗ 不宜用开水冲调营养品

研究证明，滋补饮料加温至 60~80℃时，其中大部分营养成分会发生分解变化。如果用刚刚烧开的水冲调，会因温度较高而大大降低其营养价值。

不宜用开水冲调的营养品有：孕妇奶粉、多种维生素、葡萄糖等滋补营养佳品。

✗ 不宜多吃咸味食物

在怀孕晚期要节制食用咸味食品。因为在怀孕晚期，孕妈妈神经和内分泌改变或小动脉痉挛，会引起组织内水钠潴留，从而造成水肿。如果食物中盐分和碱类含量过多，会增加肾脏的负担，引起血压增高、水肿等妊娠高血压综合征的表现，尤其在孕中晚期，食物要尽量淡一些。

要想分娩变顺利，孕期什么不能少？

锌

孕妈妈缺锌容易导致难产，补锌的最佳途径是食补。要注意调整膳食结构，不偏食。适当地多吃富含锌的食物，如牡蛎、鱼、瘦肉、蛋类、奶类、花生、芝麻、大豆、核桃、粗粮等。

辛辣食物更容易引起胃灼热感和反酸。

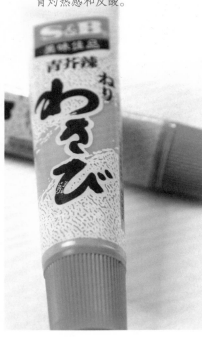

✗ 不宜吃高热量的食物

在孕晚期，孕妈妈要注意少吃高热量的食物，以免体重增长过快，造成分娩困难。研究发现，在孕期大量摄取高热量食物的孕妈妈，其下一代体重过重的比例也比其他人要高。孕妈妈体重每周增加 350 克左右比较合适，最多不宜超过 500 克。

✗ 不宜吃辛辣、刺激性食物

孕晚期，孕妈妈的饮食应以清淡为主，不宜吃辛辣食物，大多数的辛辣食物容易伤津耗气损血，可加重气血虚弱，不利于分娩的顺利进行。此外，吃辛辣食物容易导致便秘，对孕妈妈身体健康不利。

此时，胎宝宝发育迅速，若此时孕妈妈常吃芥末、辣椒、咖喱等刺激性食物，容易给胎宝宝带来不良刺激。在妊娠期间孕妈妈本身就大多呈血热阳盛状态，而这些辛辣食物性温，孕妈妈常吃会加重血热阳盛、口干舌燥、心情烦躁等症状。

✘ 不宜节食

到了孕晚期，有些孕妈妈怕饮食过量影响体形，所以节制饮食，这样容易引起营养不良，会对胎宝宝智力有影响。孕晚期孕妈妈营养状况，可能直接影响胎宝宝脑细胞成熟过程和智力发展。孕妈妈为了胎宝宝的成长一定要注意合理饮食。

✘ 忌天天喝浓汤

孕晚期不宜天天喝浓汤，尤其是脂肪含量很高的汤，如猪蹄汤，因为过多的高脂食物不仅让孕妈妈身体发胖，也会导致胎宝宝过大，给顺利分娩造成困难。比较适宜的汤是富含蛋白质、维生素、钙、磷、铁、锌等营养素的清汤，如瘦肉汤、蔬菜汤、蛋花汤、鱼汤等。

✘ 忌完全限制盐的摄入

虽然孕晚期少吃盐可以帮助孕妈妈减轻水肿症状，但是孕妈妈也不宜忌盐。因为孕妈妈体内新陈代谢比较旺盛，特别是肾脏的过滤功能和排泄功能比较强，钠的流失也随之增多，所以需及时补充，否则易导致孕妈妈食欲缺乏、倦怠乏力。因此，孕晚期孕妈妈摄入盐要适量，不能过多，但也不能完全不吃。

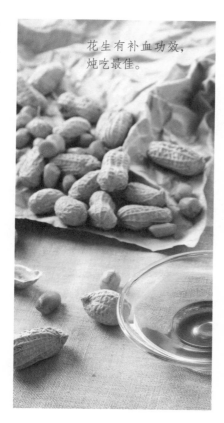

花生有补血功效，炖吃最佳。

专家说**孕事**

很多孕妈妈在这个时候发现自己体重超标，便采用节食的方法来控制体重，这样反而有害。咨询医生和营养师，根据自己的情况制定出合适的食谱才是科学的方法。

孕妈妈是不能单靠节食来控制体重的，因为需要为胎宝宝准备一个好的生存环境，母体的健康是最重要的。在孕晚期孕妈妈坚决不能吃高热量全油炸食品，应多吃富含膳食纤维的食物，比如绿色蔬菜和水果，太过油腻的不要吃，另外还可以做适当的运动。

巧食花生有营养

➤ 花生营养丰富又能补血，孕妈妈常吃花生不仅能补血还能够预防产后缺乳，而且花生衣中含有止血成分，可以对抗纤维蛋白溶解，增强骨髓制造血小板的功能，缩短出血时间。

➤ 花生以炖吃为最佳，既避免了营养素的破坏，又具有入口偏软、易于消化的特点。

孕晚期营养食谱推荐

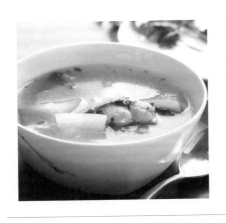

鲤鱼冬瓜汤

原料：鲤鱼 1 条，冬瓜 250 克，葱段、盐各适量。

做法：❶ 鲤鱼去鳃去鳞，去内脏，收拾干净；冬瓜去皮，去瓤，洗净，切成薄片。

❷ 将鲤鱼、冬瓜、葱段同放入锅中，加适量水，大火烧开，转小火炖煮约 20 分钟，熟后加盐即可。

营养功效

鲤鱼的优质蛋白质含量高，而且易吸收，人体消化吸收率可达 96%，并能供给人体必需的氨基酸、矿物质、维生素 A 和维生素 D，对胎宝宝的骨骼发育极为有利，还能有效地改善孕期水肿。

紫苋菜粥

原料：紫苋菜 250 克，大米 100 克，香油、盐各适量。

做法：❶ 将紫苋菜择洗干净，切成细丝。❷ 将大米淘洗干净，放入锅内，加清水适量，置于火上，煮至粥成时，加入香油、紫苋菜、盐再煮 1 分钟即可。

营养功效

此粥具有清热止痢、安胎顺产的作用。特别适合孕妈妈临盆时进食，能利窍、易产，是孕妈妈临盆前的保健食品。

花生鱼头汤

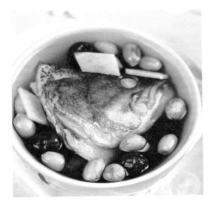

原料：鱼头 1 个，花生仁 50 克，红枣 6 个，姜片、盐各适量。

做法：❶ 鱼头处理干净；红枣洗净，去核；花生仁洗净。❷ 将锅烧热，倒入少量油，放入姜片爆香，再放入鱼头，煎至两面金黄。❸ 加入适量清水，没过鱼头，大火烧开。❹ 加入花生仁和红枣，烧开后转小火煲 40 分钟，加盐调味。

营养功效

鱼头营养高、口味好，对胎宝宝脑部和中枢神经系统的发育极为有利。

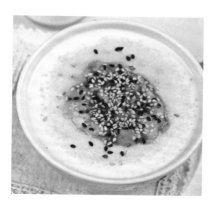

牛奶香蕉芝麻糊

原料：牛奶 250 毫升，香蕉 1 根，玉米面 50 克，白糖、芝麻各适量。

做法：❶ 将牛奶倒入锅中，开小火，加入玉米面和白糖，边煮边搅拌，煮至玉米面熟。❷ 将香蕉剥皮，用勺子压碎，放入牛奶糊中，再撒上芝麻即可。

营养功效

牛奶、香蕉、芝麻能让孕妈妈精神放松，同时对胎宝宝皮肤的润滑和白皙有很好的促进作用，还能补充钙和铁。

土豆炖牛肉

原料：牛肉 300 克，土豆 150 克，盐、酱油、葱段、姜片、料酒各适量。

做法：❶ 将牛肉洗净，切成约 3 厘米见方的块；土豆洗净，去皮，切成滚刀块。
❷ 油锅烧热，放入葱段、姜片、牛肉块炒香，加盐、酱油略炒，加开水（与牛肉相平），大火烧熟，撇去浮沫。❸ 改用小火焖至快烂时，加土豆、料酒，继续焖至牛肉软烂即可。

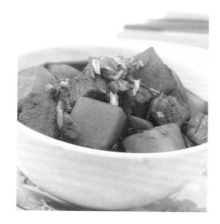

营养功效

牛肉富含蛋白质，含有人体必需的氨基酸，能提高机体抗病能力，还有安胎养神、健脾养胃的功效。

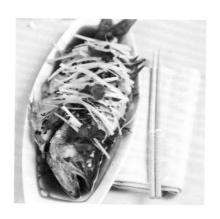

清蒸鲈鱼

原料：鲈鱼 1 条，姜丝、葱丝、盐、料酒、酱油各适量。

做法：❶ 将鲈鱼去鳞、腮、内脏，洗净，两面划几刀，抹匀盐和料酒后放盘中腌 5 分钟。❷ 将葱丝、姜丝铺在鲈鱼身上，再洒上酱油上蒸锅蒸 15 分钟即可。

营养功效

鲈鱼肉质白嫩，常食可滋补健身，提高孕妈妈免疫力，是增加营养又不会长胖的美食。

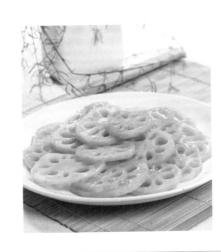

糖醋莲藕

原料：莲藕 1 节，料酒、盐、白糖、醋、香油各适量。

做法：❶ 将莲藕去节、削皮，粗节一剖两半，切成薄片，用清水漂洗干净。

❷ 油锅烧热，倒入藕片翻炒，加入料酒、盐、白糖、醋，继续翻炒，待藕片熟透，淋入香油即成。

营养功效

莲藕是传统药食两用的食物，有止血、止泻功效，有利于保胎，预防流产。

薏米炖鸡

原料：柴鸡 1 只，香菇 3 朵，薏米、娃娃菜、盐各适量。

做法：❶ 薏米洗干净；香菇浸泡变软后去蒂，清洗干净。❷ 娃娃菜洗净；柴鸡收拾好，洗净，放入沸水中焯烫，取出冲洗干净。❸ 把柴鸡放入炖锅内，加入适量开水，炖约 1.5 个小时；放入香菇、薏米，再炖 1 个小时；放入娃娃菜和盐，稍炖即可。

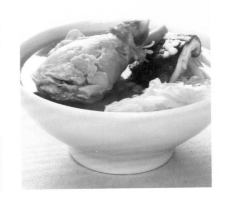

营养功效

薏米能消除关节和肌肉疼痛，鸡肉利于胎宝宝出生前神经系统的发育，适合分娩前吃。

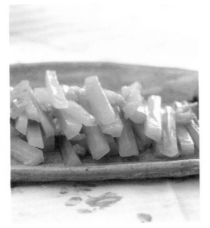

金钩芹菜

原料：芹菜 300 克，虾米 100 克，葱末、姜末、盐、水淀粉各适量。

做法：❶ 芹菜切段，入热水焯一下。❷ 油锅烧热，下葱末、姜末炝锅，放入芹菜、虾米，煸炒 3 分钟，加盐，最后用水淀粉勾芡即可。

营养功效

此菜富含维生素，可以预防孕妈妈筋骨疼痛，还有一定催乳的作用。

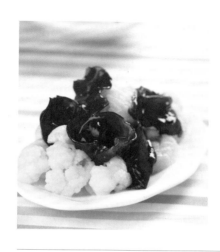

凉拌木耳菜花

原料：菜花半棵，木耳 3 朵，胡萝卜半根，盐、醋、香油各适量。

做法：❶ 菜花洗净，掰成小朵；木耳泡发，洗净；胡萝卜洗净，切成条。❷ 菜花、胡萝卜、木耳分别焯水，沥干。❸ 将菜花、木耳、胡萝卜搅拌在一起，加入盐和醋调味，淋上香油即可。

营养功效

菜花质地细嫩，味甘鲜美，是很好的血管清理剂，还富含维生素 K，可预防新生儿颅内出血和消化道出血。

冬笋香菇扒油菜

原料：油菜 2 棵，冬笋 1 根，香菇 4 朵，葱、盐各适量。

做法：❶ 将油菜去掉老叶，掰开，洗净，切段；香菇切半，冬笋切片，并放入沸水中焯烫；葱洗净切末。❷ 炒锅置火上，倒入适量油烧热，放入葱末、冬笋、香菇煸炒后，倒入少量清水，再放入油菜段、盐，用大火炒熟即可。

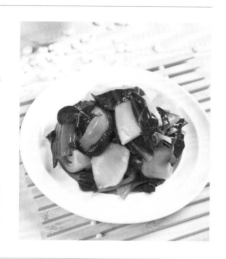

营养功效

油菜翠绿，清淡可口，含大量维生素和膳食纤维，对调节孕妈妈血糖和预防妊娠高血压综合征很有帮助。

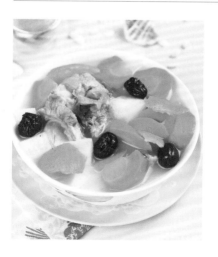

猪骨萝卜汤

原料：猪棒骨 300 克，白萝卜半根，胡萝卜 1 根，陈皮 5 克，红枣 5 个，盐适量。

做法：❶ 猪棒骨洗净，用热水焯烫；白萝卜、胡萝卜分别去皮洗净，切滚刀块；陈皮浸开，洗净。❷ 煲内放适量清水，待水煮沸时，放入猪棒骨、白萝卜、胡萝卜、陈皮、红枣同煲 3 小时，然后用盐调味即成。

营养功效

白萝卜具有温胃消食、滋阴润燥的功效。吃萝卜喝汤，适合分娩前食欲不佳的孕妈妈。

孕期饮食误区，你知道吗

"得知自己怀孕的消息，相信大多数孕妈妈和准爸爸一定会兴奋、激动不已，紧接着可能会出现紧张、不知所措的情况，这种情绪波动是很正常的，请孕妈妈不必太过在意。只要平时注意饮食和一些生活细节，就可安全度过一个平稳、愉快的孕期。"

1 孕前我已经补过叶酸了，怀孕后就不需要再补

孕前要补叶酸，孕后 3 个月还要继续补充。此时所需要的叶酸含量每天为 600~800 微克，最高不能超过 1000 微克。如果在孕前并没有特别注意补充叶酸，那么此时孕妈妈必须开始补充叶酸了。饮食中可适当摄入一些富含叶酸的食物，比如绿叶蔬菜、水果、豆类及豆制品、坚果等。

2 怀孕了就要多吃点，这样生出的宝宝才能又胖又健康

如果孕妈妈身体是健康的，就没有必要盲目乱补。平时所吃食物尽量多样化，少吃高盐、高糖食物，高糖水果也要控制不能多吃。孕晚期如果营养过剩，孕妈妈摄入过多的热量，可能会导致葡萄糖耐受性异常，糖代谢紊乱，引发妊娠糖尿病，还有可能增加妊娠高血压综合征发生的风险，导致分娩困难。

3 孕期就想吃酸的，什么酸就吃什么

很多孕妈妈都爱吃酸的食物，但是吃酸也有讲究。酸菜虽然有酸味，但维生素、蛋白质等营养几乎丧失殆尽，而且致癌物质亚硝酸盐含量较高，过多食用对孕妈妈、胎宝宝的健康无益。所以，喜吃酸食的孕妈妈，最好选择既有酸味又营养丰富的新鲜水果。

4 一知道怀孕就马上开始大补

有的孕妈妈知道自己怀孕之后，马上就开始进补。其实这时胎宝宝还很小，对营养需求也不大，孕妈妈只要维持正常饮食就可以了。如果孕妈妈经常服用温热性的补药、补品，如人参、鹿茸、桂圆、鹿胎胶、鹿角胶、阿胶等，会加剧孕吐、水肿、高血压、便秘等症状。

5 孕期吃什么都要讲究，只吃精米精面

许多孕妈妈在怀孕期间只吃精细加工后的精米、精面，把精米、精面当成补益食品，殊不知这样容易导致营养失衡。长期食用会造成维生素和矿物质的缺乏，尤其是 B 族维生素的缺乏，影响孕妈妈的身体健康和胎宝宝的生长发育。孕妈妈多吃些粗粮，无论对母体还是胎宝宝的发育均有益处。

6 怀孕后只吃愿意吃的，还总是拿胎宝宝不想吃当借口

怀孕时期，孕妈妈和胎宝宝对营养的需求是全面的，孕妈妈的饮食要能够满足胎宝宝的正常生长发育和自身的营养需求。偏食和挑食，会让孕妈妈丧失很多必需的营养，而且也会影响日后宝宝的饮食习惯。

7 不喜欢吃肉，偏爱素食

不爱吃肉的孕妈妈对蛋白质和脂肪的摄入会稍显不足，为了胎宝宝的健康，最好适当吃点瘦肉、鱼肉、鸡肉、虾等肉类。如果实在是吃不下，可以多摄取些蛋、奶制品，多选用豆制品，早餐时适当增加全麦面包和麦片，每天适当吃1小把坚果，这样才能保证自身和胎宝宝的健康。

8 担心长胖，用水果代替主食

有些孕妈妈怕体形改变，不敢吃太多，认为水果脂肪含量低，水分多，可饱腹而不增加热量，于是每天吃很多水果，甚至用水果代替主食，这是极不正确的做法。其实，成熟的水果中含大量果糖、葡萄糖及其他单糖，特别容易被人体快速吸收。所以，长期大量吃水果，可导致妊娠糖尿病、肥胖症的出现，胎宝宝也可能会长成巨大儿。

9 孕期缺钙经常腿抽筋，就每天吃含钙量高的食物，或者孕期一直食用钙片

孕期每天钙的需要量增为800毫克。出现腿抽筋的孕妈妈也不用害怕，增加膳食中钙的摄入，注意下肢保暖，一般就会缓解。如果孕妈妈补钙过量，胎宝宝可能患高血钙症，不利于胎宝宝发育且有损胎宝宝颜面美观。所以如果孕妈妈自身不缺钙，只要从日常的鱼、肉、蛋、奶等食物中合理摄取即可，不必服用钙片。

10 怕产后瘦不下来，总想节食

孕妈妈体重增加、身体发胖都是必然的、合理的，只要在一定范围就是正常的，大可不必担心体形而加以控制。先天营养是决定胎宝宝生命力的重要环节，营养供给不足，就会带来严重后果。因此，孕妈妈孕期要合理安排饮食，讲究荤素搭配、营养均衡，不要暴食也不要节食。

专家说**孕事**

许多孕妈妈一怀孕就不知道该怎么吃、吃什么了，专挑营养丰富的食物吃，时间一久，就会觉得浑身没有力气，有点发"软"，产检的时候也检查不出有什么异常。作为医生，我们也时常在想，为什么不怀孕的时候一切都正常，偏偏一怀孕就冒出来各种奇怪的不适。原因就在饮食上。怀孕不是生病，孕妈妈的饮食和常人没太大区别，只需稍加注意就可。

绿色蔬菜富含多种维生素，孕妈妈可以每天将蔬菜和水果榨成汁，作为饮品饮用。这样既能补充维生素和水分，又能提升胃口，减轻孕吐等不适症状。对于过去不经常吃、不爱吃绿色蔬菜的孕妈妈，在孕期更要注意合理食用蔬菜，为胎宝宝的发育提供全面的各类维生素和矿物质，也为自身在产后身体的恢复和哺乳打下良好的物质基础。

孕期保健

孕期不仅要吃好，还要注意保健，这样才能保证孕妈妈和胎宝宝的健康。孕妈妈担负两个人的健康，在日常生活中要特别注意一些生活细节，远离危害，做好保健，以使自己和胎宝宝保持健康。孕妈妈的一举一动，都关系着胎宝宝的健康成长，所以孕妈妈不可马虎大意，要谨记生活中的禁忌，做到科学、安全孕育。

✔ 宜穿防辐射服

防辐射服的防辐射奥秘在于其含有金属纤维，金属纤维对日常生活中的电脑、手机辐射等电磁波辐射有一定的阻挡作用，对近距离在电脑、复印机前工作的孕妈妈能起到一定的防护作用。用于一般家电如电脑、微波炉之类的防辐射服，选择15dB（dB：一种防辐射服的参数指标，就如同防晒霜的防晒值一样）即可。同时还应考虑可洗涤、透气性、穿着舒适性等因素。

✔ 宜穿宽松、防滑鞋

孕妈妈宜穿宽松、轻便、防滑、透气性好的鞋，不要穿合成皮质的鞋和尼龙材质的鞋，以防因穿不透气的鞋加重双脚水肿。双脚水肿比较严重和怀孕6个月以上的孕妈妈，要选择比自己双脚稍大一点的鞋。

孕妈妈选择鞋子的时候，要选择鞋底较厚，摩擦性好且鞋垫可以拆洗的鞋子。摩擦性好可防滑；鞋底较厚，可以在孕妈妈走路时起到减震作用，保护足部；鞋垫可以拆洗，方便清洁鞋子。

买鞋子的时候要考虑大小是否合适，脚趾尖部位要宽大，以方便脚趾伸展为宜；脚穿到鞋子里的时候脚跟要有牢靠感，还有就是不要穿硬底的鞋子。选择在下午5点左右买鞋是最合适的时候，因为这时候脚部是一天里最胀的时候。

选防辐射服时，检测方法有几个？

3个

买防辐射服主要是选可洗涤、透气性好、穿着舒适的，同时要能满足对家电的防辐射功能，一般防辐射衣服包装内会附有一小块面料供你检测。检测方法：

1. 要买正规厂家生产的，有权威检测报告的产品。

2. 如果用火烧之后会变成金属网状结构的就是好的防辐射服。

3. 将手机放到折好的防辐射服里，手机就不能打通电话了，说明衣服有防辐射功效。

孕妈妈们不能太依赖于防辐射服，尽量少用电脑，少看电视。

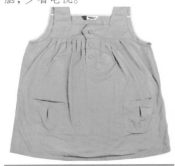

✔ 宜及时调换文胸

发现胸部有改变即可开始换穿孕妈妈文胸。无钢圈文胸或运动型文胸较舒适，也可以选择可调整背扣的文胸，因为它可以依胸部变化来调整文胸的大小。

最好选择支撑力较强的文胸，以免在孕期胸部变大后会自然下垂。在怀孕晚期可以考虑选择哺乳型文胸，为产后哺乳做准备，还可以为垫吸乳垫留出足够的空间。

✔ 宜穿出时尚"孕"味

孕期的女人也有别样的风采，掌握衣着搭配技巧，孕妇装同样能穿出完美"孕"味。其实，专门的孕妇装只有在怀孕中后期才用得着，之前长达五六个月的时间，完全可以用宽松的时装来代替，休闲裤、运动外套都很实用。那种不强调腰身、裙摆稍长的裙子也是时尚孕妇的必备，像娃娃裙、帐篷式印花长衫和短裙，都可以代替孕妇裙一直穿到孕中后期，圆鼓鼓的肚子也为时装平添可爱。更重要的是，等你生完宝宝，它仍然是一条时髦的裙子。

孕期着装看过来

➤ 背带裤：面料舒适，穿着方便，腹部宽松，好搭配，适合任何月龄。

➤ A字裙、背带裙或连衣裙：纯棉的、丝绸的都可以，宽松的公主裙别具女人味。

➤ 松紧裤：松紧裤的腰可以随着月份的增大而调节，很方便。

➤ 夹克衫和唐装：其一大特色就是宽松舒适，最好能选择那种可以机洗且不掉色的。

专家说孕事

怀孕后，孕妈妈盆腔血液回流到下腔静脉的血流量增加，增大的子宫压迫下腔静脉而影响血液回流，致使出现下肢及外阴静脉曲张。孕期，穿医疗级弹性袜可以预防及缓解静脉曲张。

每天晨起穿好弹性袜再下床，这样可以避免过多的血液堆积在双腿。这种医疗级弹性袜可以在医疗器材行买到。刚开始可以试着穿强度20~30毫米汞柱的弹性袜，适应之后可以穿效果较佳的30~40毫米汞柱的弹性袜。

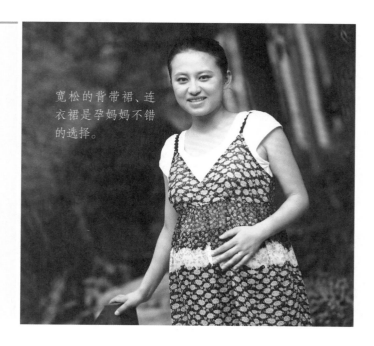

宽松的背带裙、连衣裙是孕妈妈不错的选择。

拍摄大肚照需注意的细节

❥ 选择专门给孕妈妈拍摄的影楼，这样专业性会比较强，而且有很多孕妈妈服装可以选择。

❥ 一定要和店里的工作人员沟通好拍摄时间，尽量减少去了以后等待的时间。

❥ 与化妆师沟通，尽量少用化妆品，不要用含铅的化妆品，尤其是唇彩，避免吃到肚子里。

❥ 既然是拍大肚照，至少要有一组露出肚子的照片。不要害羞也不要遮遮掩掩的，大方地把骄傲的大肚子露出来，还可以涂些亮亮的橄榄油。但要注意对腰腹部的保暖。

❥ 拍摄的环境不要太封闭，以免空气不好。

❥ 拍摄的时间不要太久，避免孕妈妈太累。

✔ 宜留张珍贵大肚照

并不是只有青春少女才能拍艺术照，也并不是要结婚才能去婚纱摄影店。在怀孕这个人生特殊时期，当然应该拍一套艺术照，给自己和未来的孩子留下一个永远的纪念。孕中晚期，孕妈妈的肚子已经凸出来了，正是拍大肚照的最佳时期。准爸爸可以陪孕妈妈去拍一套纪念照来纪念怀胎十月，留下最美丽的记忆。孕妈妈那一低头的温柔，别有一番动人的韵味。

✔ 宜注意坐姿

孕妈妈想要坐下时，要先确定椅子是否稳固，不能一眼不看就一屁股往后坐。可以用手作支撑，确定椅面的位置后再慢慢地由椅边往里靠，直到后背笔直地倚靠在椅背上。最好选择有靠背，且有薄垫子的木椅，以上半身和大腿呈 90° 角左右的坐姿为宜。太往后仰会使硕大的子宫压迫肾脏，而且容易造成胎宝宝缺氧；太往前倾，又容易压迫胃部引起胃部不适。可以在脚下垫个矮凳，让双腿呈 45° 角抬起，这样有利于下半身血液循环，不易造成水肿。

✔ 宜早睡早起

孕妈妈应早睡早起，保证充足的睡眠。每天晚上 10 点前就寝，睡足八九个小时。尤其是晚上 11 点到次日凌晨 4 点这段时间内，一定要保证最佳的睡眠质量。养成有规律的睡眠习惯，晚上在同一时间睡眠，早晨在同一时间起床。可以在中午安排一个短暂的午睡。如果孕妈妈有熬夜习惯，这个时候一定要改变生活习惯，不宜过于劳累。

✔ 宜帮孕妈妈翻身

到了孕中晚期，孕妈妈肚子会慢慢变大，睡觉时连翻身都不是简单的事。这时，准爸爸一定要牺牲一点自己的睡眠时间，让自己变得机警些，夜晚孕妈妈需要翻身时帮帮她，她一定会认为准爸爸真的很体贴，也在一定程度上缓解对分娩的恐惧。

✔ 宜谨防鲁莽的行人

孕妈妈在出行途中宜慢行，并要眼观六路。路上行人较多，别人可能注意不到你，这就需要你提高警惕，如果对面有行色匆匆的行人走过来要提前避让，免得他撞过来而躲之不及。

✔ 宜出行有人陪同

孕妈妈不宜独自出门，与一大群陌生人做伴也是不合适的，最好是由准爸爸、家人或好友等陪伴前往，不仅会使出行较为愉快，当你觉得累或不舒服的时候，也有人可以照顾你。

孕妈妈出行最好避开上下班人流高峰期，以免被撞伤。

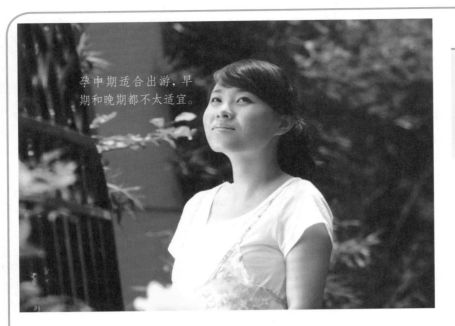

孕中期适合出游，早期和晚期都不太适宜。

怀孕 14 周以前，由于有流产危险和早孕反应，孕妈妈最好不要去长途旅游。怀孕 32 周以后，由于体重和胎宝宝的负担加重，也不宜去长途旅游。孕 14~30 周是孕妈妈旅游的最佳时间。最好不要选择旅游高峰期去游玩，坐车最好不要超过 2 个小时，坐火车比汽车合适。

✔ 宜孕中期适当出游

进入孕中期，胎宝宝各方面发育稳定，这时候适当地出游可以为孕妈妈带来好心情。孕妈妈可以选择一些较方便、安全的旅游景点旅游。但是决定要出门以后，请拜访一次你的妇产科医生，向她了解自己的身体情况，并将整个行程向医生交待，询问有关的注意事项，以获得医生的指导。另外，别忘了记录医生的联系电话，以便紧急时联系。方便的话，托人在到达地找一位可靠的医生，或事先打听好当地的妇产医院，以备不时之需。要随身带好自己的产前检查手册、保健卡、备用药，这一点很重要，可以帮助孕妈妈应对一些紧急状况。

✔ 宜远离汽油味

汽油燃烧时，释放出的铅会随废气排入大气中，通过呼吸进入体内的铅会在人体血液中积累。如果孕妈妈过量闻这种有污染的气体，对胎宝宝就可能产生危害，所以孕妈妈要尽量少闻汽油味。如果孕妈妈长期处在充满汽油味的环境中，会对中枢神经系统产生麻醉作用。难闻的汽油味也会使孕妈妈感到头晕、恶心、呕吐、烦躁，不但会影响食欲，而且会严重影响孕妈妈的精神状态。如果吸入高浓度含铅气体会出现中毒性脑病。再则，孕期接触微量铅，即可造成胎宝宝生长发育明显抑制，智力远较未接触铅的母亲所生的婴儿差。所以，在加油站工作的孕妈妈要格外注意或暂离岗位。

✔ 宜安全舒适地洗头

洗头对一般人来说，是再简单不过的事情，不过对于挺着大肚子的孕妈妈来说，可就不那么简单了。弯腰洗头会很不舒服，站着淋浴的话，太久也很累。孕妈妈想要安全舒适的洗头最好找家人帮忙，或者参考右侧注意事项。

✔ 宜重视睡姿

通常而言，睡觉对孕中晚期的孕妈妈常是一种痛苦与负担，尤其会因肚子过重不容易翻身而造成彻夜难眠。而孕妈妈只有休息好了，才能保证胎宝宝的健康成长，因此孕期要选择一个舒适的睡姿。

孕中晚期最好采用左侧卧位的睡姿，因为从生理的角度来讲，在怀孕中晚期，子宫迅速增大，而且大多数孕妈妈子宫右旋，采取左侧卧位睡眠，可减少增大的子宫对孕妈妈腹主动脉及下腔静脉和输尿管的压迫，改善血液循环，增加对胎宝宝的供血量，有利于胎宝宝的生长发育。

专家说孕事

有的孕妈妈十分在意怀孕期间的睡姿问题，当了解到孕期最好采取左侧卧位睡觉后，特意让丈夫每天晚上监督自己睡觉，只要睡姿不正确，就要叫醒换了睡姿再睡。几天下来，夫妻两个就都受不了了。注意睡姿是对的，但也不要过于教条。其实，要求孕妈妈保持同一姿势睡眠是不现实的，孕妈妈只要自己觉得舒服就可以了。

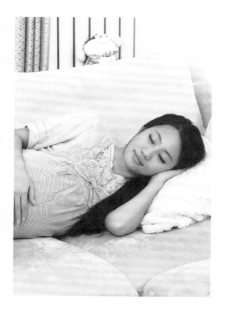

安全洗头应注意

➤ **到美发店洗**：这个方法省心省力，享受一下洗发服务还是很惬意的，顺便按摩一下颈椎、肩膀也不错。不过，最好带上自己的洗发水，这样比较安全。

➤ **请准爸爸帮忙**：孕妈妈可以躺在躺椅上，由准爸爸来帮着洗头，这不仅解决了孕妈妈洗头的问题，还能让洗头过程充满爱意，是交流感情的好机会。

➤ **洗发姿势**：坐在高度适宜，可让膝盖弯成 90° 的椅子上，头往前倾，慢慢地清洗。不过最好坐在有靠背的椅子上，请家人帮忙冲洗。

➤ **坐着洗头**：可以拿一个小板凳放在浴缸里，坐着淋浴洗头，身体既不会浸没在水里，又比较轻松。

➤ **选用温和的洗发水**：孕妈妈的皮肤比较敏感，为了避免刺激头皮影响到胎宝宝，在选购洗发水时，尽量要选择适合自己发质且性质比较温和的。

✘ 不宜用风油精和清凉油

风油精和清凉油都具有止痒和轻度的消炎退肿作用，可用于缓解头痛、头晕、蚊虫叮咬、皮肤瘙痒和轻度的烧伤、烫伤。但是，风油精和清凉油中含有樟脑、薄荷、桉叶油等成分。对孕妈妈来说，樟脑可穿过胎盘屏障，影响胎宝宝正常发育，严重的可导致胎儿畸形，对怀孕前3个月的危害更大。

✘ 不宜在家中铺地毯

地毯上可吸入人们从外面环境中带回的铅元素，它对胎宝宝有毒害作用。地毯还是螨虫栖身的处所，螨虫在这里排泄，排泄出的小颗粒极易被孕妈妈吸入并引发过敏性哮喘。地毯对灰尘及家用清洁剂的吸附力也很大，即使多年停用后仍有毒物存在，使用吸尘器也无能为力。所以在得知怀孕后最好把地毯收起来。

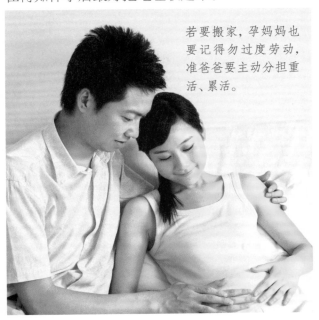

若要搬家，孕妈妈也要记得勿过度劳动，准爸爸要主动分担重活、累活。

✘ 不宜忘记拔掉电器插头

怀孕后，孕妈妈要特别注意家里电器的插头了。当电器插上插头时，即使没有开电源开关，仍有微量电流通过，也会产生微量电磁波，对孕妈妈和胎宝宝产生不利的影响。所以，若不使用电器时，应把插头拔掉，可避免不必要的电磁波辐射，还可节省电力。

✘ 不宜孕期搬家

孕期需要一个安稳舒适的环境，最好不要在这个时期搬家。搬家时难免会要整理东西，搬重一点的家具等，对于孕妈妈来说的确增加了发生意外的概率。搬家也是一件大费周章的事情，孕妈妈即使不参与进来也要暂时到别处安顿，一个新的环境很可能引起孕妈妈的不适。

✘ 不宜留长指甲

孕妈妈一定要勤修指甲，避免留长指甲。因为长指甲易藏污纳垢，指甲缝里会隐藏着大量的真菌，如不慎抓破皮肤，恐引起继发性感染。如做乳头按摩时易损伤皮肤，引起感染；如碰触内裤，可能会使真菌进入阴道，受到病菌侵害。

✘ 不宜拎重物

怀孕期间不要提拎重物，以免增加腹压而引起子宫充血，甚至造成流产和早产。遇到拎重物的情况，尽量找别人帮忙，也可使用自行车之类的工具代劳，以孕妈妈不感觉到吃力为宜。

✗ 不宜穿化纤类的内衣裤

　　合成纤维制成的内衣裤，具有结实耐磨、美观大方等特点，是任何一种天然纤维所望尘莫及的。因此，在日常生活中，深受广大女性的喜爱。但合成纤维吸汗性差，在高温的环境下，孕妈妈出汗后，不能及时散发出去，容易出现食欲缺乏、头痛等一系列不适的症状，还会引发外阴炎，奇痒难忍，影响睡眠。孕妈妈穿化纤类内衣，还可导致产后少乳或者无乳。研究表明，由于内衣对乳房进行摩擦、压迫，致使脱离的纤维堵塞乳腺管，是造成现代女性乳汁分泌不畅的原因之一。

　　穿衣服的目的，不单是为了美观，主要是要有利于健康。因此，孕妈妈最好不要穿化纤类的内衣裤，应选择透气、保暖、吸汗的全棉内衣裤。

✗ 不宜留孕妈妈一个人在家

　　孕晚期比较容易出现意外状况，准爸爸尽量不要在这段时间去外地出差。再则，孕妈妈一个人在家比较寂寞，容易胡思乱想，不利于情绪的稳定。准爸爸应陪伴在妻子身边，给妻子安全感和依靠，帮她缓解紧张情绪，让她保持放松、愉快的好心情。

✗ 不宜常弯腰

　　随着子宫一天天的增大，孕妈妈的腰部承受了更多的压力，使孕妈妈常常不由自主地塌腰，增加了腰椎负担，阻碍血液循环。

　　1. 不要从事拖地、洗衣、修剪花草这类常弯腰的家务劳动。这样会压迫腹部，胎宝宝不能顺畅地呼吸，还会使盆骨充血，有导致流产的危险。

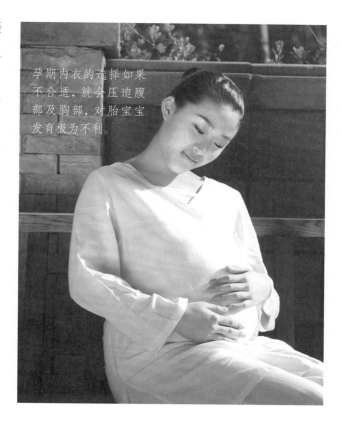

孕期内衣的选择如果不合适，就会压迫腹部及胸部，对胎宝宝发育极为不利。

　　2. 如果孕妈妈要从事常弯腰的工作，那么不如找个稍低的板凳坐下来，在脚下垫一个踏脚板，这样有利于腿部的血液循环。在弯腰的时候向左边慢慢地弯下。

　　3. 保持坐姿时间不宜太长，要时不时站起来活动一下，有意识地直直腰。有的孕妈妈感到腰痛且胸部有刺痛感，可以靠着墙站立1分钟，双肩稍微后仰扩展一下胸部，刺激血液循环，会使胸部舒畅很多。

✘ 不宜随意选择孕妇服

孕妈妈怀孕后，由于生理上发生了明显的变化，在衣着方面，原来的服装已经不能再穿了，为了孕妈妈和胎宝宝的健康，孕妈妈应该结合自身实际，选择适应体形变化和穿着安全、方便的孕妇服。

从美观和实用角度考虑，理想的孕妇服，应是有利于修正"膨胀"的外形，既要考虑美观，又不紧裹身体。孕妇服的设计原则，必须要满足软、薄、轻、宽 4 个基本条件，在此基础上，可以根据个人的喜好和季节的变化，科学地选择孕妇服。

✘ 洗澡时间不宜过长

孕妈妈洗澡最好采取淋浴方式，千万不要贪图舒适把自己整个泡在浴缸里。这是因为怀孕后，阴道内乳酸含量降低，对外来病菌的杀伤力大大降低，泡在水里有可能引起病菌感染。孕期感染疾病的危险性较高，应尽量避免到公共浴池洗澡，如果不得已，应掌握好时间，尽量选择在人少的早晨去，此时水质干净，浴池内空气较好。怀孕晚期就不要去了。

孕妈妈每次洗澡时间不要太长，20 分钟左右为宜。时间过长不但会引起自身脑缺血，发生昏厥，还会造成胎宝宝缺氧，影响胎宝宝神经系统的正常发育。

✘ 不宜锁门洗澡

孕妈妈洗澡时要注意室内的通风，因为如果空气流通不好，再加上洗澡时室内温度升高，容易导致孕妈妈缺氧，甚至晕厥。所以，孕妈妈在洗澡时，一定记得不要锁门，以保证万一晕倒、摔倒时可得到家人及时的救护。

洗澡水多少度最适宜？

37~42℃

孕妈妈应坚持每天洗澡保持身体清洁，洗澡的水温不宜过高，以免水蒸气太多造成孕妈妈气闷。孕妈妈洗澡水温度以 37~42℃为宜。

长时间在热水中浸泡，会导致体表毛细管扩张，血液大部分流向体表和四肢，胎盘血流量相应减少，致使胎儿出现缺血、缺氧等情况。

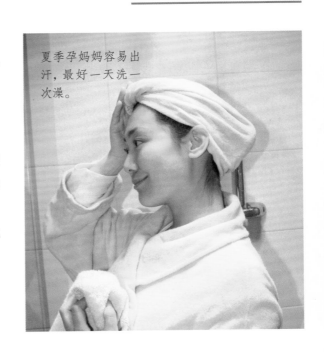

夏季孕妈妈容易出汗，最好一天洗一次澡。

✘ 不宜接触"二手香水"

一般来说，把从别处沾染在身上的或自身所处环境里有刺激的香水味道，称为"二手香水"。对孕妈妈来说，"二手香水"可能要比"二手烟"更加令人担忧。孕妈妈体内激素水平变化较大，对香水更容易产生过敏。在孕期，孕妈妈如果不断呼吸"二手香水"，较其他孕妈妈患上抑郁症的概率高近1倍，会对胎宝宝健康产生不良后果。所以怀孕期间应远离香水及"二手香水"，更不要在家中喷洒香水。

✘ 不宜登高爬上爬下

有些孕妈妈打扫房子时，会忍不住爬高去擦高处的窗户或是冷气机，或是爬到阁楼收放一些物品。因为孕妈妈身体协调反应比较差，爬高最大的危险就是不小心踩空而摔倒，而且爬上爬下也可能碰撞到肚子，使自己及胎宝宝受伤，所以一定要特别注意。

✘ 不宜穿高跟鞋

孕期不宜穿高跟鞋，一是因为身体重心前移容易摔倒，易增加腹部、腿部等肌肉群的负担；二是身躯前倾，骨盆倾斜，使骨盆各径线发生变异，也不利于分娩；三会使腹压增高，腹腔血流量减少，影响胎宝宝发育；四是易造成腰背肌劳损，产生慢性腰痛。

选择孕妇服的四个要点

➤ 一是可以选择那种穿在身上能够充分体现出胸部线条，又不使鼓起的小腹显得太突出，有利于修正外形的服装。

➤ 二是可以选择呈上小下大的"A"字形有立体轮廓的服装。

➤ 三是选择容易穿脱、安全的服装。

➤ 四是衣服的颜色鲜艳，穿起来既美观大方，又使人精神饱满，做到穿衣与胎教有机地结合起来，有利于孕妈妈和胎宝宝的身心健康。

专家说**孕事**

有些年轻的女性，喜欢穿瘦、紧、小的衣服，主要目的就是为了充分显示体形美，甚至在怀孕以后，也不愿意穿那些对身体有利的宽松的衣服。这样做不但不能掩盖大肚子，反而会影响胎宝宝的生长发育，孕妈妈本身也会感觉到难受，还会影响下肢的血液循环，引起静脉曲张。因此，孕妈妈忌穿瘦、紧、小的衣服。

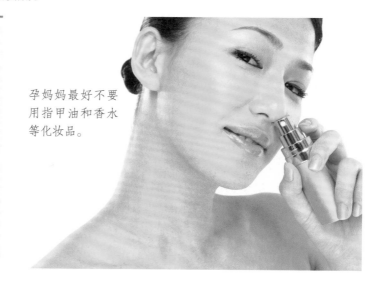

孕妈妈最好不要用指甲油和香水等化妆品。

✗ 忌盲目保胎

毋庸置疑，每个孕妈妈对胎宝宝都十分地珍视。在孕早期，流产与宫外孕是最危险的事情。有此情况的孕妈妈多多少少有保胎的冲动，其实保胎不能盲目，流产也并不一定都是负面的。有些畸形胎宝宝会通过自然流产的方式脱离母体，这是因为胎宝宝生长不正常时，生出来的也是在染色体方面有残缺、智力低下、白化病、心脏畸形的孩子。所以，保胎不能盲目，要听取医生的建议。

✗ 忌睡席梦思床

席梦思床易导致孕妈妈脊椎位置异常：孕妈妈的脊柱较正常腰部前曲更大，睡过软的席梦思床及其他沙发软床后，会对腰椎产生严重影响。

不利于孕妈妈翻身：席梦思床垫太软，深陷其中，不容易翻身。同时，孕妈妈从一侧翻到另一侧，要经历仰卧位，仰卧时增大的子宫压迫着腹主动脉及下腔静脉，导致子宫供血减少，对胎宝宝不利。

适合室内摆放的绿叶植物？

绿萝

如果孕妈妈分不清哪些花草适合在房间里摆放，那就选盆最简单的吊兰或绿萝，既可以美化环境，又可以净化空气，还能增加房间内空气的湿度。绿色植物对缓解孕妈妈心情，改善居室环境，有非常明显的作用。

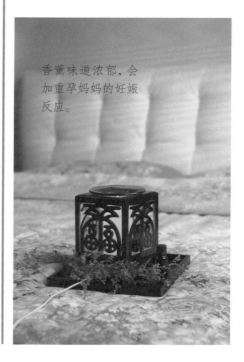

香薰味道浓郁，会加重孕妈妈的妊娠反应。

✗ 忌用香薰

有些孕妈妈在怀孕前喜欢用些香薰来给浴室增加气氛，但怀孕后，这些气味很可能会加重妊娠反应。孕妈妈最需要纯净自然的空气，保持浴室的通风，使用安全淡雅的洗护用品一样会带给自己好心情。那些味道浓郁的香薰用品也许会对胎宝宝有不良的影响，为保险起见，还是等产后再用吧！

✗ 忌过分贪凉

怀孕后，大部分孕妈妈会感到内热，特别是在夏季，总想吃凉的东西。这是正常的生理反应，不必过于担心。但在日常生活中还要多注意，不可食用冷饮，这会对胃肠造成刺激，引起胃部不适，会导致胃痛或腹泻，加重孕期的不适。最好的办法是吃一些可以消暑、解渴的天然食物，如新鲜的水果、蔬菜等。

✘ 忌去闹市散步

闹市空气中汽车尾气含量很高，过多吸入会对胎宝宝的大脑发育造成影响。散步刚开始时最好步子放慢一些，散步距离约1公里，先每周3次，后逐渐增加距离。散步时尽量避开有坡度或有台阶的地方，特别是在孕晚期，以免摔倒。天气太热时不要去散步，夏季不宜在上午10点至下午3点之间去散步，以免暑热伤身。散步时要穿舒适宽松的衣服和舒服的鞋。散步时最好有准爸爸陪同，除了保证孕妈妈安全外，还可以增加夫妻间的交流，培养准爸爸对胎宝宝的感情。

✘ 忌孕早、晚期性生活

孕妈妈一旦怀孕，准爸爸要节制自己的性欲，应在接下来的3个月内避免性生活，以免造成流产。因为此时胚胎正处于发育阶段，特别是胎盘和母体宫壁的连接不紧密，此时如果进行性生活，易造成流产。即使性生活十分小心，由于孕妈妈盆腔充血，子宫收缩，也可能造成流产。

孕晚期，胎宝宝已经成熟，子宫已经下降，子宫口逐渐张开。如果这时进行性生活，羊水感染的可能性较大，可能会造成胎膜早破和早产。

合理安排出行计划

❥ 制定合理的旅行计划：在行程安排上一定要留出足够的休息时间。

❥ 选择适合的地区：在出发前必须查明目的地的天气、交通、医院等。

❥ 要有人全程陪同：在旅途中感到累或不舒服的时候，要有人可以照顾。

❥ 选择最安全的交通方式：不要搭乘摩托车或快艇，走路也要注意。

❥ 饮食要注意：若不能确定食物是否新鲜，最好不要吃，多喝开水，多吃水果。

专家说**孕事**

几乎每个月我们都会在门诊中遇到因为性生活导致少量出血的孕妈妈，一般情况下没有什么大问题，但还是要提醒孕妈妈和准爸爸，在怀孕后的前3个月和后3个月都要尽量避免性生活，可以将性生活安排在孕中期，也就是怀孕4~7个月。一定要注意姿势和力度，不要压迫孕妈妈的腹部。为了胎宝宝的健康，建议孕妈妈和准爸爸在性生活上要谨慎、小心，万不可疏忽大意。

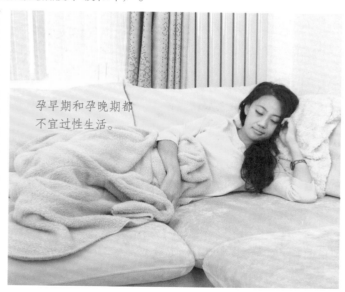

孕早期和孕晚期都不宜过性生活。

孕期保健误区，你知道吗

为了让胎宝宝在妈妈的肚子里健康地成长，孕妈妈需要从生活和出行的各个方面来为胎宝宝创造一个优质的内外环境，这可不是一朝一夕的事，孕妈妈一定要坚持下去。此时准爸爸或家人应在衣食住行上全方位照顾孕妈妈，将生活中的方方面面与孕妈妈特殊的身体状况联系起来，给孕妈妈无微不至的关怀。

1 防辐射服选自己喜欢的就可以

买防辐射服主要是选可洗涤、透气性好、穿着舒适的，同时要能满足对家电的防辐射功能。孕妈妈不宜一味追求款式，而忽略了防辐射服的意义。最好选择购买正规厂家生产的，有权威检测报告的产品，这样才能保证防辐射服的效用。

2 想要去拍大肚照，但是又不敢露出肚皮

孕中后期，孕妈妈的肚子已经凸出来了，正是拍大肚照的最佳时期。既然是拍大肚照，一定要有一组露出肚子的照片。大肚照的主角就是"肚子"啊，可以好好地在肚子上做做文章，弄点新奇好玩的造型，会给孕期生活增添些许情趣。

3 在孕期，家人不许我出门，就让我在家休息

孕早期和孕晚期不适宜长途旅行，而孕中期则可以选择近距离的旅行。因为孕中期胎宝宝各方面发育比较稳定了，孕妈妈只要注意旅途安全，基本不会发生危险。孕期在家休息也不利于孕妈妈的身体健康和心理健康。所以孕期也应该到室外活动活动、散散步，不仅能呼吸到新鲜的空气，还能带给孕妈妈好心情。

4 孕期在居室内摆放植物，喜欢什么就摆什么

居室内放一盆花草既养眼又能净化空气，但是孕妈妈的居室内不能随便摆放花草。因为有些花草的香气会加重孕吐，有些花草的花粉会引起孕妈妈过敏，还有一些花草会吸收氧气，释放二氧化碳，不利于孕妈妈身体健康。所以，孕期居室内的花草要谨慎挑选。

5 到了孕晚期，每天都是自己在家待着，真的很无聊

到了孕晚期，孕妈妈自己在家比较容易出现意外状况。再则，孕妈妈一个人在家比较寂寞，容易胡思乱想不利于情绪的稳定。准爸爸或家人应陪伴在孕妈妈身边，给她安全感和依靠，帮她缓解紧张情绪，让她保持放松、愉快的好心情。

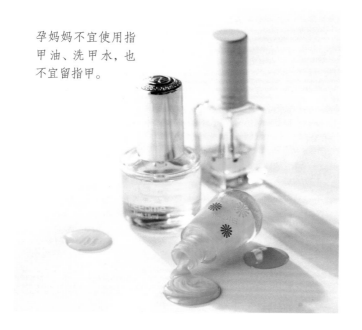

孕妈妈不宜使用指甲油、洗甲水，也不宜留指甲。

专家说**孕事**

每年在门诊或急诊中都会遇到个别因为洗澡不慎摔倒导致流产、早产或者因为洗澡时间过长导致胎宝宝宫内缺氧窒息的事情，作为医生的我们也很痛心。所以在这里有必要告诉广大孕妈妈们，不管怀孕的哪个阶段，孕妈妈都不要在温度很高、不通风的浴室里待很久，20分钟最佳，最长也不要超过半个小时。另外，一定要穿防滑的拖鞋，以免摔倒发生危险。

6 怀孕后应该睡得舒服些，席梦思床是个不错的选择

席梦思床易导致孕妈妈脊椎位置异常，孕妈妈的脊柱较正常腰部前曲更大，睡过软的席梦思床及其他沙发软床后，会对腰椎产生严重影响。席梦思床垫太软，深陷其中，不容易翻身。孕妈妈应该选择在棕床垫或硬板床上铺9厘米厚的棉垫，并注意松软、高低要适宜。

7 趁现在肚子还不是特别大，洗澡还方便，多洗一会也无妨

孕妈妈每次洗澡时间不要太长，20分钟左右为宜。时间过长不但会引起自身脑缺血，发生昏厥，还会造成胎宝宝缺氧，影响胎宝宝神经系统的正常发育。孕妈妈洗澡最好采取淋浴方式，

千万不要贪图舒适把自己整个泡在浴缸里。这是因为怀孕后，阴道内乳酸含量降低，对外来病菌的杀伤力大大降低，泡在水里有可能引起病菌感染，甚至造成早产。

8 我也不化妆，也不涂指甲油，留个指甲应该没问题

孕妈妈一定要勤修指甲，避免留长指甲。因为长指甲易藏污纳垢，指甲缝里会隐藏着大量的细菌，如不慎抓破皮肤，如做乳头按摩时易损伤皮肤，引起感染。

孕期运动

适当的运动对孕妈妈和胎宝宝都是有好处的。轻柔的运动，动作都较缓慢、舒缓，非常适合孕早期的孕妈妈。孕中期胎宝宝的状态比较稳定，孕妈妈可以适度地根据自己的情况进行体育锻炼。孕晚期运动一定要注意安全，不可动作幅度过大，千万不能过于疲劳，如有不适，应立即停止运动。

✔ 宜做简单家务

孕妈妈可以在家里擦擦桌子，洗洗菜，洗洗碗，步行去买菜，做点饭菜，适当的体力劳动能使人体气血和畅。简单家务也是运动，做家务起到的运动效果也能帮助孕妈妈顺利分娩。不过孕妈妈在做家务时要确保姿势平稳、正确。扫地时双脚前后站立，后腿弯曲，将重心前后移动就可以，尽量不要弯腰，以免压迫腹中的胎宝宝。

✔ 宜适当散步

散步是最值得推荐的孕期运动方式，在整个怀孕期间，散步都是很安全的。散步不仅可以提高神经系统和心肺的功能，而且能促进新陈代谢。有节律而平静地步行，可使腿肌、腹壁肌、心肌活动加强。

✔ 宜运动前热身

适当的热身活动可使身体更容易适应常规锻炼的要求。热身有助于减轻紧张感，慢慢地活动肌肉和关节，可预防肌肉过度伸展，减少受伤的危险。这样还能刺激血液循环，使孕妈妈和胎宝宝供氧充足。如果不热身，可能引起肌肉强直和痉挛。

孕期运动有几方面的意义？

2个

孕期运动的意义主要有2个方面，一方面是适当适时地对胎宝宝进行运动刺激和训练，促进胎宝宝的身心发育；另一方面是孕妈妈进行适当的运动，可增强自身体质，并且保证正常妊娠及顺利分娩。

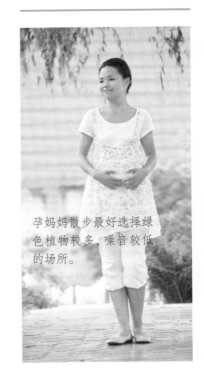

孕妈妈散步最好选择绿色植物较多、噪音较低的场所。

✔ 宜做孕期瑜伽

孕妈妈练习瑜伽可以增强体力和骨盆、肌肉张力，增强身体的平衡感，提高整个肌肉组织的柔韧度和灵活度。同时加快血液循环，还能够很好地控制呼吸。练习瑜伽还可以起到按摩身体内部器官的作用，有益于改善睡眠，让孕妈妈健康、舒适，形成积极健康的生活态度。瑜伽还能帮助孕妈妈进行自我调控，使身心合二为一。但孕妈妈需注意，练习瑜伽时必须有专业人员的指导，什么时候开始做、什么时候不宜做、哪些动作不适宜等应听从专业人员的指导。

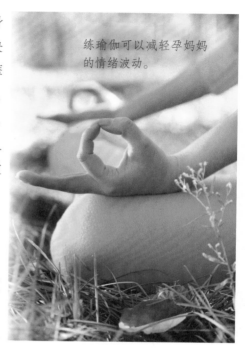

练瑜伽可以减轻孕妈妈的情绪波动。

✔ 宜多做足部运动

足部肌肉运动可以借脚趾的弯曲进行，如用脚趾夹小石头、小玩具或左右摆动双脚，都可以达到运动足部肌肉的目的，使血液流通更顺畅，进而预防水肿的发生。怀孕时因体重增加，往往使腿部和足弓处受到很大的压力，因此，应该随时注意足部的运动，以增强肌肉力量，维持身体平衡。

专家说**孕事**

许多孕妈妈来门诊问诊时，常常问我"是不是怀孕了就什么运动都不能做了？"

其实，孕早期，可以选择游泳作为自己的运动项目。很多人认为游泳对于孕妈妈来说不太安全，其实游泳是一种非常好的有氧运动。游泳时，水可以支持孕妈妈的体重，帮助肌肉放松，减轻关节的负荷，促进血液的流通，使胎宝宝能更好地发育。

孕中期，随着胎盘的形成，流产可能性降低，孕妈妈可适当增加运动量。但不要做剧烈的运动，也要避免过高或过低体位的运动。

孕晚期，孕妈妈应避免做剧烈的运动，更不能做压迫到腹部的姿势。此时运动一定要注意安全，不可动作幅度过大，千万不能过于疲劳，如有不适，应立即停止运动。

骨盆锻炼分节运动

➤ 坐在床上，双脚脚掌相贴，尽量向身体靠近，坐直。双膝上下活动，宛如蝴蝶振翅，重复10次。

➤ 同一姿势，吸气伸直脊背，呼气身体稍向前倾，重复10次。双手分别放在两膝上，呼气时轻轻下压膝盖，吸气时慢慢收回，共做10次。

➤ 躺在床上，单膝曲起，膝盖慢慢向外侧放下，左右各10次。

准爸爸与孕妈妈携手散步

✿ 运动对孕妈妈很重要，特别是在孕晚期，不但有助于顺利生产，还可以帮助孕妈妈恢复愉悦的心情。准爸爸可以每天清晨或傍晚陪孕妈妈出去散步，在小区里或附近的公园里慢走，还可以陪她一起做孕期体操。

适合孕早期的运动

✿ 散步：帮助消化、促进血液循环、加强心肺功能。

✿ 肩部运动和颈部运动：增强孕妈妈的肌肉力量，缓解肩痛、颈痛的症状。

✿ 简单伸展操：活动关节，赶走疲惫。

✿ 游泳：调节神经系统功能，促进血液循环，缓解不良情绪。

✿ 慢舞：活动筋骨，缓解不良情绪，有助于睡眠。

✔ 宜正确站立、坐、行走

对于孕妈妈而言，如果立、坐、走姿势不正确，非常容易引起整个身体的不适，甚至有可能危害到胎宝宝。所以，孕妈妈要特别注意日常动作，保持安全正确的姿势。

站立： 避免长时间站立。站立时将两腿平行，两脚稍微分开，略小于肩宽，双脚平直，要使身体的重心落在两脚之间，这样不易疲劳。若站立时间较长，则将两脚一前一后站立，并每隔几分钟变换前后位置，使体重落在伸出的前腿上，可以减少疲劳。

坐： 所坐椅子高度应以 40 厘米为宜。坐时先稍靠前边，然后移臀部于椅背，深坐椅中，后背笔直靠椅背，股和膝关节成直角，大腿与地面成水平状，双腿随意摆放，以自己舒适为宜，这样不易引起腰背痛。

行走： 行走时要背直、抬头、紧收臀部，保持全身平衡，稳步行走，不用脚尖走路。可能时利用扶手或栏杆走路。切忌不可快速急行。

✔ 宜有家人陪同

孕妈妈在运动时有准爸爸陪同最好，这样可以增加夫妻间的交流，培养准爸爸对胎宝宝的感情，而且一旦有什么意外事件发生，孕妈妈可以随时得到必要的帮助。

✔ 宜做缓解不适的运动

脚踝运动，缓解腿脚水肿

随着胎宝宝体重日益增加，为了能轻松行走，孕妈妈需要使自己的脚踝关节变得柔韧有力，这时可以做做脚踝运动。

方法： 坐在床上或地板上，抬起右脚。左右摇摆脚踝并转动脚踝，左右脚各 10 次。

作用： 既能锻炼脚踝，又能缓解妊娠后期的脚部水肿。

颈部运动，缓解颈肩不适

方法： 下巴靠近胸部，头部按顺时针和逆时针方向各转动两三次，放松颈部和肩部的肌肉，缓解紧张。注意要缓慢地转动，直到颈部或肩部的肌肉紧张时停止。

作用： 可缓解颈部和肩部的疼痛。

肩部运动，缓解上背部疼痛

方法： 两手臂弯曲，手指尖置于双肩处，肘关节向前做画圈动作，然后再向后做，每次做 10 下，感到上背和肩部肌肉紧张时停止。

作用： 可缓解因不良姿势造成的上背部疼痛。

背部运动，缓解肌肉疼痛

方法： 向两侧伸开双臂，同时手掌打开，做画圈动作，幅度由小到大，共做 10 次；然后反方向画圈，动作由大到小，共10次。每节可重复2次。

作用： 可缓解上背部的肌肉和上肢肌肉的疼痛。

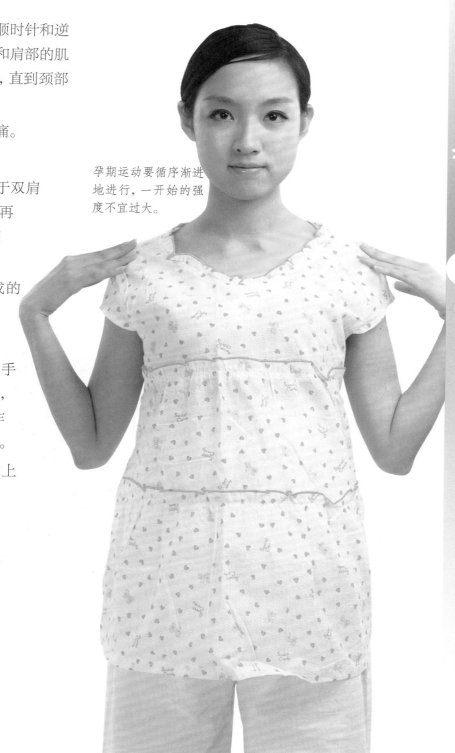

孕期运动要循序渐进地进行，一开始的强度不宜过大。

✘ 不宜久坐

久坐危害多多。由于孕妈妈腹部充盈，增大的子宫压迫腹腔内静脉，阻碍下肢静脉的血液回流，常易发生下肢静脉曲张或会阴静脉曲张，长时间保持同样的坐姿会妨碍子宫的血液循环和供给，直接影响胎宝宝大脑发育，同时对孕妈妈身体造成不适。又因为重力的影响，使身体低垂部位的静脉扩张、血容量增加、血液回流缓慢，会导致下肢静脉曲张。所以孕妈妈应时常站起来活动一下，避免长时间坐着不动。

✘ 不宜整天卧床，不运动

部分孕妈妈从怀孕起就把工作辞掉，在家安心养胎。而且，因为胎宝宝的关系，孕妈妈往往成了"重点保护对象"，常常卧床休息，什么事情都不用做，甚至衣来伸手，饭来张口。殊不知这样的养胎方式并不恰当，对孕妈妈和胎宝宝都不利。整个孕期都要有适当且适量的运动，或者做一些简单的家务，这样才能提高孕妈妈的抵抗力，促进胎宝宝的发育。

✘ 不宜长时间徒步行走

适当的徒步行走可增强腿部和腹部肌肉，预防静脉曲张。但是千万要适度，不可长时间徒步行走，如果在行走途中，感觉呼吸急促、全身乏力，就应马上停止，找最近的凳子坐下休息。孕晚期徒步行走时最好有亲朋好友陪伴，防止发生意外，尤其是在临近分娩的时候。

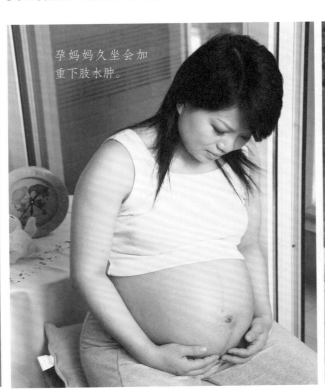

孕妈妈久坐会加重下肢水肿。

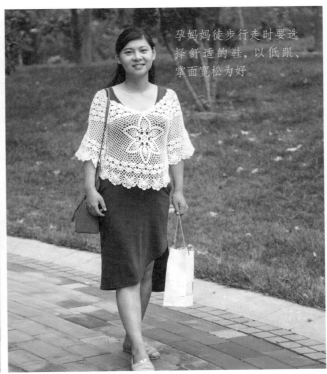

孕妈妈徒步行走时要选择舒适的鞋，以低跟、掌面宽松为好。

✖ 不宜打麻将

糟糕的环境

"方城之战"的环境很难有健康保证，对于胎宝宝来说，如果供氧不足极易诱发畸形或出生后发育迟缓、体重轻、行为异常等情况。

病菌多

一副麻将牌，你抓我抓，难免沾染多种致病细菌，也不利于孕妈妈健康。

久坐不宜

孕妈妈腹部隆起，长时间的坐姿会妨碍子宫的血液循环和供给，直接影响胎宝宝大脑发育，不利于胎宝宝的成长。

情绪波动大

孕妈妈在玩麻将时，常常处于高度紧张、患得患失的不良情绪中。这样会使孕妈妈体内的激素分泌异常，影响胎宝宝的发育。

✖ 忌过度运动

如果孕妈妈在怀孕前经常进行体育锻炼，如晨跑、游泳等，那么在怀孕初期仍可坚持进行。如果之前并不怎么进行

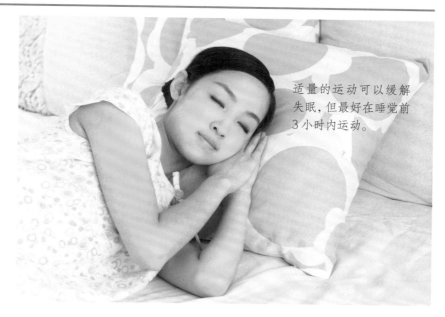

适量的运动可以缓解失眠，但最好在睡觉前3小时内运动。

体育锻炼，那么怀孕初期可做一些散步等运动量小的运动，对身体也是有好处的。但无论是健身还是其他的原因，运动量都不可以过度，过度的运动量会使孕妈妈本人产生疲劳感，甚至危害腹中胎宝宝。也不要突然增加运动量，运动量的突然增加会使体内激素不稳定，影响胎宝宝的生长发育；更不要做高难度竞技的运动，其危险性大，对母子平安不利。孕妈妈可以找一种自己喜欢且能持续，又适合任何季节的运动，坚持做下去，对孕妈妈和胎宝宝都有好处。

✖ 忌运动后马上睡觉

虽然运动对孕妈妈的身心健康都非常有益，但如果运动之后没有充分的时间放松，也会妨碍睡眠。有研究表明，运动时间距睡觉时间太近可能影响到睡眠的深度。所以，孕妈妈运动过后，如果想睡觉的话，应该先休息一会儿再入睡。再则，孕妈妈要选择合适的运动时间，不宜在睡前进行运动，最好安排在上午的9点左右和下午的4点左右，因为这个时间段人的精力较充沛。

按摩赶走脸部水肿

➤ 抚摩：洗脸时，用整个手掌轻柔地抚摩表层皮肤，去除老化的角质层和毛孔里的油脂以及污物，加速面部血液循环。

➤ 搓揉：稍微用力，用中指和无名指的指腹在脸上画圆圈，去除毛孔里的油脂及污物。

➤ 轻弹：洗脸后，像弹钢琴一样用手指指腹快速地轻拍脸部，放松脸部肌肉。

➤ 轻拍：涂护肤品后，用指腹或整个手掌轻贴脸部，手指指节和手腕轻拍脸部，力度以感觉到肌肤的振动为宜。

坚持穿文胸

➤ 乳房日益增大，此时不能为了舒服和方便就不戴文胸了，要记住文胸的作用就是维持正常而又美观的乳房外形。所以一定要选购合适的文胸，并且坚持每天穿戴，包括哺乳期。注意文胸不能太紧也不能太松，太紧了不舒服且压迫乳房，太松了则起不到支撑的作用。

孕期美容

有研究表明，孕期经常做按摩和孕期美容的孕妈妈，比不注意孕期保养的孕妈妈，恢复到孕前状态的时间更短。所以孕妈妈没事的时候，适当做些按摩，可以使自己保持美好的形象，以迎接胎宝宝的到来。

✔ 宜预防妊娠纹的产生

从怀孕早期，就应开始着手预防妊娠纹的产生了。适度按摩肌肤，尤其是按摩那些容易堆积脂肪产生妊娠纹的部位，如腹部、臀部下侧、腰臀之际、大腿内外侧、乳房等，可以有效地增加皮肤的弹性，减轻或阻止妊娠纹的产生。

按摩的同时也可做些皮肤护理，选用一些橄榄油可保持肌肤滋润，让按摩更容易进行，如果选用专业预防妊娠纹的按摩油，效果会更好。可以自己做也可以到美容院做，按摩时要注意应选择那种天然的能增强皮肤弹性的按摩霜；也可以在洗澡时用软毛浴刷轻轻按摩腹部的皮肤，增强皮肤的弹性。

腹部： 由肚脐开始，在肚脐周围顺时针方向画圈，慢慢地由小到大，按摩腹部皮肤。

大腿： 由膝盖开始，从大腿后侧向上推向髋部。

乳房： 从乳沟处开始，用指腹由下往上、由内至外轻轻按摩，直到推进至下巴、脖子为止。

✔ 宜减少脸部刺激

有些孕妈妈怀孕后脸上变得红红的，还可看见细细的红血丝，这是蜘蛛斑。这是由于孕期血管敏感，热了易扩张、冷了又收缩得很快，毛细血管被破坏造成的。平时孕妈妈应避免脸部经受过冷或者过热的刺激。

✔ 宜做胸部按摩

为了缓解孕期乳房的不适，并为哺乳期做准备，同时还为在产后使乳房日趋丰满而有弹性，孕妈妈宜给乳房做按摩。孕期要注意保护乳房，以免产后松弛和下垂。

经常给胸部做按摩，由乳房周围向乳头旋转按摩，至乳房皮肤微红时止，最后提拉乳头 5~10 次；每天早晨起床和晚上睡觉前，分别用双手按摩 5~10 分钟，不仅可缓解孕期乳房的不适和为哺乳期做准备，还能在产后使乳房日趋丰满而有弹性。

✔ 宜注意防晒

怀孕以后，经常晒太阳会导致皮肤黑色素增多，易长出妊娠斑，所以孕妈妈应注意防晒。要选用没有芳香剂、激素或铅、砷等有害元素的隔离霜。多吃猕猴桃、苹果、西红柿等富含丰富维生素 C 的水果。出行别忘记准备防紫外线的太阳伞或戴遮阳帽。

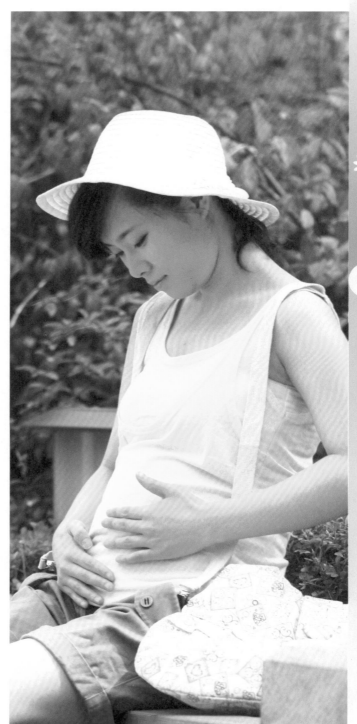

孕妈妈外出时可以戴宽檐的帽子来遮阳。

✗ 不宜化浓妆

孕期为了宝宝健康，孕妈妈不宜浓妆艳抹。因为化妆品所含的铅、汞等有毒物质被孕妈妈的皮肤和黏膜吸收后，可通过胎盘屏障进入胎宝宝体内循环，影响胎宝宝的正常发育。

另外，化妆品中的某些成分经阳光中的紫外线照射后，会产生有致畸作用的芳香胺类化合物质。为了宝宝的健康成长，爱美的孕妈妈还是暂时不要化妆了，更不宜化浓妆。

如果孕妈妈的工作要求化妆，大可以化一个得体的淡妆，既显示了对他人的尊重，又有益自身健康；如果工作性质非浓妆不可，那么孕妈妈就要考虑暂时调离工作岗位了。

✗ 不宜用美白祛斑化妆品

皮肤增白及祛斑类化妆品中含有无机汞盐和氢醌等有毒的化学药品，经常接触会导致染色体畸变率升高，还可能导致 DNA 分子损伤。这些有毒物质还可经母体胎盘转运给胎宝宝，使细胞生长和胚胎发育速度减慢，导致胚胎异常。所以，孕妈妈最好不要用美白祛斑的化妆品，尤其在怀孕的前 3 个月内。

✗ 不宜涂口红

爱美的孕妈妈要注意，不要再用口红了。口红是由各种油脂、蜡质、颜料和香料等成分组成，其中油脂通常采用羊毛脂，具有一定的渗透性。口红除了会吸附空气中多种对人体有害的重金属微量元素外，还可能吸附大肠杆菌，它有可能

进入胎宝宝体内，并且会使孕妈妈口唇发干，红肿痒痛，不仅影响孕妈妈的进食，而且影响胎宝宝的生长发育。如果孕妈妈觉得嘴唇发干，可以选用安全的、适合孕妈妈使用的纯天然唇膏。

✗ 不宜戴隐形眼镜

怀孕期间，孕妈妈眼角膜的含水量比常人高，若戴隐形眼镜，容易因为缺氧导致眼角膜水肿，从而引发眼角膜发炎。另外，孕妈妈的角膜曲度也会随着怀孕周期及个人体质而改变，使近视的度数增加或减少。

如果勉强戴隐形眼镜，容易因为不适而造成眼球新生血管明显损伤，甚至导致眼角膜上皮剥落。另外，一旦隐形眼镜不洁，极易滋生细菌，造成角膜发炎、溃疡，甚至失明。所以，孕妈妈还是不要再继续戴隐形眼镜了。其实，这时孕妈妈已经发现，眼球变得滑腻腻的，隐形眼镜越来越难戴上去了。

✗ 忌孕期拔牙

怀孕期间，由于内分泌的改变，雌激素增加使孕妈妈的牙龈多有充血或出血，同时由于口腔护理不当，有可能引发牙周炎。还有些孕妈妈口腔常出现个别牙或者全口牙肿胀、牙龈充血及牙龈明显增生等现象，如果此时拔牙极容易出血并引起强烈宫缩。因此，在孕期遇到这种情况先不要拔牙，应咨询口腔科医生再做处理。

✗ 不宜随意搽祛痘药膏

怀孕时，受激素的影响，皮肤的皮脂腺分泌量会增加，有些孕妈妈脸上会长痘痘，但是不可随意涂抹祛痘药膏。祛痘药膏一般有 4 种成分：杜鹃花酸、抗生素类、过氧化苯、维生素 A 酸类。杜鹃花酸与抗生素类，在动物试验中无法显示具有危险性，但是无人体试验的充分研究报告，应在医生评估疗效和风险后，才能谨慎使用。而过氧化苯、维生素 A 酸类则属于 C 级，表示动物试验有致畸性，在怀孕时应尽量避免使用。

✗ 不宜用电吹风吹头发

孕妈妈洗头发之后要及时把头发弄干，避免着凉而引起感冒。电吹风吹出的热风含有微量的石棉纤维，可以通过孕妈妈的呼吸道和皮肤进入血液，经胎盘血而进入胎宝宝体内，对胎宝宝有不利影响，所以能不用就尽量不用电吹风。必须使用电吹风时，要调到冷风档，不要用电吹风紧贴着头皮吹头发。

干发帽、干发巾是孕妈妈的好帮手，很快就能弄干头发，淋浴后也能马上睡觉，还能防感冒。

✗ 不宜使用指甲油、洗甲水

指甲油以及洗甲水之类的化妆品往往含有一种名叫酞酸酯的化学物质。酞酸酯若长期被人体吸收，不仅对人的健康十分有害，而且最容易引起孕妈妈流产及生出畸形儿，尤其是男宝宝，更容易受"伤害"。

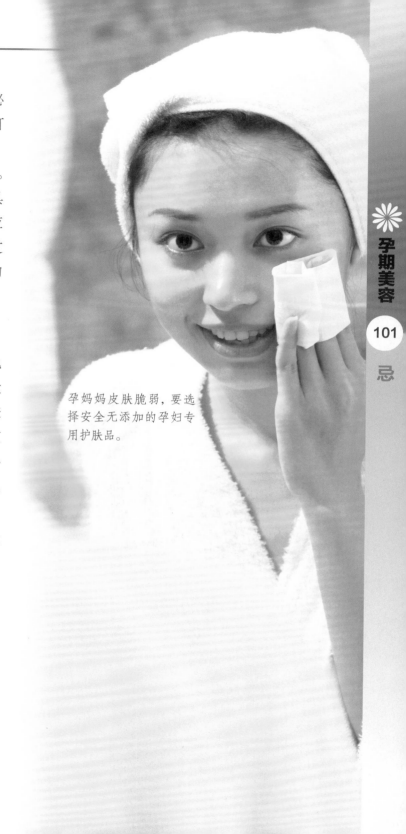

孕妈妈皮肤脆弱，要选择安全无添加的孕妇专用护肤品。

孕期心理

由于孕期内分泌的变化，孕妈妈的情绪往往波动大。此时家人的观念、对孕妈妈的照顾都可能会影响孕妈妈的心情。孕妈妈和家人对孕期心理有所了解，才能有的放矢，和孕妈妈一起孕育健康宝宝。

✔ 宜树立"生男生女都一样"的观念

对于这一点，不仅孕妈妈本人要有正确的认识，还应成为家庭所有成员的共识，给予孕妈妈更多的鼓励和关心，解除孕妈妈的后顾之忧。做好"生男生女都一样"的思想准备，则可放松心态，不再有思想包袱，对优生大有好处。

准爸爸一定不能对胎宝宝有性别上的歧视，这是对孕妈妈莫大的鼓励和支持。如果家里的老人有"重男轻女"的旧观念和思想，准爸爸要及时与他们沟通，帮助其树立正确的性别观。

现在还有几成人重男轻女？

50%

人类历史发展由母系社会向父系社会转变，以男人为中心的人类社会延续了几千年，由于时间久远，重男轻女思想在人们头脑中已然根深蒂固，现在仍然还有半数的人有这种陈旧的思想，一时想扭转这种思想变为男女平等任重道远。

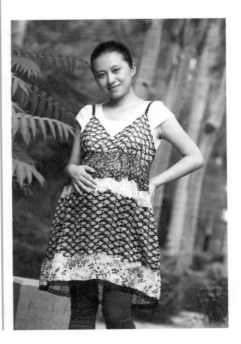

✔ 宜保持情绪稳定

稳定的情绪、乐观的心态、健康的心理对未来宝宝的成长大有益处。所以，怀孕后，要努力调整自己的情绪，以一种积极乐观的心态迎接宝宝的到来。要学会释放心理压力，孕妈妈开心，胎宝宝也开心。

荷兰研究人员曾发布过一个有趣的现象：一个胎宝宝的成长不仅是身体方面在成长，他的心灵也在通过胎盘和脐带跟母亲与外界进行情感的沟通。从妊娠早期开始，孕妈妈的情绪就开始"感染"腹中的胎宝宝。如果孕妈妈在孕早期情绪状态佳，母体环境稳定，生出的宝宝也乐观、体质好、抵抗力强；反之孕妈妈的情绪波动大，宝宝出生后会出现爱哭闹、喂养困难等。

✔ 宜进行贴心交流

　　妊娠反应带来的种种情绪，可能使孕妈妈的心思比孕前更加敏感和细腻。这时，准爸爸要感受到妻子内心的疑虑和困惑，贴心地与妻子多交流，告诉她自己对未来生活的种种安排，并鼓励她，同时也鼓励自己对为人父母之后的生活要充满信心。

✔ 宜保持好心情

　　保持好的心情就是保持快乐、积极、豁达的心态。除了生活及居住环境等外部因素之外，孕妈妈可以通过充足的睡眠、丰富的娱乐生活来保持和调节心情。一旦情绪波动难以自控的时候，最好跟丈夫多交流沟通，偶尔撒娇耍赖也是孕妈妈现在的"小特权"！

✔ 宜关注孕妈妈的感受

　　妊娠一开始，孕妈妈并未真实地感受到胎宝宝的存在。随着腹部的隆起和胎动的出现，才使孕妈妈真正激发出母性。同时她非常在意准爸爸对胎宝宝是否认可，她会对准爸爸触摸胎动和倾听胎心感到很满足。准爸爸对胎宝宝的接受程度越高，孕妈妈对不适的耐受程度就越高。

　　由于体内激素的改变，孕妈妈的心理易产生变化，会产生委屈、伤感等情绪，此时准爸爸要多理解、包容妻子，并及时安慰。在她心情不好的时候，随时递过去一个削好的苹果。告诉她，怀孕之后无论她变成了什么样子，在自己眼里依然是最美的。

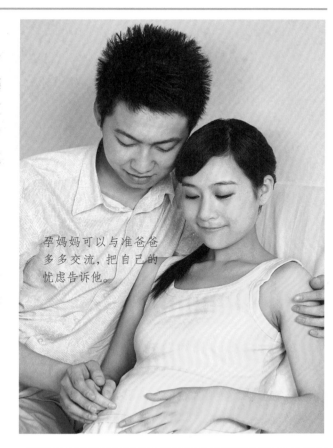

孕妈妈可以与准爸爸多多交流，把自己的忧虑告诉他。

专家说**孕事**

　　在问诊过程中，我发现有很多孕妈妈表现的十分焦虑。这时需要准爸爸做的就是稳定孕妈妈的情绪。在怀孕过程中，让孕妈妈保持良好心情是准爸爸义不容辞的责任。研究表明，胎宝宝躯体或精神方面的障碍，与父母感情不和有关。而一些直接的精神刺激往往来源于准爸爸。准爸爸应认识到：温存与体贴、快乐和幽默、理解加包容，安排好孕妈妈的物质生活与精神生活，才是稳定情绪的良方。

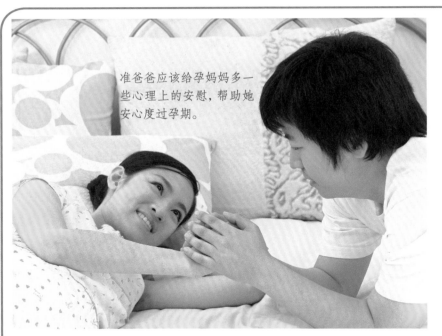

准爸爸应该给孕妈妈多一些心理上的安慰，帮助她安心度过孕期。

✘ 不宜过分依赖

过分的依赖准爸爸容易影响夫妻间的感情。当然，身体的变化给了孕妈妈最大的筹码，从未如此理直气壮地让准爸爸屈服，听从自己的任何意愿，甚至完全不考虑他也是有情绪的自然人，这并不利于孕妈妈情绪稳定，对夫妻感情也有影响。过分娇气并不利于胎宝宝的心理发育，过分依赖只会加重周围人的负担。这时孕妈妈应避免在心理上过分依赖丈夫，要相互理解。

✘ 不宜太担心会变"丑"

很多孕妈妈会为脸上的蝴蝶斑、肚皮上的妊娠纹、变大的骨盆、变形的乳房、变肥的体态而烦恼。这些担心是必然的，也直接关系到孕妈妈今后面对社会和家庭的自信心。其实，孕妈妈大可不必为此忧虑。据统计，大约80%的孕妈妈，只要稍加注意，都可以在产后2年内逐渐恢复到以前的皮肤状态和体重。一般能做到母乳喂养、产后及时进行恢复性训练、孕期管理好体重的孕妈妈，都能够恢复得比较好。

✘ 不宜对孕妈妈关心太少

有一部分准爸爸对孕妈妈在生活、饮食和家务劳动上很少关心。不主动承担家务劳动，甚至不顾胎宝宝和孕妈妈的健康，在居室中抽烟喝酒。有的准爸爸特别是在精神上的关心和体贴不够，甚至施加精神压力，有重男轻女的观念，这对孕妈妈的伤害最大。孕妈妈特别需要亲人的关怀、爱护。准爸爸亲切的笑脸，暖心的话语，都会在孕妈妈身上化为精神力量。

✘ 不宜产前焦虑

孕妈妈的畏惧心理主要源于分娩知识的缺乏，对分娩有不正确的认识。生育能力是女性与生俱来的，分娩也是正常的生理现象，绝大多数女性都能顺利自然地完成，如果存在胎位不正、骨盆狭窄等问题，现代的医疗技术也能采取剖宫产方式，顺利地将胎宝宝取出。最大限度地保证母婴安全。因此，孕妈妈应该学习有关孕产知识，增加对自身的了解，增强生育健康宝宝的自信心。

✗ 不宜忽视孕妈妈的心理

无论怀孕是否在计划内，多数孕妈妈在孕早期都会感到宝宝来得不是时候，如工作、经济、住房等问题还没处理好。这种矛盾心情通常表现为情绪低落、抱怨身体不适、担心丈夫嫌弃等。此时准爸爸对孕妈妈的矛盾心理要予以理解，以积极的态度鼓励和支持孕妈妈的日常活动，多赞美她的母性魅力。

✗ 不宜情绪紧张

专家指出，长期情绪紧张的孕妈妈，身体会变得衰弱，很容易感染疾病。因为紧张情绪会对免疫力产生不良影响，引起大脑发生一系列反应。当下丘脑受到紧张情绪刺激后，脑垂体也受到刺激，促使肾上腺分泌糖皮质激素增高，导致抗体产生减少，大大削弱孕妈妈对疾病的免疫力。持续过久的紧张情绪还会增加体内儿茶酚胺释放的速度和数量，儿茶酚胺是一种神经介质，它的分泌增加会使心跳加快，血管收缩，血压升高，同时促发血栓形成，这对孕妈妈是极为不利的。

✗ 不宜忧虑过多

很多女性朋友对怀孕抱有一种忧虑的心理：爱美的女性怕孕期体重增加或产后恢复不佳影响自己的体形；胆小的女性担心分娩时会有难以忍受的疼痛，对剖宫产也怀有担忧心理；有一些初做孕妈妈的女性怕自己没有经验带不好孩子；而上班族女性又担心自己产后工作没人接手也没时间去照顾孩子。其实，这些担心都是可以解决的，不必过分忧虑。虽然怀孕后体形会发生改变，但只要在产后进行科学地护理和锻炼，体形一样可恢复如初或变得更好；而阵痛是每个孕妈妈都要经历的，医护人员的参与会尽力将生育风险降到最低；孩子的照管则可以托付给家里的老人，他们会像你一样疼爱他的。

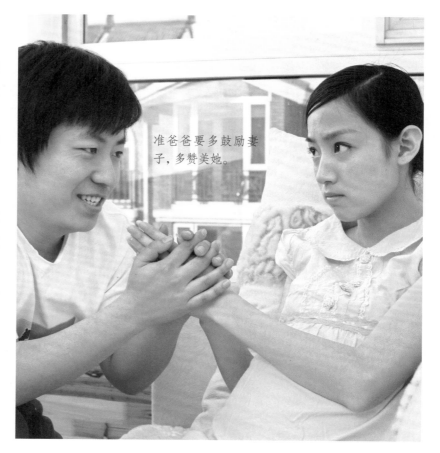

准爸爸要多鼓励妻子，多赞美她。

✗ 忌忽视孕期抑郁

哪些孕妈妈易患抑郁症

怀孕本身具有一定危险性的孕妈妈。如一些情况较复杂或有危险性、需要长期卧床静养或怀有双胞胎或多胞胎，会使孕妈妈备受精神和肉体的折磨。

通过药物等手段怀孕的孕妈妈。如果孕妈妈通过药物来怀孕，在服药过程中，忍受由于药物副作用而导致的内分泌失调，及由此引发的情绪不稳，一旦怀孕，又面临怕失去胎宝宝的担忧，这类孕妈妈易抑郁。

有过流产经历的孕妈妈。如果孕妈妈有过流产史，怀孕后会为胎宝宝的安全担忧。可能孕妈妈的身体还没有从上次流产中完全复原，在精神和身体上相对脆弱，这类孕妈妈易患抑郁症。

生活中出现重大变动的孕妈妈。孕期生活的重大变动，如搬家、突发事件、失去亲友等都可能使孕妈妈患抑郁症。

曾经有过痛苦经历的孕妈妈。怀孕可能触发孕妈妈对从前经受的情感等痛苦记忆，使孕妈妈长时间抑郁不欢。

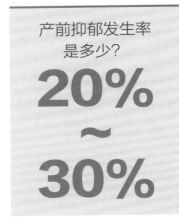

产前抑郁发生率
是多少？

20%
~
30%

产前抑郁症是近年来出现的一种新的孕期心理疾病，是孕妈妈对准爸爸产生了一些新的或者不合理的期望，内心的需求没有被满足时，故产生各种负面情绪。国内的不同研究得到的产前抑郁发生率为 20%~30%。

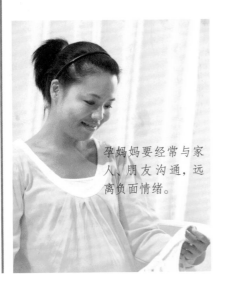

孕妈妈要经常与家人、朋友沟通，远离负面情绪。

孕期抑郁的症状

如果在一段时间（至少 2 周）内有以下 4 种或以上的症状，则可能已患有孕期抑郁症。如果其中的一两种情况近期特别困扰你，则需引起重视。

1. 不能集中注意力。

2. 焦虑。

3. 极端易怒。

4. 睡眠不好。

5. 非常容易疲劳，或有持续的疲劳感。

6. 不停地想吃东西或者毫无食欲。

7. 对什么都不感兴趣，总是提不起精神。

8. 持续的情绪低落，想哭。

9. 情绪起伏很大，喜怒无常。

善待自己，走出抑郁

如果没有得到充分重视和及时治疗，孕期抑郁症也具有相当的危险性。孕妈妈要掌握下面的小方法，积极面对自己的不良情绪，化解孕期抑郁症。

和准爸爸多多交流： 保证每天有足够的时间和准爸爸在一起，并保持亲密的交流。如果身体允许，可以考虑一起外出度假，尽可能营造温馨的家庭环境。这样可以保持良好的心情，让孕妈妈对以后的日子和宝宝出生后的时光充满期待和向往。

把坏情绪表达出来： 向亲人和朋友们说出自己对于未来的恐惧和担忧，告诉他们自己对怀孕感到恐慌和害怕。孕妈妈处在怀孕的非常时期时，特别需要亲人和朋友的精神支持，而当他们了解孕妈妈的感受时，他们一定会给予孕妈妈想要的安慰和帮助。

深呼吸放轻松： 时时注意调整情绪。感到压力大的时候，深呼吸，充分睡眠，注意营养。如果孕妈妈仍然感觉焦虑不安，可以考虑和其他孕妈妈一起去户外散步聊天，或进行冥想，这些都可以帮助孕妈妈保持心神安定。

转移注意力： 孕妈妈可以在孕期为胎宝宝准备一些出生后要用的东西，比如衣服、帽子和鞋袜等，看着这些可爱的小物品，想着宝宝出生后的幸福生活，孕妈妈会感觉心情愉快，对缓解孕期抑郁有帮助。

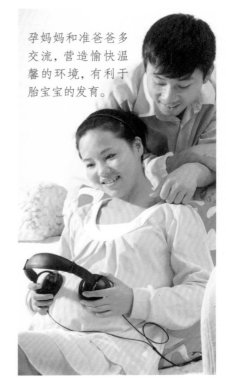

孕妈妈和准爸爸多交流，营造愉快温馨的环境，有利于胎宝宝的发育。

每天做做"心理体操"

- 把给宝宝准备的一些物品或可爱的小物件拿出来欣赏。

- 一边抚摸腹部，一边对胎宝宝说几句悄悄话，比如"宝宝，我爱你"、"你知道吗，我是你的妈妈"等。

- 躺下来，听一首你喜欢的音乐，畅想一下宝宝可爱的样子或一家三口的幸福生活。

专家说**孕事**

孕妈妈怀孕期间都会出现莫名心情低落的时候，此时准爸爸应学着做一个幽默、机智的人，如果每天都能逗得孕妈妈哈哈大笑，自然不会有抑郁的困扰。准爸爸也要学会开导妻子，当遇到一些重大事情，自己先想开，这样才能劝导孕妈妈，夫妻二人共度难关后感情也会更深厚。

缓解抑郁的食物

对于情绪容易起伏的孕妈妈，为了自己和胎宝宝的健康，以下这些食物都是不错的选择，通过食物的作用，可以缓解孕妈妈抑郁等不良情绪。

葡萄柚：葡萄柚里高含量的维生素C，不仅可以增强身体的抵抗力，也是为身体制造多巴胺、正肾上腺素这些愉悦因子的重要成分。

香蕉：香蕉含有色氨酸和维生素 B_6，这些可以帮助大脑制造令人愉悦的血清素。

菠菜：菠菜中含有丰富的叶酸。研究人员发现，缺乏叶酸会导致脑中的血清素减少，连续5个月后会出现无法入睡、健忘、焦虑等症状，所以每周吃两三次菠菜可预防这些症状。

南瓜：南瓜之所以和好心情有关，是因为它富含维生素 B_6 和铁，这两种营养素能帮助将身体所储存的血糖转变成葡萄糖，而葡萄糖正是脑部活动唯一的能量来源。

牛奶：牛奶可以帮孕妈妈减少紧张、暴躁和焦虑的情绪，而且还可以帮助孕妈妈补充钙质。

鸡肉：鸡肉富含维生素 B_{12}，可维持神经系统健康、消除烦躁不安。所以，当孕妈妈晚上睡不好，白天容易疲惫时，不妨多吃点鸡肉。

增加生活情趣

1. 买一本关于编织的书，买些五颜六色的毛线，学着为小宝宝织点小东西，这个过程会让孕妈妈很兴奋，也很有成就感。

2. 记怀孕日记，记录下体重变化，孕妈妈的感觉和心理变化，还有对宝宝的畅想。

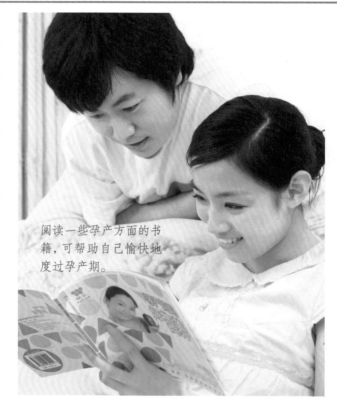

阅读一些孕产方面的书籍，可帮助自己愉快地度过孕产期。

3. 读一些自己感兴趣的书，如令人开心的漫画书，或漂亮的图文书。选几本怀孕育儿的书，多学习会让孕妈妈对自己更有信心。还可以浏览孕婴网站，有什么疑问可以在论坛里发帖子与其他孕妈妈探讨，也会结交很多"同孕相连"的人。

4. 每天照着孕期营养食谱做几个自己想吃的菜，到孕期结束，会发现自己厨艺大长。当怀孕之后，会发现自己的空闲时间要比以前富余多了，把它们充分利用起来，就会发现生活中的另一种乐趣。

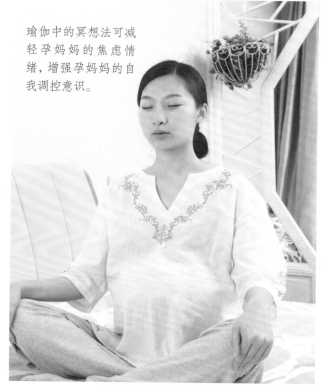

瑜伽中的冥想法可减轻孕妈妈的焦虑情绪，增强孕妈妈的自我调控意识。

物质浓度剧增，并通过胎盘屏障进入羊膜，使胎宝宝直接受害。所以，孕妈妈一定不能急躁，马上要发火时，要学会转移自己的注意力，多想想肚子里的胎宝宝。

✘ 忌心理压力过大

孕妈妈如果长期处于心理压抑状态或有心理障碍，如担心胎儿是否健全，会不会发育异常或畸形，自己分娩时能否顺利等，易造成失眠、多梦甚至做噩梦。长期如此，会影响内分泌系统，对胎儿和自己都会产生不良影响。

✘ 忌焦虑

越乐观的孕妈妈，生出的宝宝越健康。焦虑是一种很痛苦的情绪状态，经历过的人都知道，它使人寝食难安，食如嚼蜡。当感觉到情绪不对的时候及时与准爸爸或者亲密的朋友倾诉，有些问题甚至可以咨询医生。

✘ 忌暴躁

有的孕妈妈自从怀孕后，性格变得很暴躁，喜欢和丈夫吵架，还把自己的暴躁情绪迁怒到他人身上，使得家庭生活中弥漫着不安的气氛。要知道，发怒会使孕妈妈血液中的激素和有害化学

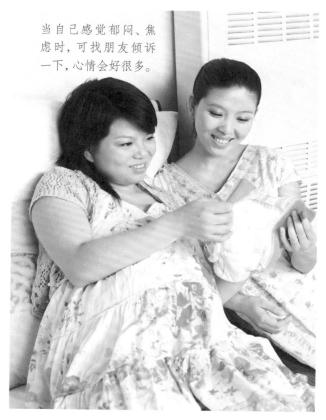

当自己感觉郁闷、焦虑时，可找朋友倾诉一下，心情会好很多。

孕期工作应注意

● 适当休息，缓解疲劳

孕妈妈怀孕后眼睛特别容易累，眼睛酸涩，注意力也没法集中，但是由于药用的眼药水对宝宝有影响，所以孕妈妈不能随便使用。工作一段时间，就应该休息一下，起来活动活动，不要等到累了再休息，在感到累之前预先休息是提高工作效率的好方法。

● 避免繁重的体力劳动

繁重的体力劳动工作消耗热量很多，加重孕妈妈的身体负担，会影响胎宝宝的生长发育，甚至造成流产、早产。孕妈妈应避免参与这类工作。

孕期工作

怀孕后，孕妈妈应尽早将这件事告诉领导，让领导有一个接受和考虑实际情况的时间，为接下来的工作以及一系列安排做好铺垫。对于肚子日益增大的孕妈妈来说，以前在办公室轻松的办公方式，现在可不那么适用了。不妨用一点小窍门来提升你的办公舒适指数吧！

✔ 宜了解的权利

《中华人民共和国劳动法》

第六十一条：不得安排女职工在怀孕期间从事国家规定的第三级体力劳动强度的劳动和孕期禁忌从事的劳动。对怀孕 7 个月以上的女职工，不得安排其延长工作时间和夜班劳动。

《女职工劳动保护规定》

第四条：不得在女职工怀孕期间、产期、哺乳期降低其基本工资，或者解除劳动合同。

第六条：怀孕的女职工，在劳动时间内进行产前检查，应当算作劳动时间。

第七条：女职工在怀孕期间，所在单位不得安排其从事国家规定的第三级体力劳动强度的劳动和孕期禁忌从事的劳动，不得在正常劳动日外延长劳动时间，对不能胜任原劳动的，应当根据医务部门的证明，予以减轻劳动量或者安排其他劳动。

✔ 宜了解如何休产假

《女职工劳动保护规定》第八条明确规定：女职工产假为 98 天，其中产前休假 15 天。难产的，增加产假 15 天。多胞胎生育的，每多生 1 个婴儿，增加产假 15 天。晚婚晚育夫妻双方中有一方可申请加 30 天产假。

✔ 宜减少和工作无关的电话

　　孕妈妈上班感觉情绪有波动时，可能最想做的事情就是马上打电话和丈夫倾诉，在工作岗位上打电话谈论这些有感而发的话题，无疑会打扰周围同事的工作，甚至遭到他人的白眼。工作时接打太多的私人电话是一种不专心的表现，孕妈妈应尽量减少私人电话通话次数和时间，通过其他方法调整情绪。如离开座位去阳台呼吸一下新鲜空气，或者干脆做一些自己感兴趣的事情，转移一下注意力，情绪平稳的时候再将注意力转移到工作上。

✔ 宜为工作交接做准备

　　孕妈妈应提前安排时间与上司、接任者和同事对工作细节问题进行沟通，这样休假后一切就可以顺利进行。可以和他们一起讨论休假期间的工作安排，和同事商量一下如何保持联系，事先与同事确定电话联络时间，以便更好商谈公事。

✔ 宜按时吃好工作餐

　　有些孕妈妈无法保证正常上下班、按时吃工作餐等，生活很不规律。即使工作不定时，工作餐也应按时吃，不要贪图方便吃泡面等一些没有营养的食物。规律的饮食对孕妈妈和胎宝宝的成长是非常必要的。

　　孕妈妈对待工作餐要"挑三拣四"，避免吃到对胎宝宝不利的食物，从营养的角度降低对口味的要求。一顿饭尽量做到米饭、鱼、肉、蔬菜都有，保证营养的全面获取。

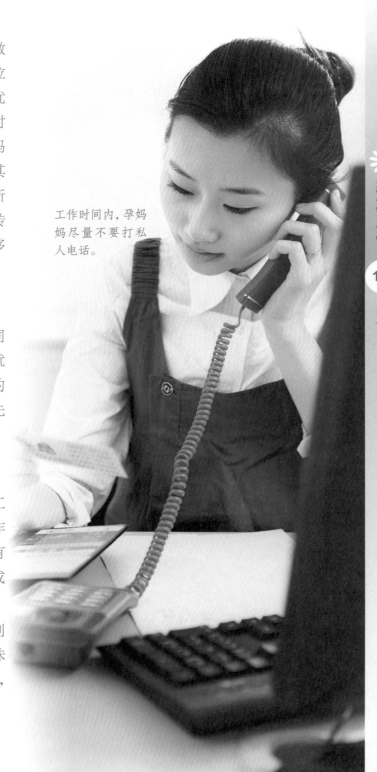

工作时间内，孕妈妈尽量不要打私人电话。

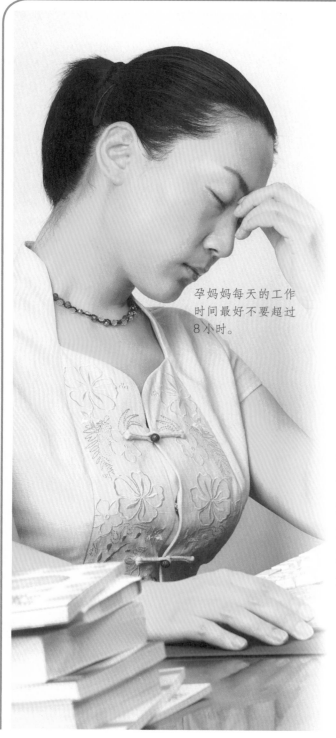

孕妈妈每天的工作时间最好不要超过8小时。

✘ 不宜对领导隐瞒"孕事"

对领导隐瞒怀孕的事情，到遮掩不住时才承认怀孕，这种做法并不聪明，反而会破坏你跟领导间的信任关系。建议确定怀孕后，就要找个合适的机会主动跟领导和同事说这一情况，并针对自己怀孕后可能涉及到的工作日程安排、产假及休产假期间的待遇问题跟领导进行诚挚的沟通。

✘ 不宜总拿怀孕做借口

孕妈妈不宜拿怀孕做推脱本职工作的借口，大家都知道做孕妈妈的你会比其他同事操心的事情多，忙很多，也累很多，但怀孕毕竟只是你的个人问题，以此为借口请太多假或者推脱应做的工作，对你的职场形象可不太好，给大家留下不好的印象不利于以后职业的发展。

✘ 不宜加班

孕妈妈最注重的就是要有充足的休息时间，没有哪个孕妈妈会忙得忘记胎宝宝的健康。对于孕妈妈本身来说应量力而行，要尽量减少工作量并且善用上班时间完成工作，最重要的是避免过于劳累。如果觉得自己不能兼顾工作和胎宝宝健康的话可以选择离职。鱼和熊掌不能兼得，为了胎宝宝的健康发育，一切都是值得的。

✖ 不宜过早脱离工作岗位

充实的工作会冲淡烦闷，减少独自闷在家中产生的烦闷和担忧情绪，因此，孕妈妈不宜过早脱离工作岗位。另外，孕妈妈脱离岗位的时间越短，"返岗恐惧症"发生的概率越小，利于产后工作的开展。

✖ 不宜工作节奏太快

孕晚期，工作量、活动量都应适当减少，工作节奏也应放慢，应该养精蓄锐。此外，有些孕妈妈在即将临盆前才请产假，然而大部分医生认为，高龄孕妈妈自孕32周以后就不宜再工作。因为这个时候，孕妈妈的心脏、肺脏及其他重要器官负荷很重，且笨拙的身体对脊柱、关节和肌肉形成沉重的负担，此时，应尽可能让身体休息。

✖ 不宜常用复印机

复印机是现在办公室常见的办公用具，却很少有人意识到它对人体的危害。复印机在使用时会产生出臭氧，臭氧与

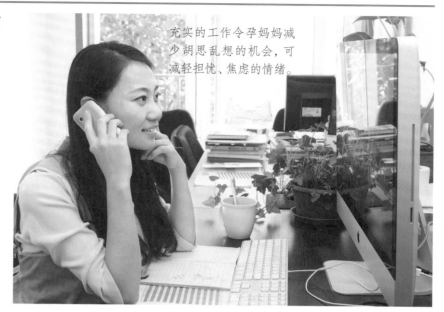

充实的工作令孕妈妈减少胡思乱想的机会，可减轻担忧、焦虑的情绪。

空气中的氮气发生氧化反应后会形成氮氧化物，人吸入后会头痛和眩晕，同时引发神经系统疾病。复印机启动时，还会释放一些有毒的气体。如果孕妈妈的办公室里有一台复印机的话，可以把它放在一个空气流通比较好的地方，要避免日光直接照射，并尽量减少使用复印机的次数。

✖ 不宜超负荷工作

职场女性进入孕期，需要改变一下自己的想法。在体力上要尽量多休息，以免过度疲劳，而在情绪上，如果总是像以前那样满负荷工作，会把自己搞得很紧张，甚至焦虑不堪，对自己和胎宝宝都没有好处。

职场孕妈妈要知道，现在是怀孕期间，可不能像孕前那样忘我地工作。如果感觉累，要及时休息。可以听一会儿自己喜欢的轻音乐，这样可以使绷紧的神经得到放松。如果孕妈妈的工作是每天都要坐着的，就要隔一段时间站起来，走一走。偶尔的小憩对缓解疲劳也是非常有用的。

孕期胎教

聪明宝宝，从胎教开始。孕育一个聪明、健康的宝宝，除了健康的饮食、规律的孕期生活以及孕妈妈的好心情之外，科学合理的胎教也是必不可少的内容。胎教有着很重要的作用，这一点被越来越多的人接受，孕妈妈和准爸爸还在等什么，赶紧行动起来吧！

✔ 宜给胎宝宝最需要的

直接胎教

直接胎教是指直接作用于胎宝宝，使胎宝宝受到良好的影响的胎教，其主要方法和主要作用是：音乐胎教通过音乐声波的和谐振动，培养胎宝宝敏感的听觉能力，并使胎宝宝形成对外界环境的美的感受；语言胎教通过父母对胎宝宝的谈话、讲故事，培养亲子感情，并在胎宝宝脑中贮存语言信息，有利于开发胎宝宝潜能；思维游戏通过"宫内学习"让胎宝宝形成良好的条件反射能力，并在胎宝宝脑中积累一些知识信息，以便于出生后更易接受知识。

间接胎教

间接胎教是指在怀孕期间加强孕妈妈的精神、品德修养和教育的同时，利用一定的方法和手段，通过母体刺激胎宝宝的感觉器官，以激发胎宝宝大脑和神经系统的有意活动，从而促进胎宝宝身心的健康发育。

间接胎教一般会通过对母体的作用来影响胎宝宝，如孕妈妈的饮食等都属于间接胎教。大量事实证明，许多优秀儿童都在不同程度上受到过胎教，即使不是主动做胎教，他们的父母也可能在无意中进行过胎教。例如身体健康，感情融洽；父母热爱腹中宝宝，对宝宝充满希望；准爸爸勤快，体贴妻子，家庭气氛温馨，都可以说在进行胎教，也就是间接胎教。

了解胎教的人有多少？
约80%

随着社会的发展，越来越多的人知道并了解胎教，但还是有少数偏远地区，由于与外界联系不畅，很少有知道孕期胎教的，所以综合来看大约有 80% 的人，听说过并且知道、了解孕期胎教。

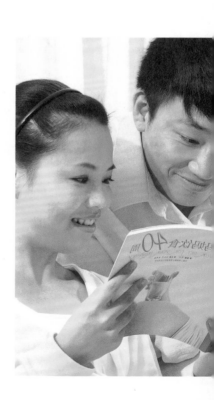

✔ 宜心情愉悦

当孕妈妈情绪变化时，内分泌腺体就会分泌出多种化学物质，使血液中的化学成分发生改变。这些化学物质通过脐带进入胎盘血液循环，对正处于形体和神经发育关键时期的胎宝宝产生刺激，从而影响胎宝宝的发育。如果孕妈妈在孕期情绪低落、高度不安，宝宝出生后会出现智力低下、性格异常、容易激动等状况。相反，如果整个孕期，孕妈妈心情愉快，家庭生活和谐，宝宝出生后情绪会比较稳定，不爱哭闹，喂养问题会少很多。所以，孕妈妈保持愉悦的心情就是给宝宝最好的胎教。

✔ 胎教宜适时适度

胎教应适时适度，不能无选择、无时间限制地做。每次做胎教时间不宜过长，以 10 分钟左右为宜。太长时间的胎教，胎宝宝易疲劳，而且会消耗能量，不利于成长。胎教音乐宜选择曲调平稳、优美，节奏接近人的正常心率，听起来使人感到舒适、安静、愉快的。放音乐的声音也不要太大，以免影响胎宝宝的听力发育。科学的胎教应该做到适时适度，不过度人为干预。在自然和谐中有计划地进行胎教，才可能获得希望的结果。

育儿专家测评胎教的好处

我国著名的育儿专家戴淑凤对接受过胎教的婴儿进行行为测评，她发现胎教组比没有进行过胎教的对照组在以下几个方面表现能力优秀：

➡ 小手的抓握能力以及四肢运动能力强。

➡ 运动能力发展优秀，宝宝抬头、翻身、坐、爬、站等动作都较早，动作敏捷、协调，走路也早。受过胎教的宝宝，2 个月的时候会发出几个元音，4 个月的时候已经能发出几个辅音。

专家说**孕事**

很多新妈妈来门诊复查的时候都会互相交流一下带宝宝的经验，结果发现那些在孕期经常给肚子里的宝宝听音乐、讲故事的新妈妈普遍反映宝宝很好带，小家伙吃饱喝足了，一边听着胎教的音乐，一边自己玩儿，很快就睡着了。

有的新妈妈说："我家宝宝整天乐呵呵的，不哭不闹也很好带，但是我也没做过什么胎教啊。"经询问这位孕妈妈本身就很开朗，家庭也很温馨。其实，我想告诉孕妈妈的是，愉快的心情、轻松的家庭氛围就是给胎宝宝最好的胎教。书里、网上各种铺天盖地的胎教素材，其目的也就是让孕妈妈开心、高兴而已。

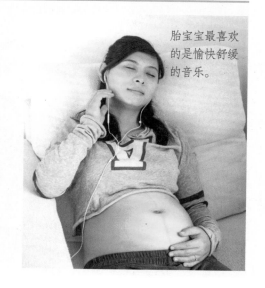

胎宝宝最喜欢的是愉快舒缓的音乐。

宜给胎宝宝最好的胎教

音乐胎教

音乐能使孕妈妈心旷神怡，产生美好的憧憬，并能将美好的音乐信息传递给胎宝宝，使胎宝宝受到感染。这极利于胎宝宝智力的发展和乐观性格的形成。

音乐胎教包含两方面内容： 一是通过播放收听轻音乐，让孕期生活充满优美的乐声，使孕妈妈获得精神愉悦，心情舒畅；二是孕妈妈用柔和的声调哼唱轻松的歌曲，同时想象胎宝宝在静听，从而达到与胎宝宝心音的共鸣。音乐胎教从怀孕初始就可以进行，虽然这时候胎宝宝的听力系统还没有发育完全，但是这种音乐胎教可以通过孕妈妈的感受传递给胎宝宝。

儿歌《种太阳》

这首儿歌曲调活泼，把孩子天真的神情和充满幻想的欢乐情绪刻画得十分形象生动。其中配的衬词"啦啦啦"使曲调更加欢快活泼，表现了种太阳时的愉快心情，表达了少年儿童要使世界变得更加温暖、明亮的美好愿望。

我有一个美丽的愿望，
长大以后能播种太阳。
播种一颗，一颗就够了，
会结出许多的，许多的太阳。
一颗送给，送给南极，
一颗送给，送给北冰洋。
一颗挂在，挂在冬天，
一颗挂在晚上，挂在晚上。
啦啦啦！种太阳！啦啦啦！种太阳！
啦啦啦啦，啦啦啦啦！种太阳！
到那个时候，世界每个角落，
都会变得，都会变得温暖又明亮。

乐曲《宝宝的异想世界》

《宝宝的异想世界》是由荷兰作曲家雷蒙·拉普（Raimond Lap）专门为智能发展关键期的婴幼儿所设计的一套音乐。同样这首曲子也有助于促进胎宝宝的智能发展。

在《宝宝的异想世界》音乐声中，流畅的旋律、和声、节奏，结合了大自然海洋呼吸、水波律动、森林鸟鸣，还有宝宝咿呀学语、清脆笑声等丰富的声音元素，这些声音能激发未来宝宝无限的想象力及创造力，开启智力及潜能学习。

胎宝宝在聆听乐曲的同时，也能透过音乐感受到自然的和谐，更易于培养出自信、活泼的人格特质。

二胡《二泉映月》

人在轻松的环境下，学习东西会非常快，胎宝宝也是一样。所以，孕妈妈要保持情绪的愉悦和放松，并坚持欣赏美妙的音乐和事物，并把自己听到的、看到的一起与胎宝宝分享，这些都将有利于胎宝宝的健康发育。

二胡的音色优美，并接近于人声，有着很强的情感表现力，相信孕妈妈也会被这独具魅力的拉弦乐器所吸引。

很多人把《二泉映月》与水、月联系在一起，以为是描绘景色的，其实阿炳创作的时候并未为它定曲名，它的曲名是后来由著名的音乐学家杨荫浏及著名的女音乐学家曹安和、阿炳一起即兴商定的，曲名与乐曲的内容并无多少内在的联系。而结合阿炳坎坷的一生，再听这首乐曲，会有更多的感触。孕妈妈不要一听《二泉映月》就有悲伤感，其实这首乐曲是非常优美的，也很有内涵，被很多官方机构列为中国胎教音乐名曲。音乐中感情的自然流露、优美婉转的旋律，可以让孕妈妈感受到乐曲本身的美好，从而感染胎宝宝，这就是胎教的意义。

古典音乐的节奏和母亲的心跳旋律相近，对胎宝宝有安抚的作用。

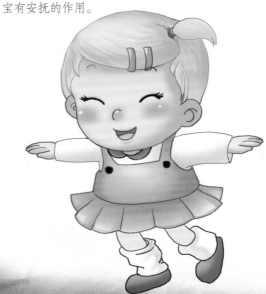

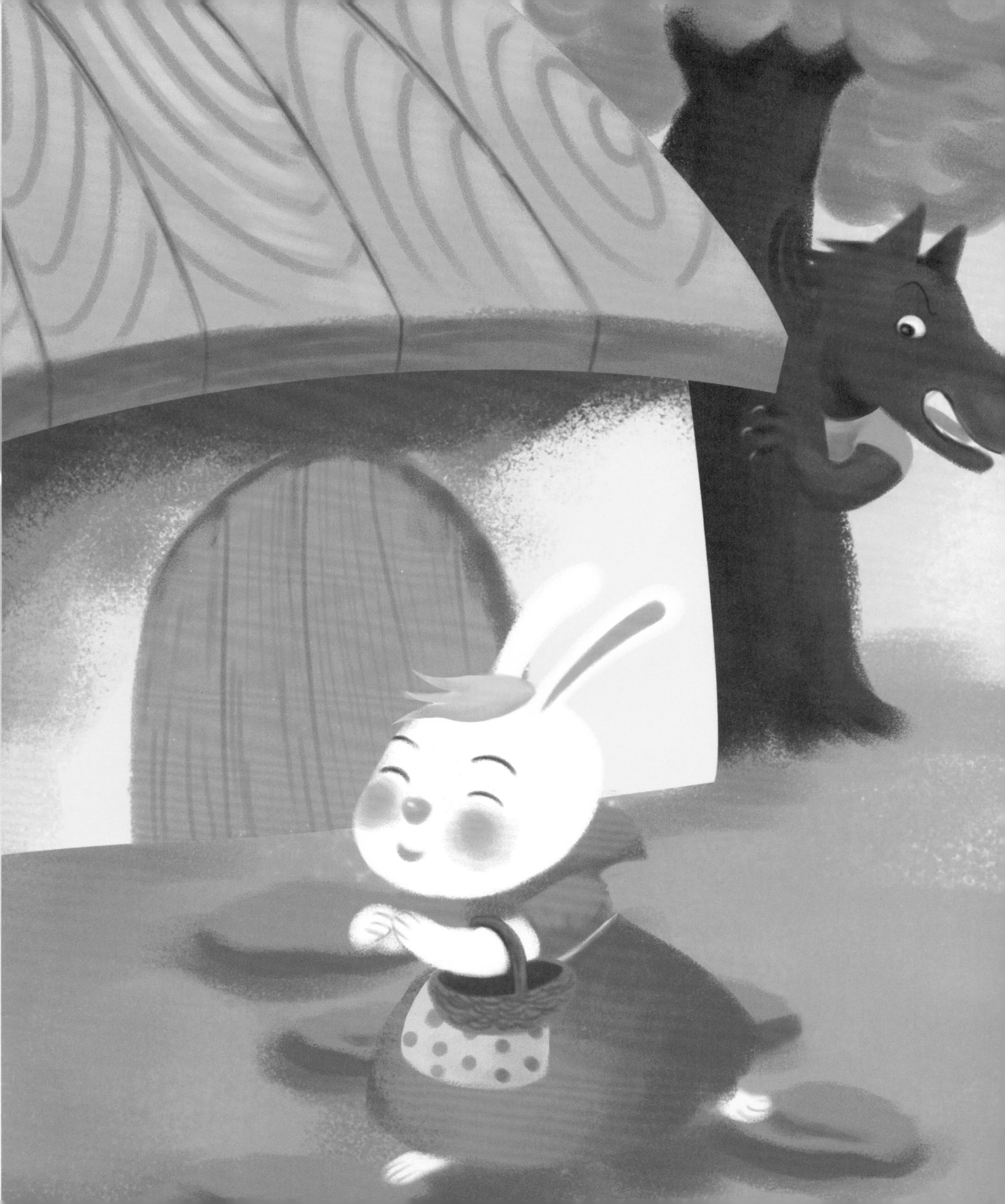

情绪胎教

情绪胎教，是通过对孕妈妈的情绪进行调节，使之忘掉烦恼和忧虑，创造轻松愉悦的心境，通过孕妈妈的神经递质作用，促使胎宝宝的大脑得以良好的发育。

情绪胎教主要是通过阅读优美的文字、倾听优美的音乐、和别人交流、做一些自己感兴趣的事情以及玩一些小游戏等方式，让孕妈妈获得心情的平静祥和，拥有即将成为母亲的幸福感，这种幸福感必然会产生极有益的内分泌物质，带给胎宝宝最好的精神营养。

孕妈妈的情绪时时刻刻都影响着胎宝宝的生长和发育，胎宝宝是通过孕妈妈来感知外界环境的，因此孕妈妈一定要保持好的心情，这也是最好的情绪胎教。

记录爱的日记

从知道怀孕的那一刻起，不妨准备一个漂亮的日记本，记下你的心情吧！当然以后还有更多更美妙也更有趣的事情值得你记录。对于这一段怀孕的日子，以后重新忆起，会别有一番滋味在心头。日子流走不会重来，但是回忆却可以越久越浓，越久越珍贵！

怀孕日记可以随心所欲，不一定要追求一种模式，不必太刻意，只要随意记录下当时的心境和感受就好。

星期一　天气晴朗

7:00 起床，先和肚里的宝宝问了早安，然后洗脸、刷牙、准备早餐。

7:30 和老公一起吃早餐，今天喝牛奶、吃水煮蛋，还好，今天比较有胃口，没有觉得恶心。

8:00 和老公一起走出家门，老公"护送"我到了公司，被人呵护的感觉真好。

10:00 上午的工作有点忙，不过同事们还是很照顾我这个孕妇的，心里很温暖。

12:00 午餐时间啦，很开心，期待着今天的工作餐能有我喜欢吃的，因为我和宝宝都饿啦。

……

电影《小鬼当家》

凯文一家外出度圣诞假时，不慎将8岁的他留在家中，使他一夜之间成为一家之主，并智斗两个小偷，这部《小鬼当家》系列电影给我们带来了太多的欢乐。强烈推荐孕妈妈看一看，可以在孕期的不同阶段欣赏，等这5部电影看完，宝宝也该和孕妈妈见面了，这个小家伙一定也会像电影中的凯文一样聪明、勇敢！

《小鬼当家1：独自在家》/Home Alone(1990年)

《小鬼当家2：玩转纽约》/Home Alone 2:Lost in New York(1992年)

《小鬼当家3：智擒四大癫王》/HomeAlone 3 (1997年)

《小鬼当家4：玩转新居》/Home Alone 4:Taking Back the House(2002年)

《小鬼当家5：假日劫案》/Home Alone 5:The Holiday Heist(2012年)

故事胎教

现代医学已经证明，生活在母亲子宫里的胎宝宝是个能听、能看、能感觉的小生命。给胎宝宝讲故事，不仅可以促进胎宝宝的大脑发育，更重要的是，可以转移孕妈妈的注意力，帮助孕妈妈缓解早孕带来的不适，稳定情绪，愉悦心灵。

孕妈妈可以把自己小时候听过的、看过的故事，讲给胎宝宝听，也可以给胎宝宝讲讲今天发生的事，使胎宝宝和孕妈妈互动起来，让胎宝宝不孤单。

不怕雨的家

小兔子和小田鼠是一对好朋友。小兔子家在山脚下的一个洞里，风刮不进，雨淋不着，小兔子很喜欢自己的家。小田鼠的家在地底下，要走过一条又长又黑的通道，才能到他家的客厅。

一天，下起了大雨。小兔子望着窗外瓢泼的大雨，忽然想起了小田鼠。糟糕，这么大的雨，一定把他的家淹没了。

小兔子拿起雨伞，就冲出了门。他一口气跑到小田鼠家。这时，雨停了，小兔子在门外大声喊："小田鼠，你还好吗？小田鼠……"

小田鼠听到小兔子的喊声，打开房门，一脸惊讶地说："小兔子，怎么了？我很好呀。"小兔子说："你真的不能住在地下室了，万一被大雨冲了怎么办。"小兔子决定帮小田鼠在山坡上盖一间新房子。

新家建好了，小兔子带小田鼠去看。小田鼠说："房子很好，可是我不喜欢这么多阳光。"小田鼠带小兔子去看他的家。哇，弯弯曲曲的，像一座迷宫。遇到下雨，小田鼠就用一堆黏土把洞口堵得严严实实，再大的雨也不怕。这下子，小兔子放心了。

夸父逐日

远古时候，在北方荒野中，有座巍峨雄伟、高耸入云的高山。在山林深处，生活着一群力大无穷的巨人，他们的首领叫做夸父。

那时候大地荒凉，毒物猛兽横行，人们生活凄苦，经常要与猛兽搏斗。有一年，天气非常热，火辣辣的太阳直射在大地上，树木被晒焦了，河流也干枯了，人们热得快活不下去了。夸父看到这种情景很难过，他仰头望着太阳，告诉族人："太阳实在是可恶，我要追上太阳，捉住它，让它听从人的指挥。"

第二天，太阳刚刚从海上升起，夸父告别族人，向着太阳升起的方向追去。太阳在空中移动，夸父在地上像风一样奔跑，他穿过一座座大山，跨过一条条河流，大地在他的脚下"轰轰"作响。夸父跑累了的时候，就微微打个盹，将鞋里的土抖落在地上，于是形成了大土山。饿的时候，他就摘野果充饥。有时候夸父也煮饭，他用三块石头架锅，这三块石头后来就成了三座鼎足而立的高山，有几千米高。

夸父追着太阳跑，眼看离太阳越来越近，终于，夸父在太阳落山的地方追上了太阳。可是太阳炽热异常，夸父感到又渴又累。他跑到黄河边，一口气把黄河水喝干，可还是不解渴；于是他又跑到渭河边，把渭河水也喝光了，仍不解渴；夸父又向北跑去，那里有纵横千里的大泽，大泽里的水足够夸父解渴。

但是，夸父还没有跑到大泽，就在半路倒下了。

夸父倒下的时候，心里充满遗憾，他还牵挂着自己的族人，于是将自己手中的木杖扔出去。木杖落地的地方，顿时生出大片郁郁葱葱的桃林。这片桃林终年茂盛，为往来的过客遮阳，结出的鲜桃为勤劳的人们解渴，让人们能够消除疲劳，精力充沛地踏上旅程。

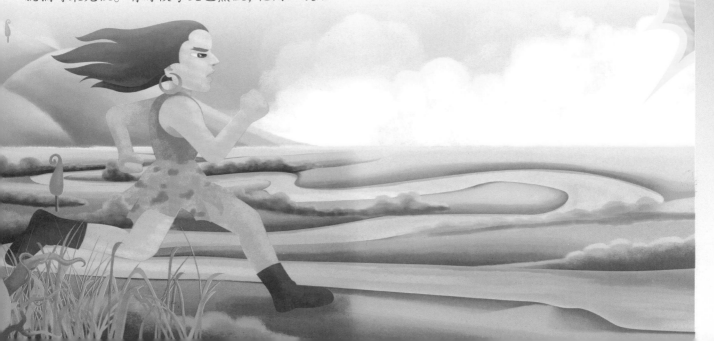

语言胎教

胎宝宝对孕妈妈的声音情有独钟，听到孕妈妈温柔的声音，会感觉到安全和温暖，所以孕妈妈要多跟胎宝宝说话。孕妈妈可以选读些非常有意思，能够令身心愉悦的故事、诗歌、童谣等，也可以跟胎宝宝讲讲美丽的大自然。

语言胎教其实也包含着故事胎教，给胎宝宝念童谣、说绕口令、讲故事都属于语言胎教。

念童谣

雨来了

雨来了，快回家！

小蜗牛，说不怕，

我把房子背来啦！

雨来了，快回家！

小蘑菇，说不怕，

我已备好伞一把。

雨来了，快回家！

甲壳虫，说不怕，

我有一件防雨褂！

太阳公公

太阳公公起得早，

他怕宝宝睡懒觉，

爬上窗口瞧一瞧，

咦？宝宝不见了！

宝宝正在院子里，

一二三四做早操，

太阳公公眯眯笑，

宝宝是个好宝宝。

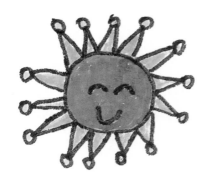

小蝌蚪

小蝌蚪，直摇头，要找妈妈真发愁！

两条腿，大脑袋，多个尾巴我是谁？

别着急，别流泪，尾巴慢慢变没了。

长出细细四条腿，大大眼睛绿衣服。

原来我是小青蛙！呱呱呱！

找到妈妈笑哈哈。

绕口令

绕口令对孩子的语言及思维发展具有极大的促进作用,所以孕妈妈赶快给胎宝宝念个绕口令吧!

妞妞和牛牛

牛牛要吃河边柳,

妞妞赶牛牛不走。

妞妞护柳扭牛头,

牛牛扭头瞅妞妞。

妞妞扭牛牛更拗,

牛牛要顶小妞妞,

妞妞捡起小石头,

吓得牛牛扭头走。

一只青蛙一张嘴

一只青蛙一张嘴,两只眼睛四条腿,扑通一声跳下水。

两只青蛙两张嘴,四只眼睛八条腿,扑通、扑通跳下水。

三只青蛙三张嘴,六只眼睛十二条腿,扑通、扑通、扑通跳下水。

四只青蛙四张嘴,八只眼睛十六条腿,扑通、扑通、扑通、扑通跳下水。

……

后面的,继续说下去。

讲讲美丽的大自然

大自然能陶冶人的情操,调节人的情绪,孕妈妈要经常到大自然中走走,体会它的美丽。清晨,孕妈妈可以到公园中散散步,并将你看到的景色一一讲述给腹中的胎宝宝听。

"宝宝你看,小草上沾满了露水,太阳照在露水上,晶莹剔透,像一颗颗闪亮的珍珠,美丽极了。""远处有一片片的小花,红的、黄的、紫的……五颜六色,像一个个可爱的孩子,绽放出甜美的笑脸,在迎接这新一天的开始。"把你看到的大自然中一切美丽的景色讲给胎宝宝听,他也会爱上这个多彩的世界,并期待赶快出来看一看呢!

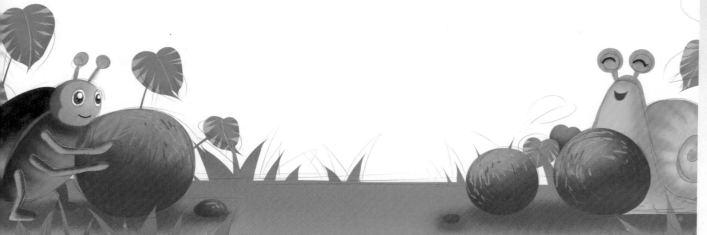

美学胎教

其实，生活中处处存在美，只要孕妈妈善于发现，时常沉浸在美好的感觉中，相信胎宝宝也可以感受到愉悦，从而形成乐观积极的性格。美学胎教间接培养了胎宝宝的审美能力，还可陶冶胎宝宝的情操。

发现生活中美好的人、美好的事物，观赏名家书画，都是美学胎教。

书法艺术

培养宝宝的审美情趣，从感受艺术之美开始。从绘画、文学名著和民间传统艺术中，我们都能发现其中蕴涵的美学，孕妈妈带领胎宝宝一起感受艺术的魅力吧！

书法是一门学问，一门艺术。它的美感来源于大自然，来源于生活，与其他事物有着密切的联系。喜爱书法的同时，你对文学、哲学、美学、天文、地理、历史等知识都将有所触及。孕妈妈欣赏书法作品时，一定要自己先感知其中的美好，然后用眼睛将书法的影像"拍"下来，默默地在头脑中重现，胎宝宝是可以感受到的。

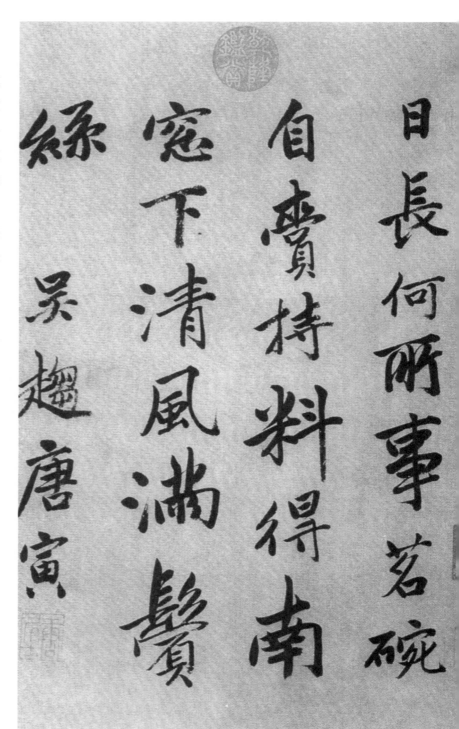

名画《果篮荔枝》

　　这幅《果篮荔枝》是齐白石老先生在耄耋之年创作的，果篮中几颗鲜嫩欲滴的荔枝，让人感受到丰收的喜悦之感。而果篮上那只小巧的小虫，连触须都那样精细，那样活灵活现，惹人喜爱。这一静一动之中，注入了浓浓的感情，足以体现齐白石大师写意的思想和深厚的画工。那鲜红、饱满、令人垂涎欲滴的荔枝果实，是不是能让你体会到收获的喜悦呢？

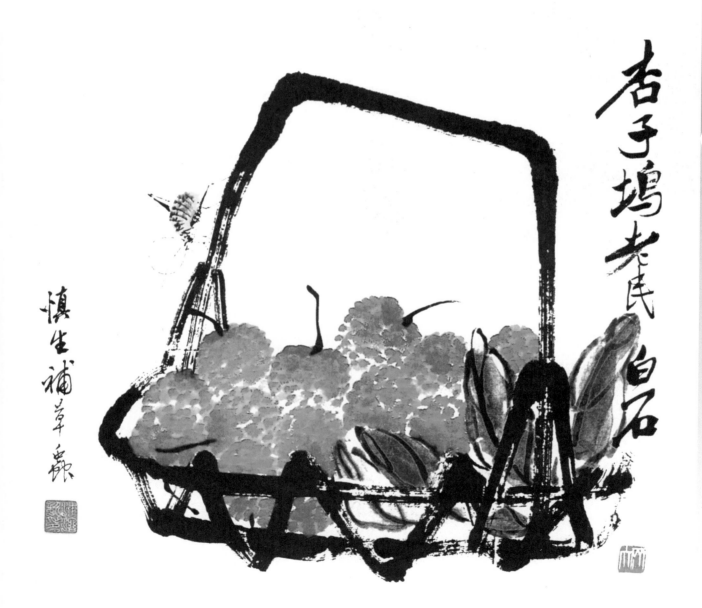

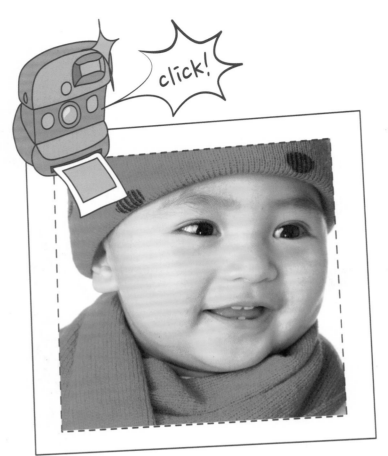

意念胎教

有研究表明，如果孕妈妈经常想象宝宝的样子，则这种设想的形象在某种程度上会影响未来宝宝出生时的相貌。因为孕妈妈与胎宝宝具有心理和生理上的某种联系，孕妈妈的想象通过自己的意念构成胎教的重要因素，并转化渗透到胎宝宝的身心之中。

同时，孕妈妈在做胎宝宝的形象构想时，情绪可达到最佳状态，这能促进良性激素的分泌。意念胎教没有时间和形式的限制，孕妈妈随时可以展开想象，传递给胎宝宝美好的期盼。

贴一张喜欢的宝宝图

能够拥有一个健健康康、漂漂亮亮的宝宝，是所有准爸妈的心愿。为了更好地实现这个心愿，孕妈妈可以在家中贴一张自己喜欢的宝宝图，每天多看几次，并冥想自己宝宝的样子。

孕妈妈冥想时可从脑运动开始。方法是，首先熟悉脑的各个部位的名称和位置，闭上眼睛，在心里按次序感觉大脑、小脑、间脑的各个部位，想象脑的各个部位并叫出名字，集中意识，这样做可提高注意力。

写下对胎宝宝的期待

胎宝宝会在孕妈妈的肚子里待上10个月，孕妈妈每天都有无数的话想对胎宝宝说，也有无限的期待……

想象宝宝的样子：是像爸爸多一些还是会像自己多一些呢？如果是女宝宝，将来给她打扮成什么样子？如果是男宝宝会是怎么样的机灵可爱……

宝宝的职业：孕妈妈是不是对宝宝将来的职业也充满了各种期望？是从事艺术、体育，还是科研……

宝宝的童年：人人都有一个属于自己的快乐童年，孕妈妈想象着未来宝宝会有怎样的童年呢？怎么样给予宝宝更多的关爱和最合理的教育，让宝宝从童年期就建立良好的学习基础？还是让宝宝尽情享受属于他自己的童年时光……

知识胎教

简单的训练内容可以在胎宝宝的大脑中留下记忆，在出生后的学习过程中会逐步表现出来，这也为宝宝出生后的学习奠定了基础。进行知识胎教之前要采用轻拍、抚摸或者语言的方式和胎宝宝打招呼，并且选在固定的时间进行，方便胎宝宝形成一定的规律，更好地提升胎教效果。

准备胎教知识卡片

孕妈妈可利用彩色卡片引导胎宝宝学习数字、文字、图形等。孕妈妈通过深刻的视觉印象将卡片上描绘的图像、形状与颜色传递给胎宝宝。除此之外，还可经常观看一些美好、有益、有趣的景观与图片，以传达给腹中的胎宝宝。

卡片纸以浅色（纯白色、淡黄、淡粉、淡蓝等）为宜，尺寸约 12 厘米见方；写字的笔以深色为佳，可以是彩色，也可以是黑色，这样可以让写上去的字显得清晰，同时还能让孕妈妈在胎教过程中强化意念和集中注意力，促进孕妈妈获得明确的视觉感。数字、拼音、大小写的英文字母、汉字，都可以做为卡片的内容，有图画辅助最好，这在宝宝出生后，也都将用得上。

读童谣，学数字

将来孕妈妈就会发现，宝宝对动物有着特别的兴趣，用动物来让宝宝熟悉数字，宝宝会更容易接受。因此，现在不妨将一些动物卡片作为胎教素材，同时，基于胎宝宝了不起的听力，给他绘声绘色地读一读童谣，再描述一下小动物的样子吧。

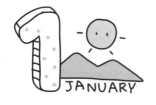

1 只小猪肥又壮，
1 盆食儿全吃光。
2 只蜜蜂采蜜忙，
2 朵鲜花把头昂。
3 只小兔来吃饭，
3 个萝卜它们尝。

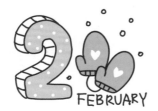

4 只小猫做游戏，
4 个皮球拍得响。
5 只母鸡咯咯嗒，
5 个鸡蛋大家尝。
6 只青蛙捉害虫，
6 条虫子进肚囊。

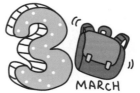

7 条春蚕吐丝忙，
7 个茧房亮堂堂。
8 只蚂蚁在搬家，
8 粒白米搬进仓。

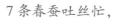

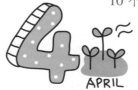

9 只小鸭来游水，
9 条小鱼水中藏。
10 只小鸟爱劳动，
10 个小窝搭得棒！

英语胎教

给胎宝宝听一些简单的英文儿歌，让他潜在吸收各种语言，可为他今后的英语学习能力打下坚实的基础。当然，胎宝宝还太小，不能接受太复杂的东西，可以反复听几首简单的英文儿歌，增强胎宝宝的敏感度。给胎宝宝听一些英文儿歌，孕妈妈看一些英文电影，这些都是很好的英语胎教。

下面的英文儿歌孕妈妈一定也非常熟悉，现在就唱给胎宝宝听吧。

Ten Little Indians

One little, two little, three little Indians,
Four little, five little, six little Indians,
Seven little, eight little, nine little
Indians,
Ten little Indian boys.
Ten little, nine little, eight little Indians,
Seven little, six little, five little Indians,
Four little, three little, two little Indians,
One little Indian boy.

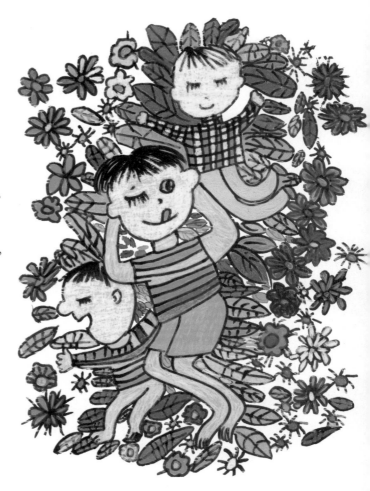

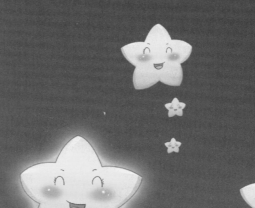

Twinkle, Twinkle, Little Star

Twinkle, twinkle, little star.

How I wonder what you are.

Up above the world so high,

Like a diamond in the sky.

Twinkle, twinkle, little star.

How I wonder what you are.

When the blazing sun is gone,

When he nothing shines upon,

Then you show your little light,

Twinkle, twinkle, all the night.

Twinkle, twinkle, little star.

How I wonder what you are.

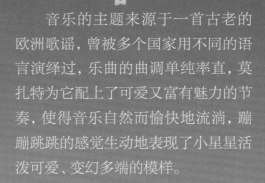

音乐的主题来源于一首古老的欧洲歌谣，曾被多个国家用不同的语言演绎过，乐曲的曲调单纯率直，莫扎特为它配上了可爱又富有魅力的节奏，使得音乐自然而愉快地流淌，蹦蹦跳跳的感觉生动地表现了小星星活泼可爱、变幻多端的模样。

宝宝你是不是真的听懂了呀，满天顽皮的繁星，你最喜欢哪一颗呢？

 乐曲丰富的旋律变化和明快的节奏，可以使胎宝宝的大脑皮层活力增强，让他思维更加敏捷。在跳跃的节奏中，胎宝宝也能和孕妈妈同样感受到轻松和愉悦。

光照胎教

对胎宝宝进行光照调教，训练胎宝宝视觉功能，不仅可以促使胎宝宝对光线的灵敏反应及视觉功能的健康发育，而且有益于胎宝宝出生后动作行为的发育成长，帮助形成昼夜周期规律。

光敏感训练

给胎宝宝开始光照胎教，可以按以下步骤进行。

工具：手电筒。

方法：孕妈妈可通过产前常规检查，请医生标注胎宝宝头部的位置。孕妈妈每天定时用手电筒微光紧贴腹壁，反复关闭、开启手电筒，一开一灭照射胎宝宝头部的位置，一般在宫底下两三横指处。每次一开一灭3个来回即可，时间不要过长，每次1分钟。胎宝宝在黑洞洞的子宫里，看到这束光线，他会转头眨眼，表示他看到了光明。

注意事项：不要用强光照射，手电筒不要放在肚脐上，照射时间也不宜过长。

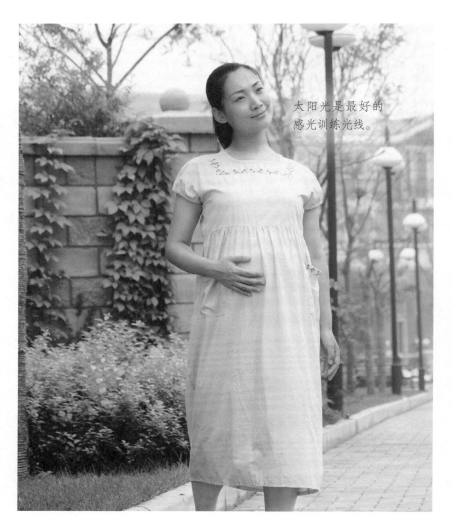

太阳光是最好的感光训练光线。

日常感光训练

除了手电筒之外，最好的感光训练光线就是大自然的光线，孕妈妈可以通过上、下午的太阳光变化，加强胎宝宝的感光训练。上午 9-10 点和下午 16-17 点的阳光温和，不刺眼，是最舒服的，但是晒太阳的时间不宜过长，每天 1 个小时即可。冬天的时候，孕妈妈也不要整天窝在屋子里，寒冷的天气里，身体尤其需要自然光线的滋养，它可以促进体内的血液循环，改善各器官功能，让胎宝宝也沐浴到冬天的暖阳。冬天每天晒太阳的时间不少于 1 个小时。

思维胎教

　　孕妈妈要勤动脑，勇于探索。思维游戏就可以让孕妈妈的大脑转起来，孕妈妈也可以将思考过程传递给腹中的胎宝宝，在此过程中，孕妈妈的思维和印象会变得更加鲜明，胎宝宝会逐渐接受这些信息。常做思维游戏，还可以帮助孕妈妈改善孕期常出现的大脑反应迟钝或者健忘等现象。

脑筋急转弯

　　1. 什么样的路不能走？

　　2. 世上什么东西比天更高？

　　3. 睡美人最怕的是什么？

　　4. 小明对小华说：我可以坐在一个你永远也坐不到的地方！他坐在哪里？

　　5. 什么东西天气越热，它爬得越高？

　　6. 什么越洗越脏，不洗有人吃，洗了没人吃？

　　7. 能够使我们的眼睛透过一堵墙的是什么？

　　8. 一个人在雪中行走，可是回头一看，却没有脚印，为什么？

　　9. 一只鸡，一只鹅，放冰箱里，鸡冻死了，鹅却活着，为什么？

　　10. 李老师早上刷牙的时侯一边刷一边大声唱歌，他是怎么做到的？

　　答案：1. 电路　2. 心比天高　3. 失眠　4. 小华的身上　5. 温度计　6. 水　7. 窗户　8. 他在倒着走　9. 那是一只企鹅　10. 他刷的是假牙

猜谜

　　1. 拿筷子吃饭。（打一成语）

　　2. 添丁进口。（打一字）

　　3. 红嘴绿鹦哥，吃了营养多。（打一蔬菜）

　　4. 一天过去，脱件衣裳，一年过去，全身脱光。（打一用品）

　　5. 有风不动无风动，不动无风动有风。（打一用品）

　　6. 豆子被一条河拦住了去路。（打一蔬菜）

　　7. 满山优质树。（打中国地名）

　　8. 凉风习习入户来。（打一字）

　　答案：1. 脍炙人口　2. 可　3. 菠菜　4. 日历　5. 扇子　6. 荷兰豆　7. 吉林　8. 扇

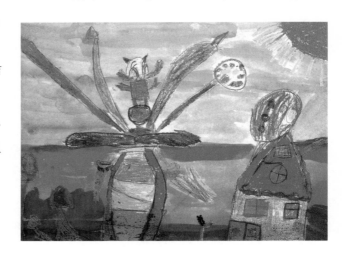

✔ 准爸爸宜参与胎教

准爸爸是孕妈妈接触最多和最亲密的人，准爸爸的一举一动，乃至情绪、表情，不仅可以直接影响到孕妈妈，更会间接影响到孕妈妈腹中的胎宝宝。所以准爸爸应积极主动地参与到胎教中来，并努力担任胎教的主角。

神奇的准爸爸胎教

胎宝宝体内有着准爸爸的基因，在他能感受到爱抚、听见声音时，会对这个未曾谋面的男人有一种本能的信任感，因此，准爸爸参与胎教，胎宝宝会更加愉悦，也可以帮助胎宝宝达到完整的身心发展与健全的人格。

准爸爸的音乐胎教

英国科学家证实，胎宝宝最容易接受低频率的声音，而美国的优生学家也认为，胎宝宝最喜欢准爸爸的声音。因为准爸爸以中低频为主的声波很容易透入子宫内，能让胎宝宝建立安全感，所以准爸爸可以多为胎宝宝唱歌，这样有益于胎宝宝心理的健康发展。

准爸爸的歌声能让孕妈妈和胎宝宝感受到重视与疼爱，并觉得愉快和欣慰，有安全感，有利于增进一家三口之间的感情。同时，准爸爸的歌声对胎宝宝脑部的发育会有很大的帮助，经常聆听准爸爸的歌声，有利于胎宝宝出生后形成良好的性格。

准爸爸的语言胎教

准爸爸每天要呼唤胎宝宝的小名，比如，每天上班前，可轻唤胎宝宝："××，你醒了吗？爸爸可要上班去喽，你要听妈妈的话，和妈妈好好玩，晚上见。"下班后，准爸爸也要与胎宝宝打个招呼，隔着孕妈妈的肚皮与他进行亲切的交谈。让这样的谈话坚持下去，直到宝宝出生，你们的关系会更加亲密。不过，与胎宝宝讲话时，准爸爸不要离孕妈妈太远，也不要紧贴腹部，这样会妨碍准爸爸通过孕妈妈的视觉把感情、眼神传递给胎宝宝。要注意用柔和、平缓的语调与胎宝宝交谈，不要一下子就发出很大的声音，以免胎宝宝受到惊吓。

有多少准爸爸
参与了胎教？

20%

多数准爸爸认为怀孕是孕妈妈的事情，没自己什么事，只要负责赚钱就好，其余的都由孕妈妈来做。每天工作完回家，也不跟胎宝宝交流，总觉得他太小了也听不懂。只有少数准爸爸回家后，会跟胎宝宝说说话，其实这么简单的一件事，就已经是胎教的一部分了。

准爸爸参与胎教有利于增进一家三口之间的感情。

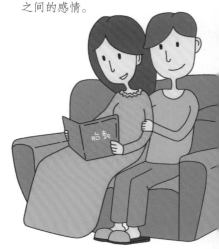

准爸爸的情绪胎教

　　孕妈妈的情绪会因孕激素的影响产生变化，会出现伤感、易怒等情绪。此时准爸爸应学会包容、忍让，用各种方法来安慰孕妈妈，逗她开心，你的情绪能感染到孕中的妻子。除此之外，准爸爸要推掉一切不必要的应酬，多陪陪孕妈妈，陪她一起到公园、林荫道或田野中散步，或者一起听音乐、欣赏画册，也可以通过幽默风趣的语言宽慰和开导她，以调节孕妈妈的情绪。这样，孕妈妈会感到准爸爸充满爱意的体贴，心情自然舒畅惬意，这份惬意胎宝宝是会感受到的。

准爸爸的抚摸胎教

　　准爸爸经常用自己宽大的手掌抚摸孕妈妈的腹部，不仅会使孕妈妈感到精神舒畅，还能安抚胎宝宝的情绪。尤其是胎宝宝胎动频繁时，最适宜准爸爸进行抚摸胎教。当胎宝宝在动，并且用小脚轻踢孕妈妈的肚子时，孕妈妈的肚皮会凸起来一块，这时候准爸爸可轻轻拍打或抚摸胎宝宝踢的部位，并告诉胎宝宝："宝贝，猜猜哪只手是爸爸的？"或干脆把耳朵贴在孕妈妈的肚皮上，感受胎宝宝了不起的腿力。如果胎宝宝踢中了爸爸贴的位置，准爸爸一定要及时给予夸奖。

准爸爸参与胎教是非常重要的

➤ 准爸爸应与孕妈妈一起进行胎教。

➤ 最简单的方法是坚持每天对胎宝宝讲话。声学研究表明，胎宝宝在子宫内最适宜听中、低频调的声音。而男性说话的声音正是以中、低频调为主。因此，准爸爸坚持每天对胎宝宝讲话，让胎宝宝熟悉准爸爸的声音，这种方法能够唤起胎宝宝最积极的反应，也有益于胎宝宝出生后的智力发展及情绪稳定。

专家说孕事

　　都说胎宝宝爱听准爸爸的声音，尤其是歌声。但是有的准爸爸总担心自己五音不全，怕胎宝宝听到后将来也会五音不全，都不敢给宝宝唱歌。这种担心是多余的。其实，发于爱的声音就是天籁之音。如果准爸爸不会唱，也可以哼哼曲调或者跟着歌词现学现卖，这种学习的精神也能通过孕妈妈传递给胎宝宝。

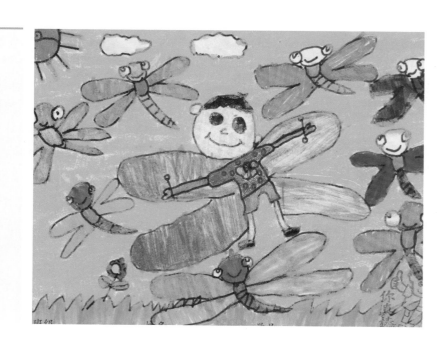

胎教误区，你知道吗

"孕育一个聪明、健康的宝宝是每个孕妈妈的愿望与期盼，除了健康的饮食、规律的孕期生活以及孕妈妈的好心情，科学合理的胎教也是造就一个优质宝宝必不可少的内容。胎教有着很重要的作用，这一点被越来越多的人接受，准爸妈在重视胎教的同时，也要注意采用适当的胎教方法，否则会对胎宝宝造成不好的影响。"

1 摸肚子，如果胎宝宝没有回应，会频繁用力地抚摸，以刺激胎宝宝活动。

孕期可以轻轻抚摸肚子，但不要用力，否则会打扰休息中的胎宝宝，使他烦躁不安，对出生后脾气性格的形成有一定影响。

2 把耳机放到肚子上，让宝宝隔着肚皮听音乐，以刺激宝宝的听力。

胎宝宝的耳蜗发育未成熟时，是非常娇嫩的，特别是内耳基底膜上面的短纤维极为娇嫩，如果受到高频声音的刺激，很容易遭到不可逆性损伤。

3 控制不住自己的情绪，大声粗暴地训话，以发泄自己的不满。

如果孕妈妈心情不好，大声发泄，会吓到腹中的胎宝宝，而且孕妈妈生气时分泌出的物质会影响胎宝宝大脑发育。

4 长时间播放一首曲子，并将音量调得很大。

长时间播放一首曲子，会使孕妈妈产生烦躁的情绪，而且大音量也会产生噪声污染，对孕妈妈和胎宝宝都不利。

5 只要孕妈妈有时间，就该随时随地给胎宝宝做胎教，以刺激胎宝宝的感知觉发育。

胎宝宝绝大部分在睡眠中度过，为了尽可能不打搅胎宝宝的睡眠，胎教的实施应遵循胎宝宝生理和心理的发展规律，不能随意进行。

6 胎教越早开始越好，这样宝宝出生后才会更聪明，才不会输在起跑线上。

在胎宝宝还没有足够的认知、记忆能力的时候就进行胎教，既没有意义，更有可能骚扰到胎宝宝睡眠，影响他的生长发育。

7 一有时间，就让准爸爸对着肚子大声说话，朗诵诗歌，以建立亲子关系，增进感情。

准爸爸有时间做胎教，但胎宝宝不一定想听哟，因为，如果胎宝宝正在睡觉休息，准爸爸的说话声反而会打扰他，有时甚至会吓到他。

8 胎教就是教胎宝宝唱歌、说话、算算术，让他在孕妈妈肚子里就掌握更多的知识。

胎教是通过各种适当的、合理的信息刺激、促进胎宝宝各感觉器官的成熟发育，并不是学习知识，掌握本领等。

9 胎教做好了，宝宝长大一定是"神童"，所以要加强训练。

提倡胎教，并不是因为胎教可以培养神童，而是因为胎教可以发掘个体的素质潜能，让每个胎宝宝的先天遗传素质获得最优秀的发展。

10 胎教只是孕妈妈一个人的事儿，准爸爸可以不用参与。

准爸爸也是胎教的主角，而且胎宝宝非常喜欢准爸爸低沉而富有磁性的声音，可以给他安全感，准爸爸做胎教也利于亲子关系的建立。

11 很困很累了，但为了胎宝宝，孕妈妈还要坚持读一些故事，看一些图画书。

很困很累的时候，做任何胎教都没有用处，此时最好的胎教就是顺应自己身体的需要，躺在床上休息，待精神饱满时做胎教才更有效。

12 上网看一些有意思的视频、电影，听音乐也是做胎教。

上网消遣并不是一种好的胎教方式，除了有辐射外，长时间盯着电脑和坐在椅子上，会对身体不利，所以孕妈妈应采用一种天然、放松的方式进行胎教。

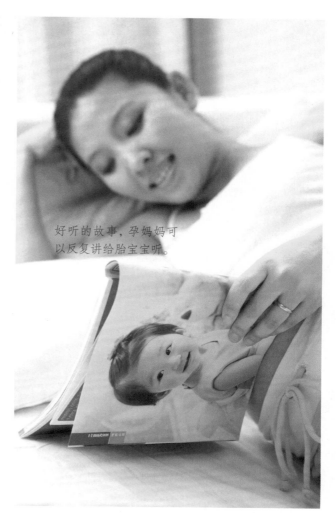

好听的故事，孕妈妈可以反复讲给胎宝宝听。

专家说**孕事**

不少人认为胎教的目的是为了培育小天才，创造奇迹，这种想法其实是对胎教的误读。胎教是为了促进孕妈妈的身体健康，预防胎宝宝发育不良，及培养胎宝宝气质品格的调养方法，它不能改变遗传因素，也无法预知宝宝出生后的教育和环境，所以也不能确保宝宝成为"天才"。

规律的作息也是胎教。即使在一天之中，人体的运作也存在着周期性规律。若身体遵循此规律作息，按时吃饭、睡眠，能让身体更加健康，而混乱的作息会打乱身体的运行规律，致使激素分泌紊乱，进而影响健康。要想拥有健康、聪明的宝宝，就应规律作息，按时吃饭、睡觉，保持良好的身体素质。

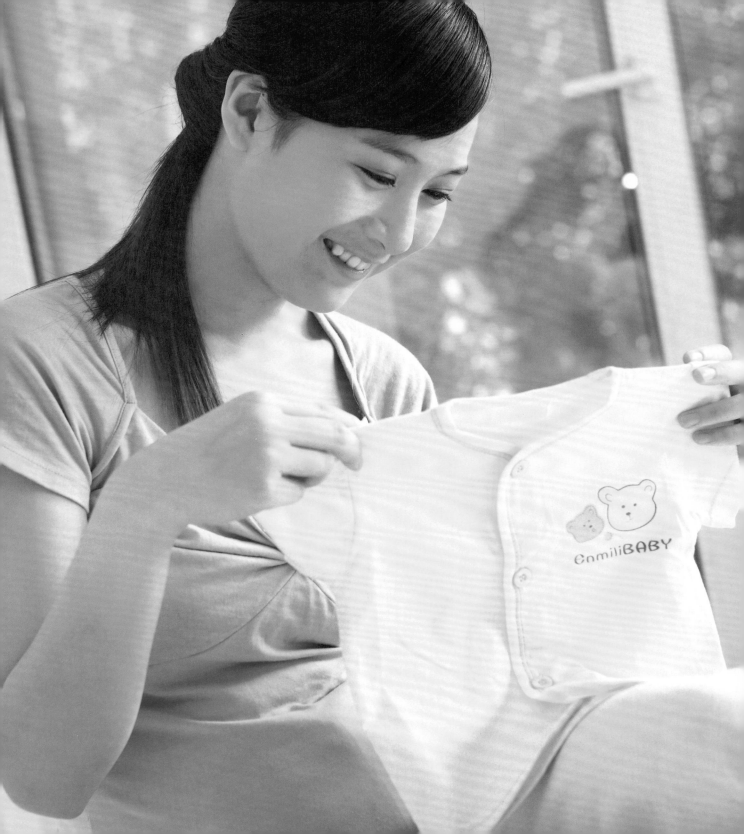

分娩

经过 10 个月的漫长等待，孕妈妈就要进入产房了。即将和朝夕相处了 10 个月的宝宝见面，孕妈妈心中的兴奋和喜悦无法言表。

十月怀胎只为一朝分娩。一朝分娩让孕妈妈"几度欢喜几度忧"。喜的是小宝宝即将降临，给整个家庭带来了无尽的欢乐和希望，忧的是关于分娩的那些可怕"传说"，甚至让孕妈妈有些恐惧，乱了方寸。自己该准备些什么呢？是该剖宫产还是自然分娩？自然分娩该怎样正确用力？怎样能缓解疼痛？这些疑虑，你只需翻翻本章就能解决。

其实，分娩是一个正常、自然的生理活动，相信宝宝和妈妈一定会齐心协力完成这个伟大的任务。

分娩前的准备

　　宝宝就要降临了，全家都在惴惴不安地等待着，孕妈妈此时需要做的就是尽量休息，保持体力。准爸爸也要做好最后的准备工作，再次确认待产包以及去医院的路线等相关事宜。

✔ 宜准备好待产包

　　很多孕妈妈都会在预产期之前分娩，所以分娩所需物品，孕晚期就要准备好，并放在家人都知道的地方。这些东西包括以下三类：

　　1. 各种证件：户口本或身份证（夫妻双方）、医疗保险卡或生育保险卡、相关病历。

　　2. 宝宝所需用品：奶粉、奶瓶、内衣、外套、尿布、纸尿裤、小毛巾、围嘴、小抱被、宝宝香皂、湿纸巾等。尤其是出院抱宝宝的用品必须事先准备好，免得家人接宝宝时准备不全。

　　3. 孕妈妈所需用品：脸盆、脚盆、牙膏、牙刷、大小毛巾、产妇专用卫生巾、卫生纸、内衣、内裤等。

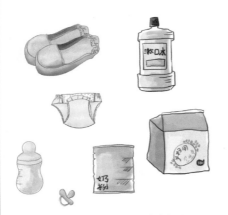

入院前，准爸爸要再次仔细检查待产包中的物品，以便及时查漏补缺。

分娩前哪方面的准备最关键？

思想准备

　　分娩临近，孕妈妈及家属应及早做好分娩的思想准备，愉快地迎接宝宝的诞生。准爸爸应该给孕妈妈充分的关怀和爱护，周围的亲戚、朋友及医务人员也应给予孕妈妈支持和帮助。实践证明，思想准备越充分的孕妈妈，难产的发生率越低。

✔ 宜优先选择自然分娩

　　自然分娩不管对宝宝还是妈妈，都是最适合、最好的一种生产方式。对新妈妈来说，恢复快，生完当天就可以下床走动了，一般 3~5 天就可以出院，而且生产完就可以母乳喂养。对宝宝来说，经过产道的挤压，肺功能得到很好的锻炼；皮肤神经末梢经刺激得到按摩，其神经系统、感觉系统发育较好，整个身体协调功能的发展也会比较好。

✔ 宜了解立即去医院的情况

很多孕妈妈由于过分担心，只要一出现不适就会马上去医院，劳力又劳心。其实，孕妈妈在出现以下征兆后再入院比较合适。

阵痛： 当宫缩间歇由时间较长，转入逐渐缩短，而宫缩持续时间逐渐增长，且强度不断增加时，应赶紧入院。

尿频： 孕妈妈本来就比正常人的小便次数多，间隔时间短，但在临产前会突然感觉到离不开厕所，这说明宝宝头部已经入盆，即将临产了，应立即入院。

见红： 分娩前24小时内，50%的孕妈妈常有一些带血的黏液性分泌物从阴道排出，称"见红"，这是分娩即将开始的一个可靠征兆，应立即入院。

破水： 胎膜破裂时，一种无色、无味、清澈的羊水从阴道流出，破水容易引起并发症，而孕妈妈自己也无法控制，因此要立即去医院。

高危产妇及有妊娠合并内科疾病： 如患有心脏病，肝、肾疾患等异常情况者应早些入院，以便医生检查和采取措施。

孕妈妈与其在忐忑和焦虑中等待分娩的到来，不如在分娩前做些准备

➤ 保持充足的睡眠，以保证分娩时体力充沛。

➤ 临近预产期的孕妈妈应尽量不要外出或旅行，但也不要整天卧床休息，轻微的、力所能及的运动还是有好处的。

➤ 保持身体的清洁。由于孕妈妈产后不能马上洗澡，因此，住院之前应洗一次澡，以保持身体的清洁。如果是到公共浴室，必须有人陪同，以免发生意外。

专家说**孕事**

准备自然分娩的孕妈妈可让家人准备一些易消化吸收、少渣、可口味鲜的食物，如鸡蛋面条汤、排骨面条汤、牛奶、酸奶、巧克力等食物，同时注意补充水分。如果吃不好，睡不好，紧张焦虑，容易导致疲劳，很可能引起宫缩乏力、难产、产后出血等危险情况。

临产需要大量的体力和精力，所以临产前这一阶段的饮食更要合理、科学，为孕妈妈自然分娩提供体力上的保障。

临产前，准爸爸可适当帮孕妈妈进行按摩，以缓解孕妈妈产前的焦虑情绪。

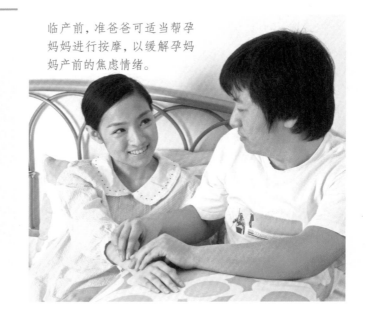

✔ 宜了解分娩产程中如何用力

第一产程

第一产程持续时间最长，一般来说，初产妇需要10~12小时，经产妇所需时间会短一些，大概需要6~8小时。其主要任务就是使子宫颈口开全，直至扩张到可以让胎宝宝的头通过阴道。过程中，宫缩间隔时间会越来越短，持续时间越来越长，强度也随之增加。

应对方法：随着宫缩吸气和呼气。宫缩一开始就深呼吸一口气，缓慢有节奏地从鼻子吸气，然后从嘴巴吐出。宫缩结束时，再次深呼吸，释放全身的紧张。在每两次宫缩之间休息，保持体力。

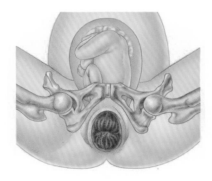

第一产程时间较长，不宜过度用力。

第二产程

子宫颈口开全意味着进入第二产程，当子宫颈全开，宝宝的头就会开始下降进入产道了，这时会让孕妈妈产生用力的冲动，孕妈妈可以根据自己身体的感觉来用力，也可以在医生的指导下用力。而胎儿娩出则意味着第二产程的结束。

应对方法：最好遵从自己身体的本能，短暂、多次用力，可节省体力，也比较有效。一般五六秒用力一次，每次宫缩用力三四次，在连续地用力之后，把肺里的空气全部吐出来，接着再及时吸气，准备下一次用力。在两次用力之间充分休息，还可吃点易消化的食物，或者听听熟悉的音乐，尽可能使身体放松。

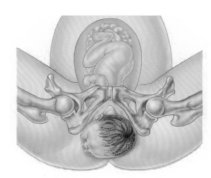

第二产程可在医生的指导下用力。

第三产程

看到宝宝娩出，你可能就兴奋得顾不得其他的事情了，但是别忘了只有第三产程娩出胎盘，整个分娩才会随之结束。这个过程可能需要5~30分钟。

应对方法：在收缩娩出胎盘的时候，你会感觉到像抽筋一样，这比起先前的疼痛简直是不足一提。此时应保持短促呼吸，在医生的帮助下自然娩出胎盘。如果在宝宝生出后30分钟胎盘仍不排出，则需在严密消毒后由医生用手取出胎盘。

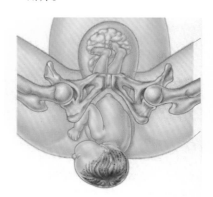

第三产程在宝宝娩出后开始，待胎盘完全娩出后分娩才算结束。

✔ 宜提前选好分娩医院

到了孕晚期，孕妈妈最关注的问题就是到底选择哪家医院分娩。在选择分娩医院的时候，除了考虑距离之外，还需要实地考察了解分娩的实际情况，住院部的条件和医生、护理人员的水平等。一般考察分娩医院要注意以下几点：

医院的口碑

可以看医院的等级，再听听周围生过宝宝妈妈的介绍和推荐。如果需要提前住院或剖宫产，也需要了解住院部的条件和收费。

离家远近

离家的远近也是一大因素，比如，分娩时是否能很快地到达医院，是否会堵车；生产完之后，家人是否能方便照顾等。所以，离家近、口碑好的医院应是最佳的选择。

选好路线

应提前选好去医院的路线及要乘坐的交通工具，最好预先演练一下去医院的路程和时间。考虑到孕妈妈可能会在任何时间包括上下班高峰期临产，所以最好寻找一条备用路线，以便当首选路线堵塞时能有另外一条路线供选择，尽快到达医院。

是否提倡自然分娩

分娩方法在选择医院的时候也需要考虑进去，比如，这个医院的自然分娩率是多少，剖宫产率是多少，是否提供助产分娩，就是由助产士一对一的照顾，是否可以有亲人陪护，麻醉服务是否什么时候都有等。

当孕妈妈在产科准备待产时，医生会对其进行一次全面的综合检查，并根据其个人情况决定分娩方式。

选公立医院还是私立医院

选公立医院好还是私立医院好呢？这可能是很多孕妈妈举棋不定的，其实到底什么医院好，可以根据自己的条件而定。以下表格可以给孕妈妈以参考。

医院状况	公立医院	私立医院
医疗设备	视医院而定	先进，一般专科医院较多
医疗水平	相对较高，有保障	相对薄弱，缺乏突发事故应急能力
医护人员	充足，但频换主治医生，诊疗时间长，需排队	由专门医生全程负责，工作时间比较有弹性，可预约，适合上班族
医疗环境	一般	好
收费情况	不同等级的公立医院都由政府统一制定收费标准	较贵

✔ 宜根据身体情况选择分娩方式

顺产

胎宝宝经阴道自然娩出，就是顺产，顺产也称自然分娩。预产期前，如果 B 超报告显示孕妈妈身体健康，状态良好，胎宝宝也发育不错，胎位正常，就可以选择顺产的分娩方式。

顺产被认为是最理想、最安全的分娩方式，这也是医生最为推崇的方式。因为对顺产妈妈而言，产后身体容易恢复，其次顺产有利于产后恶露的排泄引流，子宫恢复得也快些。而对顺产宝宝而言，免疫力较剖宫产宝宝高；在顺产过程中，规律的宫缩及经过产道时的挤压，可将胎儿呼吸道内的羊水和黏液排挤出来，减少患肺部疾病的概率。

顺产作为人类繁衍最自然的方式，具有很多优势，但并不是所有的孕妈妈都适合顺产。最常见的就是孕妈妈患有严重疾病、胎位有问题、胎宝宝宫内缺氧、脐带多层绕颈等，此时就要考虑剖宫产了。

中国剖宫产率位居世界第几位？

第1位

据世界卫生医学权威期刊《柳叶刀》曾发布报告称：中国剖宫产率高达 50%，为世界第 1，是世卫组织推荐上限 15% 的 3 倍以上。剖宫产是产妇尽早结束分娩的一种有效、快速及相对安全的产科手术。剖宫产如果应用得当，能起到挽救母婴的作用。但是剖宫产手术不能滥用。

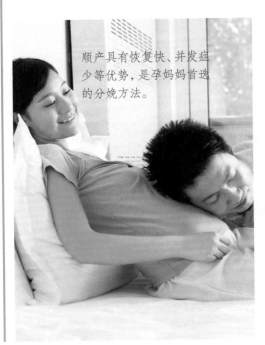

顺产具有恢复快、并发症少等优势，是孕妈妈首选的分娩方法。

优点：

1. 产后恢复快，可立即进食、哺喂母乳。

2. 仅有会阴部位伤口，并发症少。

3. 经过产道的挤压，可以使宝宝的肺功能、皮肤神经末梢得到锻炼。

缺点：

1. 产前阵痛。阴道松弛，但可通过产后运动恢复。

2. 可能发生骨盆腔子宫、膀胱脱垂后遗症。

3. 如需以产钳或真空吸引帮助生产，会引起胎宝宝头部肿大。

剖宫产

剖宫产也称为剖腹产，是指宝宝经腹壁和子宫的切口分娩出来。但若不是必须进行剖宫产，还是应该选择自然分娩即顺产。一般如果计划剖宫产，需要提前预约日期，并且提前一天入院。在手术前会有一些规定或程序需要执行：

1. 手术前的8~12小时禁止吃任何东西，在手术前一晚只能吃清淡的食物。

2. 需要抽血化验和尿液检查。

3. 护士为孕妈妈备皮以方便手术进行。

4. 让家属签署同意手术和麻醉的同意书。

5. 由护士给孕妈妈插入导尿管，以排空膀胱。

6. 送进手术室。有的医院不允许家属进入手术室，有的医院可能同意。

剖宫产是一种成熟的手术，对于那些不能自然分娩的孕妈妈来说是一种安全的生产方式。但是也有一些能够自然分娩的孕妈妈因为害怕自然分娩的阵痛而选择剖宫产。

如果产检时发现孕妈妈骨盆明显狭小或畸形；阴道、软产道、盆腔、宫颈出现特殊病变或畸形；妊娠合并症或并发症病情严重；胎位有异常；胎宝宝体重过重等，都必须选择剖宫产的方式。

优点：

1. 当顺产有困难或可能对母婴有危险时，剖宫产可挽救母婴的生命。

2. 减少妊娠合并症和并发症对母婴的影响，更适合高龄产妇与生育功能性缺陷的产妇。

3. 腹腔内有其他疾病，可在手术中同时处理。

缺点：

1. 手术时可能发生大出血及副损伤。术后可能发生子宫切口愈合不良，肠粘连和子宫内膜异位症。

2. 再次分娩时有难产或子宫破裂的可能。

3. 剖宫产宝宝可能会发生呼吸窘迫综合征。

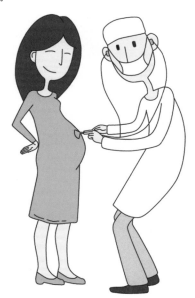

专家说**孕事**

有的孕妈妈只是因为害怕自然分娩的疼痛而采取剖宫产，这是不正确的。剖宫产妈妈虽然手术时不觉疼痛，但是手术后刀口的疼痛、下奶晚以及坐月子期间的种种不适，很是影响妈妈的身心健康。

深入了解无痛分娩

🌸 无痛分娩起源于外国，目前国内已有很多医院都采用无痛分娩的方式，已占顺产30%~40%的比例，孕妈妈可以放心选择，这是一项简单易行、安全成熟的技术。

🌸 非药物性镇痛包括精神安慰法、呼吸法、水中分娩等，其优点是对产程和胎儿无影响，但镇痛效果较差。

🌸 药物性镇痛包括笑气吸入法、肌注镇痛药物法、椎管内分娩镇痛法等。椎管内分娩镇痛是迄今为止所有分娩镇痛方法中镇痛效果最确切的方法，这种操作由有经验的麻醉医师进行。

了解分娩过程，做好心理准备

🌸 疼痛是不可避免的，每个人都很清楚。不要寄希望于所谓的"无痛分娩"，剖宫产也只不过是把疼痛推迟到分娩以后。孕妈妈能控制的就是减少"恐惧"，有时候是自己的想象让疼痛更加难以忍受。

无痛分娩

分娩的疼痛，让许多孕妈妈望而却步，因此无痛分娩成了大多数人的选择。大多数孕妈妈都适合无痛分娩，但是如有妊娠并发心脏病、药物过敏、腰部有外伤史的孕妈妈应向医生咨询，然后再做决定。

无痛分娩确切地说是分娩镇痛，分为非药物性镇痛即精神性无痛分娩和药物性镇痛两大类。硬膜外阻滞感觉神经这种镇痛方法是目前采用最广泛的一种无痛分娩方式。硬膜外麻醉法，是在分娩的第一产程，产妇头脑清醒的情况下，由麻醉医师在产妇背后大约腰部的高度，插入一支注射针至一定的深度，然后经此针头，将一条非常精细且柔软的导管置入产妇的硬膜外腔，在脊椎的硬膜外腔注射麻醉药，阻断产妇腰部以下的痛觉神经传导，很大程度上减轻产痛。使用过程中，产妇可根据情况自行按钮给药，基本感觉不到疼痛，是镇痛效果最好的一种方法。

优点：

1. 可使产妇减轻疼痛感，从而减少对分娩的恐惧。

2. 可减轻疲倦，让产妇在最需要休息、时间最长的第一产程得到休息，当宫口开全想用力时，因积攒了体力而更有力量。

3. 一般剂量的药物，对胎宝宝呼吸和长期的神经行为无大影响，还能减少胎宝宝缺氧的危险。

4. 不影响分娩后的母乳喂养。

缺点：

1. 如果大剂量使用，可能造成麻醉药在胎宝宝体内聚积，导致新生儿出生后几天内暂时性活动迟缓。

2. 如果脊椎管内镇痛平面过高，会使新妈妈血压降低，影响胎盘血流，可能导致胎宝宝在子宫里缺血、缺氧。

3. 会降低腹壁肌肉的收缩功能，可能会出现第二产程延长的现象，有极少数产妇会出现局部麻醉或脊髓麻醉的并发症状。

导乐分娩可以有效减轻孕妈妈分娩时的恐惧，从而缩短产程，是理想的自然分娩方式。

导乐分娩

　　导乐分娩是自然分娩的一种方式，只不过在分娩过程中雇请一名有过生产经历、有丰富产科知识的专业人员陪伴分娩全程，并及时提供心理、生理上的专业知识，这些专业人员被称为"导乐"。该方法是一种创新的、科学的、理想的、无痛苦的产时服务新模式，也是世界卫生组织所倡导的理想的自然分娩方式。

✔ 宜做好心理准备

随着预产期的临近，大多数孕妈妈都会有莫名的紧张和恐惧。其实分娩是很自然的过程，了解一些分娩知识也许能消除紧张情绪。现代研究认为，分娩能否顺利完成，取决于产力、产道、胎宝宝及产妇的精神或心理因素等要素。四个要素协调配合，有利于分娩的顺利进行。了解正常分娩过程及各个产程的特点，并在分娩前积极做好心理准备，就会对分娩充满信心。

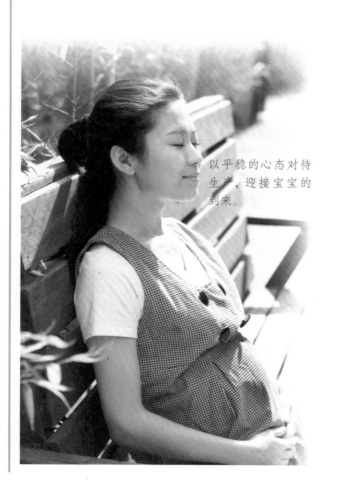

以平稳的心态对待生产，迎接宝宝的到来。

害怕心理

第一次面对生产的孕妈妈难免会有害怕心理，不管是对顺产或者剖宫产，都会害怕。除了害怕分娩时的断骨般的疼痛，还有害怕分娩时会不会出意外，或者难产之类的，所以越到预产期，孕妈妈就越害怕。其实，孕妈妈可以多看些相关书籍，正确认识分娩。每个女人天生就是要经历生孩子的，到了那一刻自然都懂得了。而且现在的分娩医术那么高明，成功分娩的非常多。如果孕妈妈因害怕而吃不好睡不好，到时反而没精力生宝宝了，所以孕妈妈不要害怕。

忧虑心理

孕妈妈平时的生活要远离忧虑，尽量不要去想其他不高兴的事，尤其是不用担心如果生了女孩会怎样等一些问题。此时家人也不要给孕妈妈施加压力，不要提孩子的性别问题，也尽量不要因为其他事情干扰孕妈妈的生活，如果产前有什么状况出现很容易影响正常分娩。

着急心理

预产期并不一定是生产日期，只是医院预测来判断一个大概的生产时间，所以很多孕妈妈的预产期和真正的生产日期并不是一天。这是正常请况，所以如果孕妈妈的预产期到了，可是还没有分娩迹象，孕妈妈也不要太着急，在预产期的前后10天分娩都是正常的。何况宝宝不出来，妈妈干着急也没有用，反而因为着急弄得寝食难安就不好了。

警惕心理难产

不少年轻孕妈妈产力不错，胎位、产道正常，胎儿大小也适中，却因心理压力过大导致难产，这些难产的产妇，以80后、90后出生的独生女居多。尽管现在助产设备、医生的水平都比以前有所提高，可很多孕妈妈却因为怕疼而非常紧张导致难产。更有许多80后、90后孕妈妈，整天念叨着生孩子多么痛，最后甚至担心得睡不着觉。

临近预产期的孕妈妈如果出现上述情况，一定要多与有经验的亲友交流，或者把自己的担心和忧虑告诉医生，让他们帮你减压，打开心结。

如果还是无法排解心中的恐惧，就应该多开导自己：生产本来就是一个自然的生理过程，别人能挺过去，我一定也能。

✘ 不宜过度忧虑

不少孕妈妈由于缺乏常识对分娩有不同程度的恐惧心理。这种不良心理，不仅会影响孕妈妈临产前的饮食和睡眠，还会妨碍身体的应激能力，使身体不能尽快地进入待产的

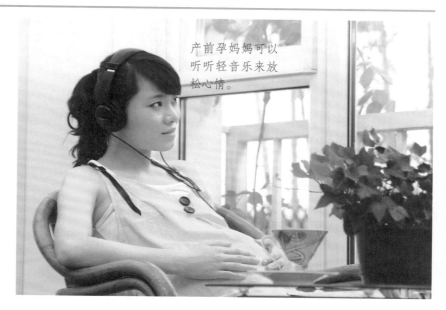

产前孕妈妈可以听听轻音乐来放松心情。

最佳状态，进而影响正常分娩。事实上，在现代医学条件下，只要认真进行产前检查，分娩的安全性接近百分之百。

✘ 忌过于恐惧分娩

孕妈妈在产前过于恐惧，会使身体产生过多的应激激素，这样一来，疼痛就会增加，产程也会拖更久，对分娩会有不利的影响。怀孕、分娩是生理功能的一种自然表现，是一种平常而又正常的事，所以孕妈妈不必惊慌、恐惧，顺其自然，又有医生的帮助，自会顺利分娩。相反，如果临产时焦虑、恐惧，可造成产妇大脑皮质功

能紊乱，使得子宫收缩不协调、产程延长等。下面介绍几种产前放松的小方法：

1. 听着轻音乐小睡一会儿。

2. 给最好的朋友打个电话。

3. 读一本好玩的小说或漫画书。

4. 泡个热水澡。

5. 参照食谱给自己做一顿大餐。

6. 整理一下买来的宝宝服，以及可爱的宝宝用品。

7. 给自己未来的宝宝画一张像。

8. 继续写怀孕日记。

9. 练习深呼吸。

分娩当天的饮食宜忌

十月怀胎，一朝分娩，这是非常自然的生理现象，正如"瓜熟蒂落"的道理。分娩不但是一次重大的体力活动，也是对意志的考验，就像做其他任何事情一样，都必须要有充分的准备。分娩当天的饮食安排非常重要，家人一定要事先做好准备。自然分娩分为三个产程，在分娩的过程中，产妇除了放松心情，和医生做好配合外，还要注意分娩当天三个产程的饮食安排。

✔ 宜在产程中适当进食

第一产程

这个阶段适合吃一些流质或者半流质食物，如面条、稀饭、鸡蛋羹、蛋糕、芝麻糊等柔软、易消化的食物。但要少食多餐，每次不必吃太多，同时注意不可吃油炸、烧烤、肥肉等油性大的食物。

第二产程

这一阶段适合喝一些果汁、藕粉、红糖水等好消化的食物。值得一提的是巧克力，这种高能量的食物能快速补充体力，有利于胎宝宝的娩出。此阶段注意不可过于饥饿，也不可暴饮暴食。

第三产程

这个阶段一般不超过 30 分钟，通常不会让孕妈妈吃任何东西。顺产新妈妈分娩结束 2 小时后，可以进食半流质食物以补充消耗的能量。如果产程延长，可以补充红糖水、果汁等以免体力不支。

✔ 宜吃清淡易消化的食物

待产期间要适当进食，因为分娩过程一般要经历 8~10 小时，体力消耗大，所以必须注意饮食，补充营养和能量。这个时候因为胎宝宝已经足月，身体所占的空间也很大，会在一定程度上压迫孕妈妈的胃，导致孕妈妈食欲下降。但是孕妈妈即将面临漫长的分娩，如果不及时补充体力，则可能因为乏力而延长产程，这对孕妈妈和胎宝宝都十分不利。所以这个时候，最好准备一些易消化、偏清淡的食物，比如牛奶、面条、馄饨、粥等。

✔ 宜吃巧克力补充体力

专家向孕妈妈推荐被誉为"分娩佳食"的巧克力。巧克力对胃液中的蛋白质分解酵素具有活化性作用，可使碳水化合物迅速被人体吸收利用，增强机体的能量。孕妈妈在分娩之前，可以适当吃些巧克力，以便在分娩过程中及时补充体力消耗所需的能量，有益于保持产力。

除此之外，巧克力能提高大脑内一种叫"塞洛托宁"的化学物质的水平，能给人带来安宁的感觉，可有效缓解孕妈妈分娩前的紧张情绪，减轻心理压力，轻松上阵，更好地完成分娩。

✘ 不宜多吃富含膳食纤维的食物

分娩前，富含膳食纤维的蔬菜和水果不宜多吃。因为膳食纤维可加快肠道的蠕动，有促进排便的作用，等分娩过程中需要用力屏气时，可能会发生排便。同样的道理，辛辣或气味较重的大蒜、韭菜等也最好少吃。

✘ 不宜忽视小米的营养

小米熬粥营养价值丰富，有"代参汤"之美称。产后多吃些小米，能帮助新妈妈恢复体力，并刺激肠蠕动，增加食欲。但也不能单一地以小米粥为主食，刚分娩后的几天宜以小米粥等流质食物为主，但当新妈妈的胃肠功能恢复之后，就需要及时均衡地补充多种营养成分了，否则可能会营养不良。

✘ 剖宫产前 8 小时不宜进食

如果是有计划实施剖宫产，手术前要做一系列检查，以确定孕妈妈和胎宝宝的健康状况。因此手术前一天，晚餐要清淡，午夜 12 点以后不要吃东西，以保证肠道清洁，减少术中感染。另外手术前 8 小时剖宫产妈妈不要进食或喝水，以免麻醉后使剖宫产妈妈发生呕吐，引起误吸导致窒息。

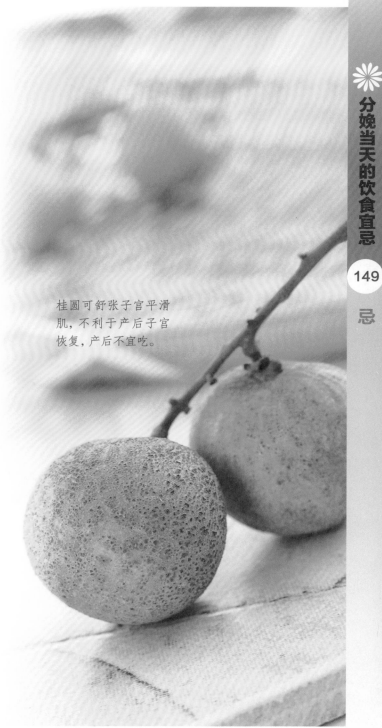

桂圆可舒张子宫平滑肌，不利于产后子宫恢复，产后不宜吃。

正确的助产方式

● 深呼吸。每次宫缩开始时进行一次腹部深吸气，直到一阵宫缩完毕后才将气呼出。

● 结合深呼吸做按摩。用两手手指按摩下腹部皮肤，深吸气时，将两手移向中线，呼气时再将手向外侧按摩。

● 压迫最不适的部位，如腹部、骶部或耻骨等处。

● 进气法。宫口开全后，宫缩时使用腹压，深深吸一口气，然后下行而不吐出来，时间越长越好。

● 腹部憋气，以增加腹压，随着宫缩的节律向下用力，帮助胎儿克服在产道中所遇到的阻力，顺利分娩。

产程中的宜与忌

✔ 宜努力配合医生

分娩有三个产程，在三个产程中，孕妈妈努力配合医生，会使分娩更顺利。

第一产程：变换姿势，尝试找到感觉最舒服的姿势；阵痛时最好大口呼气，呼气式呼吸法是缓解阵痛的基本方法；按压、抚摸身体或用热水袋放在腰部，让自己温暖一些，可舒缓身体、缓和疼痛；如果是白天的话就尽量坐起来，晚上的话侧卧的姿势会好些。

第二产程：子宫开全以前是保存体力的时候，但在无法克制时，可在呼气时给腹部一点压力；呼吸时要格外集中注意力，呼出气后自然地吸气，对于预防呼吸过度是十分有效的；压迫肛门能缓解宫缩痛，用拳头按住肛门会觉得轻松点，同时配合呼吸法会更有效。侧卧比仰躺更能减缓阵痛。在阵痛的间歇，适当地歇口气更容易克服宫缩痛。

第三产程：用力时闭上嘴或者低声呻吟，如果嘴是张开的，就很难用上力；分娩时稍微抬起上身蜷起身体的话，产道的角度会更利于分娩；给腹部施压时想象阴道口在打开，在脑中描绘胎儿正顺着产道逐渐下降的场景；用力分开两腿，感觉两脚踝用力后，两腿叉开再使劲效果会更好。

✔ 宜正视产程中的尴尬事

到了分娩的时候，孕妈妈在临产时和生产过程中可能会在产房里遭遇到如下的尴尬，需提前做好心理准备。

脱光衣服

在上产床后，孕妈妈下身的衣物会要求被脱光，私处长时间暴露在外，难免会觉得难为情。但是，分娩时如果不脱光衣服的话，医生和助产人员所有的操作都将无从下手，宝宝也就无法顺利娩出。所以孕妈妈要端正心态，不要觉得难为情，应积极配合医生。

灌肠

生产之前，医生会把一根管子插入肛门或是把一种药剂喷在肛门处，迫使将大便排出来，这称为"灌肠"。如果没有灌肠的话，很可能在分娩用力时会把这些排泄物一同挤出来，这样就容易把细菌传染给宝宝。所以，一旦临产就必须要灌肠以清除肠内粪便，减少产道的阻力，保证宝宝的健康分娩。

大小便失禁

即使被灌肠，在自然分娩用力的时候，还有可能会排出少量粪便或是尿液，甚至有时还不止一次，不要觉得难为情，因为医生处理这件事很客观，他们认为这只是人体器官一种正常的运动，是再正常不过的事。

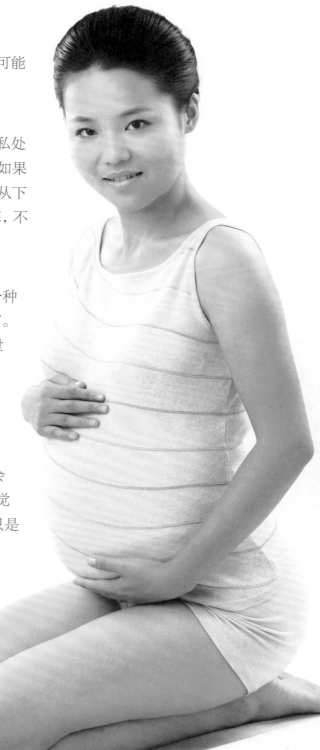

孕妈妈应摆正心态，
不必因生产中的尴尬
事而忧虑。

✘ 不宜在产程中过早用力

当子宫口开全后，进入第二产程，此产程可按医生指导正确使用腹压和哈气动作。子宫收缩时，孕妈妈拉住床沿两侧拉手深吸气，憋住一口气向下用力。子宫停止收缩时，应做哈气动作，使膈肌和腹肌有节奏地收缩。胎头娩出时，应张口呼吸，不宜过于用力强迫胎儿落地，以免胎儿娩出过快而撕伤阴道与会阴。

✘ 不宜滥用催产素

催产素的作用是使子宫肌肉收缩，并使子宫口开大。因此催产素不能随便用。一般在生产过程中，要由医生确定骨盆够不够大，胎儿能不能通过阴道产出，只有在子宫收缩力欠佳时才可用催产素，减少生产时间，降低产妇的痛苦。滥用或不恰当地使用催产素，易导致子宫破裂，造成大出血。

✘ 不宜滥用剖宫产

剖宫产虽然安全快速，但也有许多弊病，如胎儿未经阴道分娩，不利于新生儿建立正常的呼吸功能，肺部发生病变的可能性大；孕妈妈失血多，恢复慢；手术造成的创伤和出血使孕妈妈身体虚弱，术后易感染，手术过程中还可能伤及其他器官等。因此，除非胎儿情况危急（脐带绕颈）或孕妈妈骨盆过于狭小、臀位或有其他异常情况外，不宜滥用剖宫产。

✘ 不宜身体向后仰

身体向后仰只会加剧宫缩痛。要克服宫缩痛，蜷起身体来会更轻松。采用纠正胎位不正的胸膝卧位，趴在地板或是床上，胸部和膝盖着地，臀部翘起，重力就会向相反的方向起作用，疼痛就会减轻。

分娩过程中第几产程才需要用力？

第二产程

第一产程时间较长，不宜过度用力，主要任务就是使宫口开全，扩张到可以让胎宝宝的头通过阴道。当宫口开全，意味着进入第二产程。子宫颈开全，宝宝的头就会开始下降进入产道了，这时会产生用力的冲动，此时可以根据自己身体的感觉来用力，也可以在医生的指挥下用力。

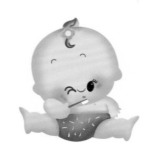

✗ 不宜过分用力

阵痛来临的时候不要过分用力，如果肩膀等部位过分用力，体力消耗会很快，特别是过分用力收紧臀部很可能把正在下降的胎儿再挤回去，所以阵痛时不要过分用力，阵痛过去后赶快让自己松口气，释放一下紧绷着的身体。

✗ 不宜分娩时吃大补食品

一些大补的食品如桂圆，看似能补充体力，其实并不适合分娩时食用。因为桂圆进入胃内，被消化、吸收有一个过程，不能在半小时内快速提供能量，所以不能立刻起到补充体力的作用。从中医角度来看，桂圆反而能抑制子宫收缩，会减慢分娩过程，所以不宜吃。此外，喝人参汤也需经过较长的时间才能被身体消化吸收，也不能很快使孕妈妈增长力气，所以效果并不理想。

第四产程是什么

➤ 第四产程是指胎盘娩出后2小时的这段时间。

➤ 因产后出血大多发生在这2小时内，在这段时间里产妇仍需留在产房观察。如一切正常，2小时后产妇被送到休息室，分娩过程才真正结束。

➤ 第四产程对预防产后并发症的发生具有重要意义。

专家说孕事

分娩时大声喊叫对分娩毫无益处，反而会加重疼痛。因此孕妈妈要对分娩有正确的认识，消除精神紧张，抓紧宫缩间歇休息，使身体有足够的体力。如果阵痛确实难以忍受，可通过深呼吸、按摩等方式缓解疼痛，或者告诉自己疼痛是为了让宝宝更加健康，来提高自身的耐受力。

✗ 不宜分娩时大喊大叫

有些产妇在经历分娩阵痛时，由于忍不住疼痛会大喊大叫，这是错误的做法。产妇大喊大叫往往吞入大量气体，引起肠管胀气，以至不能正常进食，随之脱水、呕吐、排尿困难等问题接踵而来。又由于腹胀及排尿困难时有憋胀感，宫缩时又要向下用力屏气，接生人员如不加以劝阻或适当处理，大喊大叫的产妇便会筋疲力尽，子宫收缩也逐渐变得不协调，有时因宫缩乏力，宫口迟迟不能开大，产程停滞。有时宫颈因压迫时间过长而发生水肿，有时即使宫口开始开全，进入第二产程，产妇也因全身力气均已消耗殆尽，不能有足够的力量来增加腹压以娩出胎儿。

另外，大喊大叫使助产士很心烦，也影响其他产妇的情绪，所以在经历分娩阵痛时，产妇要尽量忍受，做个理智聪明、意志力坚强的妈妈吧！

分娩误区，你知道吗

" 分娩是一个很自然的过程，孕妈妈坦然面对即可。当然，分娩前掌握一些分娩技巧，了解分娩的全过程，会让宝宝更顺利地出生。所以孕妈妈来上一堂分娩课吧。在产前提前了解一下分娩的全过程，有助于消除自身紧张不安的情绪，还可以将学到的分娩知识运用到实际中去，从而做到顺利分娩。"

1 分娩前就一直想着分娩过程中的情况，使自己更加紧张、焦虑

分娩临近，孕妈妈应及早做好分娩的思想准备，愉快地迎接宝宝的诞生。准爸爸应该给孕妈妈充分的关怀和爱护，周围的亲戚、朋友及医务人员也应该给予孕妈妈支持和帮助。实践证明，思想准备越充分的孕妈妈，难产的发生率越低。

2 提前很久就先去医院做待产的准备

很多孕妈妈由于过分担心，只要一出现不适就马上去医院。其实，孕妈妈在出现阵痛、尿频、见红、破水等征兆后再入院比较合适。高危产妇及有妊娠合并内科疾病，如患有心脏病，肝、肾疾患等异常情况者应早些入院，以便医生检查和采取措施。

3 都说顺产对产妇和宝宝好，不管三七二十一就顺产

应根据检查结果决定生产方式，如果产检时发现孕妈妈骨盆明显狭小或畸形；阴道、软产道、盆腔、宫颈出现特殊病变或畸形；妊娠合并症或并发症病情严重；胎位有异常；胎宝宝体重过重。这些情况都必须选择剖官产的方式。

4 选择什么方式生产，还不确定呢，到时候再说

预产期前，如果 B 超报告显示孕妈妈身体健康，状态良好，宝宝也发育不错，胎位正常，就可以选择顺产的分娩方式。应该根据产前检查的结果，选择适宜的分娩方式，不要到分娩当天才临时决定，这样容易让孕妈妈受两重罪。

5 分娩是个体力活儿，所以产前就要多吃，吃什么补什么

分娩前孕妈妈要吃饱吃好，但不能暴饮暴食，可吃些易消化吸收的食物，不仅能补充体力，帮助孕妈妈增加产力，促进产程，还有助于分娩后乳汁的分泌。但不要吃大补的食物，如人参，会抑制官缩，拖延产程。另外，剖官产的妈妈在手术前 8 小时要禁食。

6 第一次生产很害怕，吃不下睡不着

分娩是一项体力活儿，准备自然分娩的孕妈妈一定让自己吃饱、吃好，为分娩准备足够的能量。相反，如果吃不好，睡不好，紧张焦虑，容易导致疲劳，将可能引起官缩乏力、难产、产后出血等危险情况。

专家说**孕事**

　　无痛分娩并不完全无痛。无痛分娩在医学上称为"分娩镇痛"，由于个人体质的不同，孕妈妈对麻醉药物的敏感度不同，造成无痛分娩时疼痛感受存在差异。目前大多数人都能达到最佳状态，但也有极少部分的孕妈妈会出现无痛分娩失败的情况。

　　无痛分娩也要用力。无痛分娩时麻醉药物麻痹了产妇的疼痛感觉神经，但运动神经和其他神经并没有被麻痹，所以孕妈妈在感觉到轻微宫缩基础上，可以听从医生的指令和宫缩情况用力。

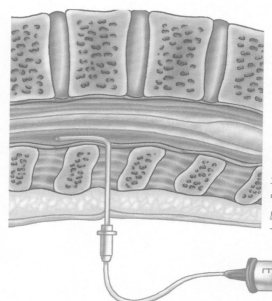

无痛分娩需要麻醉置管，此时，孕妈妈会感觉轻微不适，忍一下就好。

7 分娩一开始就很用力，希望这样可以早点生下宝宝

分娩过程中，第一产程时间较长，不宜过度用力，主要任务就是使宫口开全，扩张到可以让胎宝宝的头通过阴道。当宫口开全，意味着进入第二产程。当子宫颈全开，宝宝的头就会开始下降进入产道了，这时可以根据自己身体的感觉来用力，也可以在医生的指挥下用力。

8 分娩太尴尬了，心里有负担

到了分娩的时候，孕妈妈在临产时和生产过程中可能会在产房里遭遇很多的尴尬，应提前做好心理准备，并以平常心来看待这些事，以便更好地配合医生，顺利分娩。

9 第三产程终于完成了，一点力气都没有了，赶紧吃点东西补充点体力

因产后出血大多发生在第三产程后的 2 小时内，在这段时间里产妇仍需留在产房观察。若一切正常，2 小时后产妇会被送到休息室，分娩过程真正结束。所以这个阶段不应吃任何食物，如果产程延期，可以补充糖水、果汁等以免脱水或体力不支。

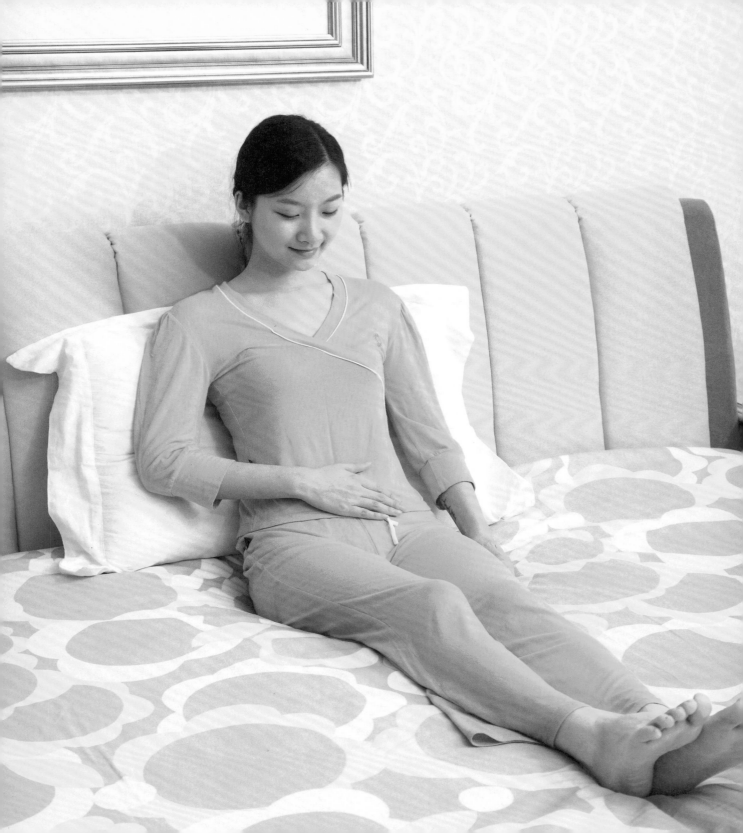

坐月子

坐月子是女人一生中改变体质、调理身体的最佳时机。分娩会损耗新妈妈大量体力与元气，产后还要为嗷嗷待哺的宝宝喂母乳，因此月子里的饮食调养至关重要，新妈妈在坐月子时一定要吃好。

坐月子在中国已有几千年习俗了，也非常符合现代科学理念。俗话说"月子坐得好，身体健壮似个宝"，而月子坐不好，将为以后的身体健康埋下隐患。新妈妈想要健康就需要注意月子里的每一个细节。本章完全解读月子饮食宜与忌、产后护理宜与忌，让你在月子期间吃得放心，坐得科学。

顺产妈妈的产后护理

虽然顺产较剖宫产对新妈妈的身体伤害比较小，但是在顺利分娩后也不可大意。如果新妈妈在日常护理中不加以注意，对新妈妈的身体恢复是十分不利的，因此需要特别注意。

✔ 宜尽早排尿

排尿是新妈妈最容易忽视的一个问题，自然分娩的新妈妈，在分娩后2小时即可排尿。少数新妈妈排尿困难，发生尿潴留，其原因可能与膀胱长期受压及会阴部疼痛反射有关，鼓励新妈妈应尽量起床解小便，如果排不出，可以把水龙头打开，诱导尿感；或者用手轻按小腹下方；或使用温水袋敷小腹，一般就会有尿意。产后第一次排尿会有疼痛感，这是正常现象。如果新妈妈实在排不出，可请医生针刺，或使用药物治疗，如仍不能排尿，应进行导尿。

✔ 宜及时排便

新妈妈除及时排尿外，还要在产后及时排大便。顺产新妈妈通常于产后一两天恢复排便功能，如果新妈妈产后2日还没有排便，应该多喝水，吃些稀饭、面条及富含膳食纤维的食物，也可多吃些通便的蔬菜和水果，如香蕉、油桃、苹果、芹菜、南瓜等。

✔ 宜尽早下床活动

分娩时新妈妈因消耗了大量体力，感到非常疲劳，需要好好休息，但长期卧床不活动也有很多坏处。一般来说，顺产的新妈妈，在产后6~8小时就可第一次下床活动了，但时间不宜过长，每次5~10分钟，如果会阴撕裂、侧切，也应在6~8小时后第一次下床活动或排尿，但是要注意行走速度要慢、要轻柔，避免动作太激烈将缝合的伤口拉开。第一次下床活动时必须有家人陪同，以防体虚摔倒，并注意不要站立太久。

目前我国顺产率是多少？

50%

世界卫生组织调查指出，目前中国的顺产率仅有50%。顺产率低也成为中国生育现状的一个重要特征。据行业人士介绍，顺产率低的主要原因是由于中国的很多孕妈妈存在错误的认识，认为剖宫产可以避免分娩时带来的痛苦，能更快地恢复体型，也有的孕妈妈担心顺产会影响到自己今后的性生活质量，主动选择了剖宫产，这也是造成中国低顺产率的一个很大原因。

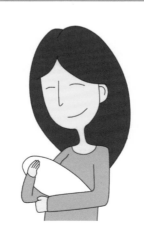

✔ 宜多种睡姿交替

　　新妈妈在产后休息的时候一定要注意躺卧的姿势，这是因为分娩结束后子宫会迅速回缩，而此时韧带却很难较快地恢复原状，再加上盆底肌肉、筋膜在分娩时过度伸展或撕裂，使得子宫在盆腔内的活动范围增大而极易随着体位发生变动。所以，为了预防发生子宫向后或向一侧倾倒，新妈妈在卧床休养中要注意避免长期仰卧位，而应仰卧、侧卧等多种睡姿交替，这样有利于产后康复。

✔ 宜随时预防会阴切口裂开

　　做了会阴侧切的新妈妈，要随时预防会阴切口裂开。发生便秘时，不可屏气用力扩张会阴部，可用开塞露或液体石蜡润滑，尤其是拆线后头两三天，避免做下蹲、用力动作；解便时宜先收敛会阴部和臀部，然后坐在马桶上，可有效地避免会阴切口裂开。坐立时身体重心偏向右侧，既可减轻伤口受压而引起的疼痛，也可预防表皮错开；避免摔倒或大腿过度外展而使伤口裂开。

　　新妈妈卧床时最好侧卧于没有会阴切口的那一侧，这样就可以减少恶露流入会阴伤口的机会，而且，能避免因压迫而影响伤口愈合这一情况。其次，新妈妈要注意卫生，勤换卫生巾和内衣裤。

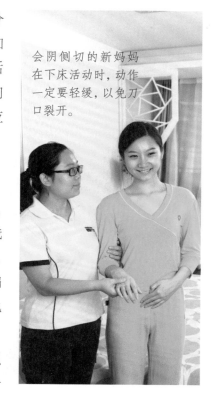

会阴侧切的新妈妈在下床活动时，动作一定要轻缓，以免刀口裂开。

专家教你**坐月子**

　　大多数新妈妈产后都会感到会阴疼痛，下面就教大家一些减轻不适和疼痛的方法：

　　一定要避免触碰损伤的地方；至少每 4 个小时换一次卫生巾，确保卫生巾垫得合适牢靠，免得卫生巾动来动去引起更多刺激；小便后用温水冲洗会阴部，并用干净的毛巾轻轻擦干，而不要用卫生纸；大便后要从前往后擦拭，避免把肛门的细菌带到阴道。如果疼痛长时间没有减轻，或是发烧了，就要及时去医院就诊，可以在医生指导下吃些止疼消炎药。

需要做会阴侧切术的情况有：

➤ 产妇会阴弹性差、阴道口狭小或会阴部有炎症、水肿等情况。

➤ 子宫口已开全，但是胎头较低，胎宝宝有明显的缺氧现象。

➤ 胎宝宝心率有异常变化，或心跳节律不匀，并且羊水浑浊或混有胎便。

了解会阴侧切

● 会阴侧切术是在会阴部做一斜形切口的手术，仅针对顺产妈妈，可以防止产妇在分娩中会阴撕裂、保护盆底肌肉。

● 会阴侧切术大概需要20分钟左右，当然根据伤口的深浅及医生的不同，时间多少是会有一些差别的。

● 因会阴侧切术前要进行局部麻醉和会阴部神经阻滞麻醉，切开时要在宫缩时进行，所以，大多数产妇不会感觉很痛。但当胎儿娩出后，强烈的宫缩得以缓解，会阴切口缝合时，产妇会感觉疼痛。

● 术后新妈妈大多不用止痛药就能忍受这种会阴切口处的疼痛。

✘ 不宜产后马上熟睡

专家和医生建议，产后不宜立即熟睡，应当采取半坐卧位闭目养神。其目的在于消除疲劳、安定神志、缓解紧张情绪等，半坐卧位还能使气血下行，有利于恶露的排出。

新妈妈在半坐卧位闭目养神的同时，可用手掌从上腹部向脐部按揉，在脐部停留，旋转按揉片刻，再按揉小腹，可有利于恶露下行，避免或减轻产后腹痛和产后出血，帮助子宫尽快恢复。闭目数小时后，新妈妈就可以美美地睡上一觉了。

✘ 不宜忽视会阴清洁

很多会阴侧切的顺产新妈妈心里都会有些担心，担心伤口恢复不好，其实这些担心完全没有必要。只要每日冲洗会阴部2次，保持会阴干净，并观察出血情况；大小便后用温水冲洗外阴；保持良好、愉快的心态，都能恢复得很好，更不会影响以后的性生活。

✘ 不宜出产房时受寒凉

很多新妈妈在家坐月子的时候特别注重保暖，避免受寒，但是却忽略了出产房时的保暖事宜。当顺产新妈妈终于从艰辛的分娩医院走出来时，往往衣服、头发已经被汗浸湿。此时，要及时换掉湿衣服，还要用干毛巾把头发擦干，以免受寒。

✘ 不宜长时间仰卧

产后常仰卧，易使子宫后位，从而导致新妈妈腰膝酸痛、腰骶部坠胀等不适。因此，为使子宫保持正常位置，新妈妈最好不要长时间仰卧。早晚可采取俯卧位，注意不要挤压乳房，每次时间20~30分钟，平时可采取侧卧位，这种姿势不但可以预防子宫后倾，还有利于恶露的排出。分娩后也可以早晚各做一次胸膝卧位，即胸部与床紧贴，尽量抬高臀部，膝关节呈90°，可预防子宫后位。

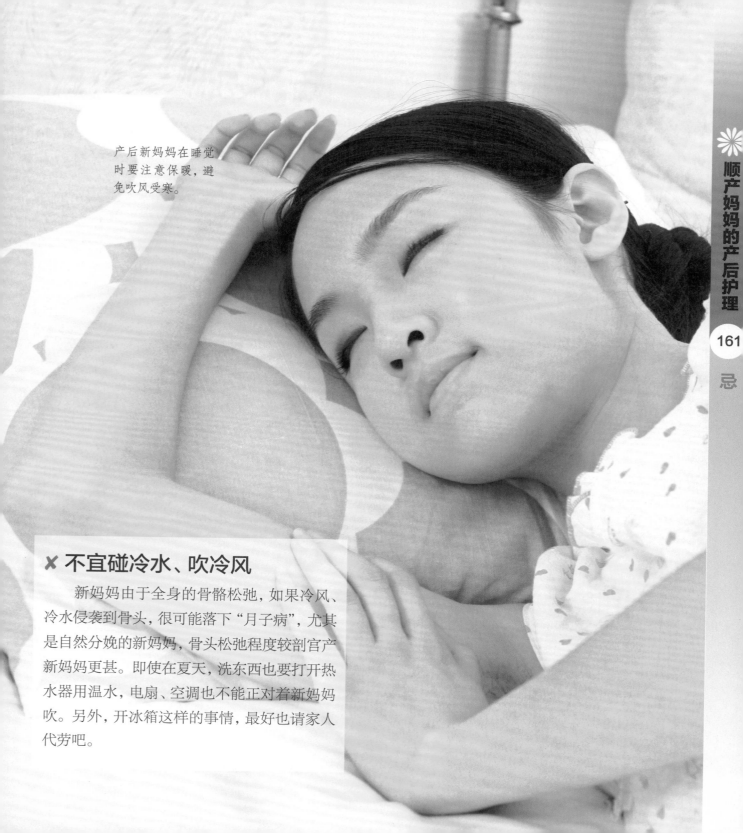

产后新妈妈在睡觉时要注意保暖，避免吹风受寒。

✖ 不宜碰冷水、吹冷风

新妈妈由于全身的骨骼松弛，如果冷风、冷水侵袭到骨头，很可能落下"月子病"，尤其是自然分娩的新妈妈，骨头松弛程度较剖宫产新妈妈更甚。即使在夏天，洗东西也要打开热水器用温水，电扇、空调也不能正对着新妈妈吹。另外，开冰箱这样的事情，最好也请家人代劳吧。

剖宫产妈妈的产后护理

剖宫产不同于自然分娩，由于手术伤口较大，创面较广，所以经历了剖宫产的新妈妈在产后护理及坐月子的时候，要注意的事项会较多。但是剖宫产的新妈妈也不必为此忧心忡忡，只要科学、合理地进行护理，完全可以坐一个轻松、惬意的月子。

✓ 宜先排气再吃东西

选择剖宫产的妈妈在术后6小时内应当禁食，因为手术容易使肠道受刺激，导致肠道功能受到抑制，肠蠕动减慢，肠腔内有积气，因此，术后会有腹胀感。手术6小时后可饮用些排气类的汤，如萝卜汤、冬瓜汤等，以增强肠蠕动，促进排气。新妈妈排气后，饮食可由流质改为半流质，食物宜富有营养且容易消化。可以选择鸡蛋汤、粥、面条等，然后根据新妈妈的体质，再将饮食逐渐恢复到正常。

剖宫产几年后可再怀孕？

2 年

医学上建议，剖宫产至少2年之后才可以再怀孕。这样能较少地影响曾经受损的子宫。由于胎儿的发育使子宫不断增大，子宫壁变薄，尤其是手术刀口处是结缔组织，缺乏弹力，容易出现危险。

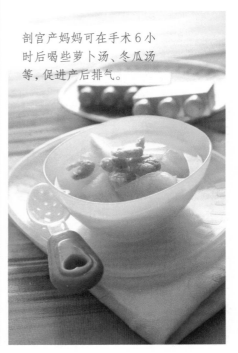

剖宫产妈妈可在手术6小时后喝些萝卜汤、冬瓜汤等，促进产后排气。

✓ 宜注意排尿和排便

剖宫产手术前，医生会在产妇身体里放置导尿管。导尿管一般在术后24~48小时，待膀胱肌肉恢复收缩排尿功能后拔掉。拔管后，新妈妈如果有尿意，一定要尽量自行排尿，这有利于防止尿路感染。

剖宫产手术中，麻醉的应用可致肠管功能暂时丧失，原肠管内容物停滞，水分被吸收，大便干燥，从而导致排便困难。手术后，新妈妈由于疼痛，腹部不敢用力，导致大便不能及时排出，造成大便秘结导致的便秘。所以手术后新妈妈应想办法尽快排便。

新妈妈排气后进食时，应多吃一些流质食物，补充水分的同时，还可以温润肠胃。产后多喝水，根据身体情况适当活动，不要绝对卧床，这样可以促进肠蠕动，预防便秘。

✔ 宜定时观察腹部刀口及恶露

新妈妈及家属宜定时查看腹部刀口的敷料有无渗血。手术后应有恶露排出，量与月经量接近或略多，流血过多或者无恶露排出均属于不正常现象，应及时告知医生。

剖宫产妈妈伤口的护理必须遵循两个原则：一是保持干爽；二是在手术隔天视情况换药。此外，要特别注意翻身的技巧。术后24小时后就应该练习翻身、坐起并下床慢慢活动，以增强胃肠蠕动并尽早排气，预防肠粘连及血栓形成。

✔ 宜多翻身

忍住疼痛多翻身，是剖宫产新妈妈尽快排气，恢复身体的一大秘诀。由于剖宫产手术对肠道的刺激，以及受麻醉药的影响，新妈妈在产后会有不同程度的肠胀气，会感到腹胀。如果此时在家人的帮助下多做翻身动作，就会使麻痹的肠肌蠕动功能尽快恢复，从而使肠道内的气体尽早排出，可以解除腹胀，还可避免引起肠粘连。

剖宫产妈妈照样有母乳

➤ 虽然剖宫产的分娩方式有别于自然分娩，新妈妈身体受损和体内泌乳素的迟至会使剖宫产妈妈乳汁分泌不及顺产妈妈快。所以，剖宫产妈妈更要让宝宝频繁吸吮，这是加快乳汁产出的最有效的办法。此外，宝宝的吸吮还可以促进子宫收缩，减少子宫出血，使伤口尽快复原。

专家教你**坐月子**

进行剖宫产的新妈妈不要以为手术完了就万事大吉了，重头戏还在后面。从剖宫产术后恢复知觉起，就应该进行肢体活动，24小时后要练习翻身、坐起，并下床慢慢活动，即便感觉疼痛也要忍着，这样能增强胃肠蠕动，尽早排气，对新妈妈非常有利。

其实，术后再怎么痛，为了尽快恢复健康，新妈妈还是应听取医生的建议，适当翻身、下地走动。

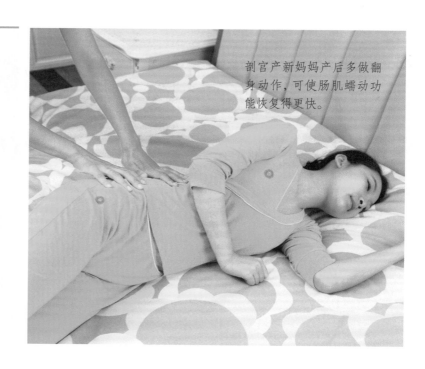

剖宫产新妈妈产后多做翻身动作，可使肠肌蠕动功能恢复得更快。

剖宫产后伤口的护理措施

➤ 手术后伤口的痂不要过早地揭掉，过早强行揭痂会把尚停留在修复阶段的表皮细胞带走，甚至撕脱真皮组织，刺激伤口出现刺痒。

➤ 改善饮食习惯，多吃蔬菜水果、鸡蛋、瘦肉等富含维生素 C、维生素 E 以及含人体所必需氨基酸的食物。这些食物能够促进血液循环，改善表皮代谢功能。另外要忌吃辣椒、葱、蒜等刺激性食物。

➤ 一定要尽量避免阳光直射，防止紫外线刺激形成色素沉淀。

➤ 注意保持瘢痕处的清洁卫生，及时擦去汗液，不要用手抓挠，也不要用衣服摩擦疤痕或用水烫洗的方法止痒，以免加剧局部刺激，促使结缔组织炎性反应。

✔ 宜做好伤口护理措施

剖宫产后，新妈妈身体抵抗力较弱者或者腹部脂肪较厚者有可能会伤口感染。另外，伤口疤痕会影响外观，由于体质的原因，一些新妈妈还可能会有瘙痒的困扰，处理上十分棘手，如果有这种体质，手术后就应该使用硅胶片，以减少蟹足肿（瘢痕疙瘩）发生。

一般剖宫产的手术伤口范围较大，皮肤的伤口在手术后 5~7 日即可拆线或去除皮肤夹，也有的医院进行可吸收线皮内缝合，不需拆线。但是，完全恢复的时间需要 4~6 周。总之，剖宫产新妈妈一定要细心呵护伤口，避免给非常忙乱的月子里增添更多麻烦。

✔ 宜注意睡姿

剖宫产术后前 6 小时： 术后回到病房，需要头偏向一侧，去枕平卧 6 个小时。因为大多数剖宫产选用硬脊膜外腔麻醉，头偏向一侧可以预防呕吐物的误吸，去枕平卧则可以预防头痛。

剖宫产 6 小时后： 6 个小时以后，就可以垫上枕头了，新妈妈应该翻翻身，以变换不同的体位。此时，不宜采用平卧，这是因为手术后麻醉药作用消失，新妈妈伤口感到疼痛，而平卧位对子宫收缩疼痛最敏感，故应采取侧卧位，使身体和床成 20°~ 30°角，将被子或毛毯垫在背后，以减轻身体移动时对刀口的震动和牵拉痛。

✔ 宜穿大号内裤

为了更好地保护剖宫产伤口，新妈妈可以选择大一号的高腰内裤或平脚内裤，它们会让刀口感觉更舒服，而且最好每天更换一次内裤。这是因为剖宫产后抵抗力下降，如不注意卫生极易引起感染。

✔ 术后24小时内宜卧床休息

　　无论局麻或全麻的新妈妈，术后24小时之内应卧床休息，每隔三四个小时在家人或护理人员的帮助下翻一次身，以免局部压出褥疮。放置于伤口的沙袋一定要持续压迫6小时，以减少和防止刀口及深层组织渗血。另外，应保持环境安静、清洁，注意及时更换消毒软纸。

剖宫产术后前6小时，新妈妈最好采取平卧姿势休息，而且不要枕枕头。

✘ 不宜多用止疼药

年轻的剖宫产新妈妈多少有点"娇气"，由于没有经历自然分娩的疼痛，在剖宫产后麻醉药作用消退时，会感觉到伤口出现疼痛，并逐渐强烈。此时，新妈妈最好不要用止痛药物，因为它会影响肠蠕动功能的恢复，也不利于哺乳。为了宝宝，新妈妈应忍一忍，这种疼痛很快就会过去的。如实在疼痛难忍，可在医生指导下用止疼药，但也不宜多用。

✘ 饮食不宜过饱

剖宫产手术时因受麻醉药影响，胃肠道正常功能被抑制，肠蠕动相对减慢，若如进食过多会使肠内代谢物增多，在肠道滞留时间延长，这不仅可造成便秘，而且还会使新妈妈产气增多，腹压增高，不利于康复。

新妈妈产后要注意少食多餐，每天的进食次数为五六次。此外，为了满足自身和哺乳的需要，新妈妈要多吃一些含钙量丰富的食物，每天从膳食中摄取的热量应在 2800 千卡以上。

紧急剖宫产要在几分钟内取出宝宝？

5 分钟

紧急剖宫产是指在特定情况下为孕妈妈进行的紧急手术，时间越长，胎宝宝的危险越大。因此，要求医生必须在手术开始 5 分钟内取出宝宝，以确保孕妈妈和胎宝宝的生命安全。

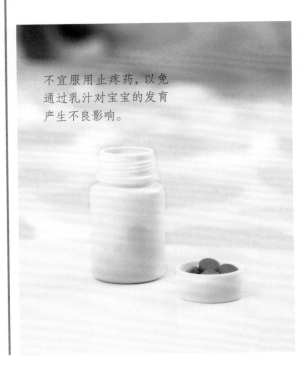

不宜服用止疼药，以免通过乳汁对宝宝的发育产生不良影响。

✘ 不宜在伤口愈合前多吃鱼

鱼是新妈妈很好的进补食品，而且有利于下乳，但剖宫产或侧切的新妈妈不宜过多食用，因为鱼类特别是海产鱼类体内含有丰富的有机酸物质，它会抑制血小板凝集，对术后止血与创口愈合不利。所以剖宫产新妈妈最好不要在伤口愈合前多吃鱼。

✘ 不宜忽视腹部缝线

剖宫产妈妈在咳嗽、恶心、呕吐时，容易使腹部缝线断裂，出现上述情况时护理人员或者家人要帮助新妈妈用手压住伤口两侧，以免伤口出现意外。另外，家人还要多帮助新妈妈检查伤口愈合情况，尤其是肥胖者、糖尿病患者、贫血患者。

✘ 不宜长久卧床

剖宫产妈妈不宜长久卧床休息，从术后恢复知觉起，就应该进行肢体活动，手术 24 小时后可以练习翻身、坐起，并下床慢慢活动，这样能增强胃肠蠕动，尽早排气，可预防肠粘连及血栓形成而引起其他部位的栓塞。麻醉消失后，上下肢肌肉可做些收放动作，拔出尿管后要尽早下床，动作要循序渐进，先在床上坐一会儿，再在床边坐一会儿，再下床站一会儿，然后再开始溜达。

开始下床行走时可能会有点疼痛，但是对恢复消化功能有好处。术后 24 小时，妈妈可以在家人帮助下，忍住刀口的疼痛，在地上站立一会儿或轻走几步，每天坚持做三四次。实在不能站立，也要在床上坐一会儿，这样也有利于防止内脏器官的粘连。

提醒剖宫产妈妈，下床活动前可用束腹带(医用)绑住腹部，这样，走动时就会减少因为震动而引起的伤口疼痛。

在剖宫产妈妈的伤口处压沙袋，目的主要有 3 个

➤ 预防术后腹腔压力突然降低，导致淤积在腹腔静脉和内脏中血液过量，回流入心脏。

➤ 压迫腹部切口，减少刀口处的渗血、渗液，起到止血的作用。

➤ 通过对腹部的压迫，刺激子宫收缩，减少子宫出血，促进子宫恢复。

专家教你**坐月子**

剖宫产手术刀口结痂大概在两三周后，瘢痕开始增生，此时局部会出现发红、发紫、变硬，并突出皮肤表面。3~6 个月后，纤维组织增生逐渐停止，瘢痕也逐渐变平变软，颜色变成暗褐色，这时剖宫产瘢痕就会出现痛痒。特别是在大量出汗或天气变化时，常常刺痒到非要抓破见血才肯罢休的程度，所以在瘢痕患者中有 "疼痛好忍、刺痒难熬" 之说。正确的处理方法是涂抹一些外用药，如肤轻松、去炎松、地塞米松等用于止痒，但哺乳新妈妈要谨慎用药。切不可用手抓挠，也不能用衣服摩擦或用水烫洗，这样只会加剧局部刺激，使结缔组织出现炎性反应，引起进一步刺痒。

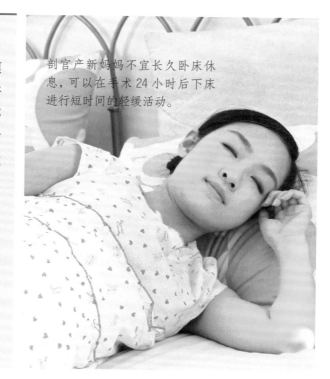

剖宫产新妈妈不宜长久卧床休息，可以在手术 24 小时后下床进行短时间的轻缓活动。

坐月子生活细节

坐月子并不是我们一般认为的 1 个月，而是 42 天，这是依据新妈妈身体复原状况而定的。在这 42 天的时间里，新妈妈要注重生活细节，养好身体，按照坐月子的习惯来生活。月子期间护理不当，极易给新妈妈的身心健康带来不利影响。新妈妈要想坐一个轻松、健康的月子，就从科学护理开始吧！

✔ 宜劳逸结合

新妈妈在月子里要休养好身体，应做到劳逸结合，合理安排作息时间。首先要有充分的休息时间，否则新妈妈会感觉疲倦、焦虑、精神抑郁，还会影响乳汁的分泌。新妈妈要保证每天有 8 小时以上的睡眠时间，睡时最好采取侧卧位，以利于子宫恢复。一般产后 8 小时可以在床上坐一会儿。如果分娩顺利，产后 12 小时可以下床、上厕所。

产后 24 小时后可以随意活动，但要避免长时间站立、久蹲或做重活，以防子宫脱垂。出院后 2 周内应以卧床休息为主。

✔ 宜穿带后跟的保暖拖鞋

多数人认为坐月子期间新妈妈不需要穿鞋，因为大多数时间不出门，只是在家走走。其实坐月子期间穿鞋更应该讲究，一定要注意足部保暖，要穿柔软的棉拖鞋，最好是带脚后跟的，尤其是冬季，如果脚受凉，会引发产后足跟或腹部不适，甚至出现腹泻。即便是在室内活动，也应该穿柔软的、带后跟的棉拖鞋，而不要穿着无后跟的拖鞋，更不可穿高跟鞋。

有多少新妈妈产后会出现睡眠问题

40%

最新的调查显示，有超过 40% 的新妈妈都会出现睡眠问题。生完宝宝后，新妈妈有好多新的任务要完成，如喂奶、换尿片、哄宝宝睡觉……晚上睡个好觉成了一种奢望。

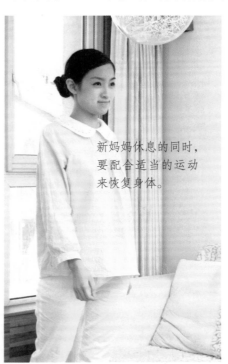

新妈妈休息的同时，要配合适当的运动来恢复身体。

✔ 宜根据宝宝的生活规律进行休息

月子里，新妈妈一般每隔两三个小时就要给宝宝哺乳和更换尿布，夜间也要进行，会比较疲劳，所以新妈妈应该根据宝宝的生活规律来安排自己的休息时间，在宝宝睡觉的时候，新妈妈也要抓紧时间睡觉休息。

一般情况下，新生宝宝每天大概睡 15 个小时，而新妈妈至少要睡 8 小时。新妈妈可根据宝宝的生活规律调整休息时间，当宝宝睡觉的时候，不管什么时间，都可以躺下来休息。不要小看这短短的休息时间，它会让你保持充足的精力。

✔ 宜适度用眼

由于产后体内激素的变化，新妈妈的身体某些器官发生一些功能性的变化，于是就会出现视力下降、视线模糊等现象。因此新妈妈在月子期间要适度用眼。

在月子里，新妈妈应以休息、适当活动、增加营养、恢复体力为主。要适当控制看电视和上网的时间，否则眼睛会感觉疲劳。一次观看电视或上网的时间不要超过 1 小时，观看过程中，可以闭上眼睛休息一会儿，或起身活动一下。另外，电视机放置的高度要合适，最好略低于水平视线。新妈妈要与电视机或电脑保持一定距离，这样可以减轻眼睛的疲劳。

新妈妈要注意眼睛的休息，累了可以适当做做眼保健操。

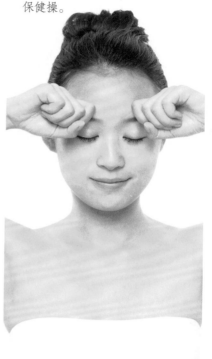

专家教你**坐月子**

很多新妈妈在产后复查的时候都向我们反映说，自从有了宝宝，就没睡过一个安稳觉，每天都困得要命。

要想坐好月子，就必须保证有充足的睡眠，坐月子期间睡眠不足，不但会减少母乳分泌，还会影响食欲等。

虽然新爸爸在外上班很辛苦，但妻子也可以适当的让他分担一些家务，比如换换尿布、洗洗尿布、陪宝宝玩一玩，自己也能趁机"放会儿假"，休息一下。

注意眼睛的保养

➤ 可以适当吃些去火的水果和绿色蔬菜，补充维生素 A，防止眼睛干涩。

➤ 可以吃些动物肝脏，有养肝明目的效果。

➤ 要注意用眼卫生，不要用手揉眼睛，保证充分的休息。

✗ 不宜久站久蹲

月子期间，新妈妈不宜久站久蹲。此时，盆腔里的各器官并没完全复位，功能也没有完全恢复，如果久站久蹲会造成子宫沿阴道方向往下挪动，造成产后子宫脱垂，影响其复位。

实际上，分娩后盆底肌肉的恢复大约需要3个月的时间，所以月子期间的新妈妈不要久站久蹲，以免加大对盆底肌肉的压力，影响其复位。在这3个月内，新妈妈做事情时可以选择坐位或短时间站位，以防止子宫脱垂。

✗ 不宜不刷牙

旧习俗认为新妈妈在坐月子时不能刷牙，从今天的医学角度来看，这种说法毫无科学根据。如果月子期间不刷牙，那么口腔内细菌会大量繁殖，导致各种牙病，如龋齿、牙周炎、齿龈脓肿等。

但是新妈妈刷牙漱口与产前不同，产后前3天需采用指漱。指漱就是把食指洗净或在食指上缠上干净的纱布，然后把牙膏挤在手指上，用手指充当刷头，像正常刷牙一样在牙齿上来回、上下擦拭，然后再用手指轻按牙龈数次。产后第4天可使用牙刷刷牙，但最好选用软毛牙刷，这样才不会伤害牙龈。刷牙动作要轻柔，宜采用"竖刷法"。

✗ 不宜总把宝宝放在新妈妈身边

很多刚刚分娩后的新妈妈在休息时总是喜欢将宝宝放在自己身边，以便哺乳。实际上这是不科学的，这种做法一方面影响了新妈妈的休息，因为新妈妈在翻身的时候总会担心不小心弄醒宝宝，导致新妈妈在睡觉时采取一种固定的睡姿。另一方面也不利于宝宝的健康，当新妈妈在睡梦中不自觉地翻身时，可能会压到宝宝或者把宝宝弄醒。

因此，新妈妈不要让宝宝和自己睡得太近，可以将宝宝放在婴儿床内，这样新妈妈在睡觉时就可以采取自由舒适的姿势了。当然，我们并不是让妈妈和宝宝分离，在白天妈妈和宝宝都醒着的时候，新妈妈可多跟宝宝说说话，逗逗宝宝以及正常哺乳，以加深感情。但如果新妈妈身体不适，需要休息时，就要尽量把宝宝放在婴儿床内，以免影响新妈妈的睡眠。

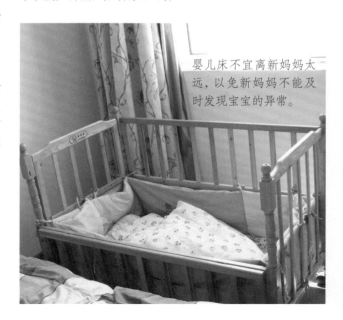

婴儿床不宜离新妈妈太远，以免新妈妈不能及时发现宝宝的异常。

✘ 不宜腹带过紧

产后新妈妈的肚皮较为松弛，早期可以使用腹带，但腹带不宜过紧。

正确的绑法。绑腹带时新妈妈应平躺在床上，两腿屈膝，稍抬高臀部，留出空隙方便腹带缠绕，松紧要以自己感到呼气不受压迫为宜。缠绕的时候将腹部往上推，使下垂的器官归位。腹带要从耻骨处往上缠绕，一直缠到胸线以下。

正确的时间。绑腹带的正确时间是在每天早饭后半小时，膀胱排尿之后；中午吃饭前要取下，等饭后半小时再缠上，到了就寝前再取下。

✘ 忌亲朋过早探望

由于刚分娩后的新妈妈需要静养以恢复体力，尤其是在产后的最初 3 天，亲朋最好不要在此时来探望。若来探望，时间也不宜超过半小时。不一定要求客人进门就脱去外套，但抱宝宝之前一定要洗手，不要随便亲或抱宝宝，以免惊吓宝宝。有慢性病或感冒的客人最好等病好后再来探视，以免引起交叉感染。

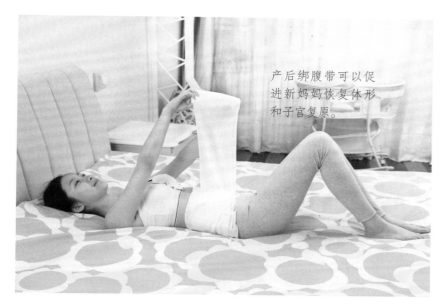

产后绑腹带可以促进新妈妈恢复体形和子宫复原。

✘ 忌过早进行性生活

胎儿和胎盘娩出后，子宫腔的创面完全恢复需 6~8 周，如果在创面尚未修复、恶露淋漓时就进行性生活，细菌有可能随之入侵，从而导致生殖器官炎症，如子宫内膜炎、附件炎甚至败血症等，如不及时治疗，还将危及新妈妈生命。产后由于卵巢激素的作用不充分，阴道黏膜薄、弹性差易充血，过早地进行性生活，易导致阴道黏膜受损。

✘ 忌忽视产后避孕

产后立即采取避孕措施，不仅有利于正常哺乳，而且对避免产后给新妈妈的健康造成损害有重要的意义。由于几乎所有的口服避孕药都有人工合成的激素，服用后会通过乳汁进入宝宝体内，影响宝宝性器官的正常发育，因此建议新妈妈产后选择阴道隔膜、避孕套或分娩后 6 周放置宫内节育环以避孕。

坐月子误区，你知道吗

" 坐月子是帮助新妈妈顺利度过人生生理和心理转折的关键时期，所以一定要注意。不过，由于现在生活条件的改变，很多坐月子的经验都已经不适合新妈妈了。月子期间护理不当，极易给新妈妈的身心健康带来不利影响。新妈妈要想坐一个轻松、健康的月子，就要从科学护理开始。"

1 在月子里，婆婆和妈妈一动也不让我动，就让我休息，不许我下床走动

老一辈观点认为 1 个月不能下床活动，这样身体才能恢复好，这是不可取的。正常分娩的产后 24 小时、会阴侧切者于产后 3 天、剖宫产术后 1 周便可以下床活动。如果 1 个月卧床不起，可能会使新妈妈没有食欲、没有力气，还会导致便秘、子宫内膜炎、血管栓塞等疾病。

2 月子里不要着凉，家里的长辈就让我捂得严严实实的

老一辈认为坐月子就需要捂，即使是夏天也要穿得厚些，裹得严实些。对于这种情况，新妈妈不必照单全收。如果捂得过于严实，反而会使新妈妈更容易感冒。

3 家人在月子里都不让我开窗通风

通风是一种简单、方便、有效的空气消毒方法，可以大大减少居室的病菌。因此，坐月子期间也要开窗通风。通风时新妈妈可以和宝宝换到另一个房间去，不要让风直接吹到自己和宝宝。

4 一生完宝宝，家人就让我开始大补，说这样有利于催奶

刚出生的宝宝吃得少，此时分泌乳汁过多容易让奶水淤积，导致乳房胀痛，反而影响哺乳。过多的高脂食物摄入不仅让身体发胖，宝宝也很难吸收，从而导致消化不良。一般在产后一周喝补汤较好，比较适宜的汤是富含蛋白质、维生素、钙、磷、铁、锌等营养素的清汤，如瘦肉汤、蔬菜汤、蛋花汤、鲜鱼汤等，而且要保证汤菜和肉一块吃，这样才能真正摄取到营养。

5 月子期间也不能出门，就是在家走走，不用穿鞋

新妈妈在坐月子期间穿鞋更应该讲究。首先底子要软，穿软底鞋舒服不容易累，时间久了也不会后脚跟痛；其次要宽松保暖，最好是带后跟的一脚蹬，这样面对夜里宝宝的哭闹便于穿脱，也不会使脚受凉。除此还要选择防滑鞋底，以免新妈妈滑倒。

6 生完宝宝新妈妈觉得万事大吉了，可以开始减肥了，早早地就穿上塑形衣

新妈妈为了产后有一个好身材，不惜在月子期间早早地穿上塑形衣，这么做是不科学的。塑形衣不仅影响胃肠的蠕动，导致便秘，还会使腹腔脏器供氧不足，损害本身虚弱的脏器。新妈妈最好在出了月子后再穿塑形衣。

7 家里新添了宝宝，亲朋好友都迫不及待地来看宝宝

刚分娩后的新妈妈，身体虚弱，需要静养，以恢复体力，亲朋好友最好不要太早来探望。若来探望，时间也不宜超过半小时。亲戚朋友来探望，环境嘈杂又容易带来细菌，对抵抗力弱的新妈妈和宝宝不利。因此进门后应脱去外套，抱宝宝之前一定要洗手。有慢性病或感冒的亲友最好等病好后再来探望，以免引起交叉感染。

8 休息的时候总是喜欢把宝宝留在自己的身边

新妈妈在休息的时候总是喜欢将宝宝放在自己身边，这种做法一方面影响了新妈妈的休息，另一方面也不利于宝宝的健康，当新妈妈在睡梦中不自觉地翻身时，可能会压到宝宝。可以将宝宝放在婴儿床上，这样新妈妈在睡觉的时候就可以采取自由舒适的姿势了。

专家教你**坐月子**

月子里要适当多吃蔬菜、水果。以前认为产妇吃水果、蔬菜会影响身体恢复，不利于乳汁分泌，其实这种观点是不科学的。

分娩后，新妈妈需要补充水分、维生素和矿物质，而且由于哺乳，此时对维生素等营养需求是平时的 1 倍。此外，蔬菜水果中含有丰富的膳食纤维，促进胃肠道蠕动，还可以预防产后便秘。

所以从可进食正常餐开始，新妈妈可以保持每日半个水果，数日后逐渐增加至一到两个。产后就可以吃蔬菜，可从少量开始，如每餐进食 50 克左右，然后逐渐增加至 200 克左右。

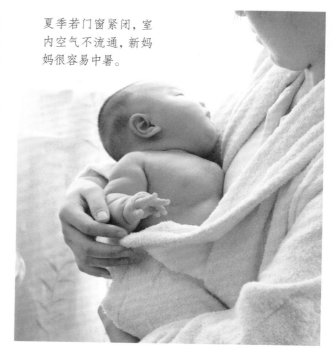

夏季若门窗紧闭，室内空气不流通，新妈妈很容易中暑。

夏天坐月子

夏季阳光直射，天气炎热，三伏天更是让人煎熬。夏天坐月子一方面要注意避暑，另一方面要注意养心。俗话说得好：心静自然凉。夏天坐月子的新妈妈为了降暑，不可过度"贪凉"，否则会引起产后各种不适症状。

✓ 宜选择开胃的食物

新妈妈刚生完宝宝，体虚内热、爱出汗，食欲自然欲乏。清爽可口、健脾开胃的食物很适合夏季坐月子的新妈妈吃。

紫苋菜有独特的香味，而且烹制后有亮丽的颜色，有促进食欲的效果。紫苋菜的钙、铁含量比较多，夏季心烦气闷时，清香可口的紫苋菜粥尤其适合坐月子的新妈妈。香浓的菜粥，若配上精制可口的小菜，定能让夏季食欲缺乏的新妈妈胃口大开。

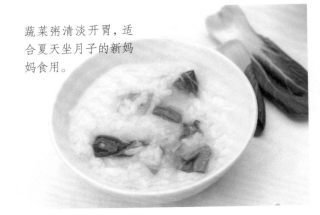

蔬菜粥清淡开胃，适合夏天坐月子的新妈妈食用。

饮。天气热，食欲较差，可以喝些祛暑汤，如山楂汤、绿豆汤、酸梅汤、西瓜翠衣汤等。

✓ 宜用蚊帐防蚊虫

夏天坐月子的新妈妈，会遇到恼人的蚊虫叮咬问题。很多病菌会通过蚊虫传播，给新妈妈和宝宝的健康造成威胁，而市面上的防蚊虫产品又多多少少带有毒性，因此蚊帐就成了新妈妈防蚊虫的最佳选择。新妈妈可选择透气性好的蚊帐来应对夏天蚊虫叮咬这一问题。

✓ 宜多喝温开水

夏天坐月子的新妈妈多喝一些温热的白开水，补充大量出汗时体内丢失的水分。千万不要因为天气炎热或怕出汗而喝冰水或是大量食用冷

✓ 宜盖薄厚适度的被子

夏季坐月子的新妈妈切记不要捂得太厚，被褥的厚度要适宜，保持舒适、干燥，符合时令就好。不要捂得满头大汗，使身体失水过多或是产生中暑现象。再则，新妈妈捂得过厚，一会儿将被子掀起一会又盖上，忽冷忽热更容易患感冒，不利于身体的恢复。

夏季天热，新妈妈最好准备一块柔软、吸水性强的毛巾，出汗后及时擦拭。湿了的被褥及时换下，在阳光下晾晒，但床的位置最好摆放在阳光不直接照射的地方。

✗ 不宜吃寒凉性食物

炎热的夏天，如果来一杯冷饮、一块雪糕或者一块冰镇西瓜，无疑会使人顿时感到清凉不少。但是作为刚刚分娩的新妈妈，这些东西还不能吃，如果吃了，容易导致脾胃消化吸收功能障碍，不利于气血的充实、恶露的排出和瘀血的祛除。

在夏季坐月子时，新妈妈如果出汗多、口渴，可以食用绿豆汤，也可吃些水果消暑，但要远离雪糕、冰淇淋、冰冻饮料等。过食冷食还会造成胃肠道黏膜血管收缩，胃液分泌功能降低，影响食物的消化，引起消化不良，腹泻严重者还会影响新妈妈的母乳质量。

✗ 不宜用蚊香

蚊香燃烧会产生有害物质蚊香烟，里面含有超细微粒，一盘蚊香释放出的微粒与烧 4~6 包香烟的量相同。而蚊香烟里所含的超细微粒一旦被人们吸进肺里，短期内可能引发哮喘，出现呼吸困难、头痛、眼睛痛、窒息、反胃等现象。为此新妈妈和宝宝的房间里不宜使用。

✗ 不宜长时间待在空调房里

由于空调房密闭，空调使房间湿度低，空气质量下降，适合细菌、病毒繁殖，容易使人感到头昏、疲倦、心烦气躁，因此，新妈妈最好还是少待在空调房里为好。即使使用空调，也要经常开窗换气，以确保室内外空气的对流交换。一般开空调 1~3 小时后掉，然后打开窗户将室内空气排出，使室外新鲜空气进入。

✗ 不宜使用麻将席

夏天坐月子的新妈妈，如果感觉太热，无法入睡，可以选择使用草席，但千万不能使用麻将席。麻将席属于竹编工艺，过于凉爽，体质虚弱的新妈妈不适合使用。

另外，给新妈妈使用草席一定要事先擦洗干净，并在阳光下晾晒数小时，祛除草席中的螨虫和对人体有害的致病菌。使用草席时最好在上面铺一条棉质床单，既不阻挡凉意，又干燥舒适。

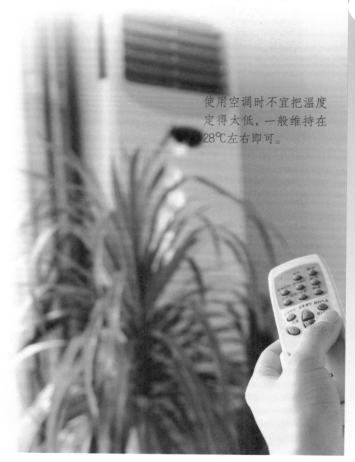

使用空调时不宜把温度定得太低，一般维持在28℃左右即可。

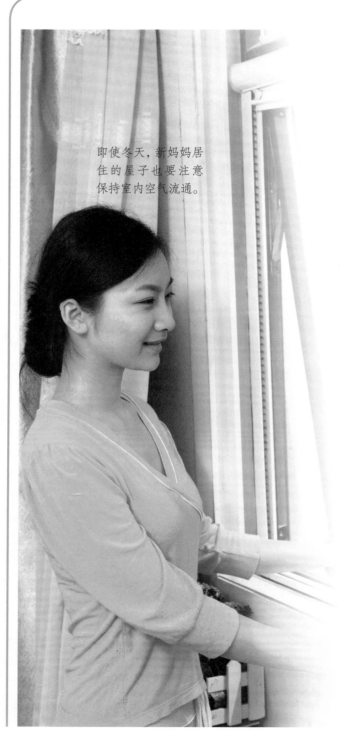

即使冬天，新妈妈居住的屋子也要注意保持室内空气流通。

冬天坐月子

冬季人体受寒冷气温的影响，机体的生理功能和食欲等都会发生变化。那些在冬天坐月子，尤其是居住在北方的新妈妈，要注意防寒保暖。室内温度以 22~26℃ 为宜，切忌忽高忽低。在没有暖气的南方，可以采用空调和电暖气等设备来保持室内温度。要注意的是，虽然要保暖，但被褥也不要过厚。

✔ 宜定期开窗通风

冬天天气寒冷干燥，新妈妈和宝宝都需要关紧门窗来保暖，时间久了会导致室内通风不良。适时开窗通风会给新妈妈和宝宝带来新鲜的空气，并且通风后室内的细菌会减少，所以，定时开窗通风还是很必要的。开窗时，新妈妈和宝宝可以另处他室，待空气换过后再回来。不要让新妈妈受风是正确的，但是不代表室内不可以通风，通风时要避免对流风直吹。

✔ 宜保持室内湿度适宜

冬天坐月子的新妈妈，要注意室内的空气不能过于干燥，空气干燥容易使人口干舌燥、流鼻血、咽痛，可以用加湿器，或者在室内放一盆水，或者每天洒水、拖地，以提高空气的湿度。一般来说室内的空气湿度应保持在 50%~60% 为宜。为了随时了解室内的湿度状况，家里可以准备一个湿度计。

✗ 不宜补钙过晚

怀孕后期以及产后 3 个月，新妈妈体内钙的流失量较大，加之北方天气寒冷，在冬季坐月子不可能开窗晒太阳，这样就不利于钙的合成和利用。哺乳期妈妈每天分泌约 700 毫升的乳汁，平均每天丢失钙约 300 毫克，所以新妈妈不宜补钙过晚。中国营养学会推荐，哺乳期新妈妈每天适宜的钙摄入量为 1200 毫克，而通过食物摄入是最安全可靠的方法，含钙高的食物有芝麻酱、瘦肉、大豆、花生、动物肝脏、鱼类和畜禽肉汤、牛奶等。

✗ 不宜室温忽高忽低

宜控制好室温。冬天坐月子，听起来好像是新妈妈的福气，外面寒风刺骨，屋里却是暖洋洋的，但冬天天气寒冷干燥，室内温度不易控制，忽高忽低会使新妈妈着凉、感冒或者关节受到风寒湿气的入侵。一般情况下，室内温度宜维持在 18~22℃，相对湿度保持在 50%~60% 左右比较适合新妈妈和宝宝。

✗ 不宜增加盐的摄入

对于人体来说，一天摄入 6 克盐分是比较合适的，最多不能超过 10 克，过多摄入就会造成电解质代谢紊乱，从而影响肾功能。而对于新妈妈来说，冬季天气寒冷，新妈妈的汗量减少，随着出汗消耗的盐分也随之减少，体内的钠元素会保持相对平衡，所以烹饪当中不宜多放盐，品味淡一些为好。

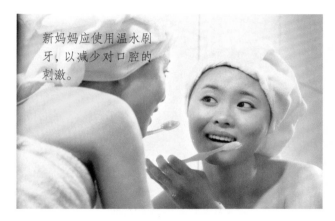

新妈妈应使用温水刷牙，以减少对口腔的刺激。

✗ 不宜用冷水刷牙

冬天坐月子的新妈妈身体较虚弱，正处于调整中，对寒冷刺激较敏感，如果用冷水刷牙，低水温会刺激新妈妈的口腔。

新妈妈在刷牙时应将牙刷用温水泡软，减少刺激。再则，牙膏中的主要成分是摩擦剂和氟化物，摩擦剂使牙齿干净，氟化物对牙齿起保健作用。研究表明，想让这些有效成分发挥作用的话，最佳水温应在 37℃ 左右。所以，用温水刷牙益处多多。

✗ 不宜直接接触凉水

冬天坐月子的新妈妈应避免接触凉水，无论是洗漱还是做家务都应用温水，洗澡的时候水温还可以更高一点。因为产后身体虚弱，而人体温度在 37℃ 左右，直接接触冷水的话人体会感到寒冷，进而产生一系列应激反应，如心跳加快、血压升高、肌肉收缩等。不但不利于身体恢复，还易引起感冒、发热等疾病。

产后哺乳

怎么抱着宝宝吃奶最舒服呢？我的奶水够宝宝吃吗？怎么一直没听到宝宝咕咚咕咚酣畅地吞咽奶水？生病吃药时能哺乳吗？不吃母乳宝宝也能一样健康聪明吗？关于产后哺乳的问题，会为你一一解答，让每一个新妈妈都成为专业的妈妈。

✔ 宜尽早给宝宝喂初乳

一般来说，当宝宝出生后脐带处理好后，新妈妈就可以尝试给宝宝哺乳了。第1天有少量黏稠、略带黄色的乳汁，这就是初乳。初乳含有大量的抗体，能保护宝宝免受细菌的侵害，减少新生儿疾病的发生。其次，哺乳的行为可刺激新妈妈的大脑，大脑发出的信号可增加乳汁的分泌。因此，新妈妈在产后应尽早地给宝宝哺乳，可形成神经反射，增加乳汁的分泌。

✔ 宜多吸吮缓解乳房胀痛

如果新妈妈乳汁分泌得过多，又未能及时排出，就会出现胀奶的现象，从而引起新妈妈乳房胀痛。新妈妈乳房胀痛时不要因为怕疼而停止给宝宝哺乳，相反，更应让宝宝多吸吮乳房，以排空乳房，如果乳汁过多，宝宝吃不完，可用手或吸奶器把剩余的乳汁排出来。

✔ 宜选最舒服的姿势哺乳

新妈妈宜选择最舒服的姿势哺乳。舒服的姿势不会让自己和宝宝感觉到劳累。如果坐在床上或沙发上哺乳，可以用枕头垫在腿上。如果坐在椅子上，可以踩一只脚凳。

此外，宝宝也要躺舒服了，应将宝宝的身体对着新妈妈的身体，头枕在新妈妈的前臂或肘窝里，新妈妈的胳膊要托住宝宝的背，手托住屁股和腿，让他的脸正好对着新妈妈的乳房。

分娩后多久开奶最好？

30分钟

开奶是新生儿降生后，新妈妈开始的第1次喂奶。一般分娩半小时后就可以让宝宝趴在新妈妈胸前吸吮乳头，这样的接触最好能持续5~10分钟。宝宝尽早吸吮乳头，可以使新妈妈尽快建立催乳和排乳反射，促进乳汁分泌。同时，还有利于子宫收缩，并有利于增进母子感情。

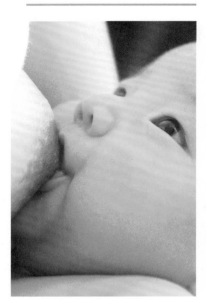

✔ 宜食补助泌乳

新妈妈在产后开始泌乳后要加强营养，这时的饮食品种应多样化，最好应用五色搭配原理，黑、绿、红、黄、白尽量都能在餐桌上出现，既增加食欲，又均衡营养，吃下去后食物之间也可互相代谢消化。新妈妈千万不要依靠服用营养素来代替饭菜，应遵循人体的代谢规律，食用自然的饭菜才是正确的，真正符合"药补不如食补"的原则。

✔ 宜充分睡眠助泌乳

乳汁分泌的多少不仅与宝宝吸吮刺激有关，还与新妈妈的精神状态、睡眠质量、营养供给有直接关系。新妈妈要想让乳汁充足，让宝宝尽情享受这天然的营养资源，保持精神愉快和充分的睡眠也是重要的因素。因此家人要为新妈妈提供良好的休息环境，确保新妈妈每天的睡眠时间在 8 小时以上，以促进乳汁分泌。

✔ 宜积极预防急性乳腺炎

产后的 1 个月内是急性乳腺炎的高发期，新妈妈应积极预防，注意卫生。预防哺乳期急性乳腺炎的关键在于避免乳汁淤积，防止乳头损伤，并保持乳头清洁。哺乳后应及时清洗乳头，加强卫生保健。如有乳头内陷，可经常挤捏、提拉进行矫正；产后养成定时哺乳的习惯，不让宝宝含着乳头睡觉；每次哺乳时尽量让宝宝把乳汁吸完，如有淤积，可按摩或用吸奶器排尽乳汁；另外，当乳头有破损或皲裂时需及时治疗。

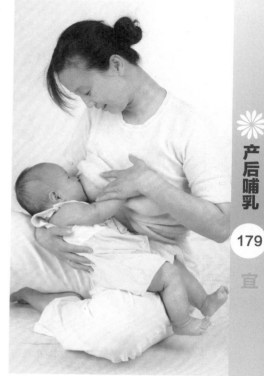

专家教你**坐月子**

新妈妈产后分泌乳汁时乳房会胀痛，这是正常现象，出现此症状时，在清醒状态下新妈妈自然会很好地保护好乳房，但殊不知在睡觉时也应保护好乳房。有时睡觉姿势不当也会引起乳房的不适，加剧疼痛，甚至引发炎症。这就要求新妈妈在睡觉时应采取不压迫乳房的侧卧位姿势，同时还要注意乳房的清洁。

睡觉时保护乳房应做到

➤ 不要俯卧。

➤ 侧身而睡时切勿使乳房受压。

➤ 睡眠时脱掉内衣。

➤ 不可让宝宝含着乳头睡觉。

➤ 按摩乳房。按摩可以帮助新妈妈哺乳且能增加乳房的弹性，避免乳房下垂。

✘ 不宜边哺乳边看电视

最好不要把电视机放在新妈妈的卧室内，尤其不要边哺乳边看电视。因为这样会减少新妈妈和宝宝感情交流的机会，宝宝听到的是电视里发出的喧闹声，听不到妈妈轻柔的话语，看不到妈妈温馨的微笑，这对宝宝大脑的发育很不利。而且在观看电视时，新妈妈往往被电视情节所吸引，会忽略宝宝的变化。

✘ 不宜让宝宝只吸吮乳头

宝宝吃奶时，一定要让宝宝含住乳头和大部分乳晕，这样才能有效地刺激乳腺分泌乳汁。仅仅吸吮乳头不仅宝宝吃不到奶，还会引起乳头皲裂。如果宝宝吃奶不费力，而新妈妈也感觉不到乳头疼痛，那就是正确的。

✘ 不宜浴后马上哺乳

许多处在哺乳期的新妈妈喜欢洗完热水澡后，暖融融地抱起宝宝哺乳。其实新妈妈刚洗完热水澡后，并不太适宜立即哺乳，因为浴后体热蒸腾，乳汁的温度也比平时要高，这时哺乳，宝宝可能会不舒服。

✘ 不宜浴后立刻吃奶

宝宝洗完澡后气息会产生变化，气息未定就吃奶会使宝宝脾胃受损，甚至可能患上赤白痢疾。所以，凡是洗浴之后，应当让宝宝休息一段时间，等气息平定下来再进行哺乳。给宝宝洗澡，最好能形成一个固定的时间，比如说早上或中午。

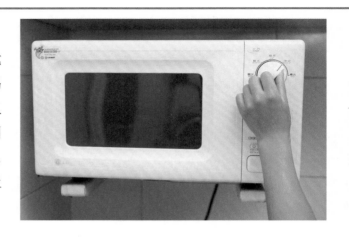

✘ 不宜生气时哺乳

新妈妈在生气时，内分泌变化，这种变化的内分泌会进入乳汁，影响乳汁分泌，这时哺喂可能会令宝宝吸入带有"毒素"的乳汁。另外，情绪的起伏往往也会影响到哺乳期妈妈的大脑皮层，可能抑制催乳素的分泌，使新妈妈出现乳汁缺乏的现象。

✘ 不宜用微波炉热奶

很多新妈妈有一个喂养新生儿的"省事妙招"——用微波炉给新生儿热奶。其实，这是一个严重的错误，对于宝宝来说，它可能会带来一些健康隐患。用微波炉加热容易造成奶水受热不均，还会造成乳汁成分的轻微改变。另外，在密闭容器中的液体膨胀可能会造成爆炸。

奶中蛋白质含量丰富，如果在微波炉中长时间加热，会导致蛋白质从溶胶状态变成凝胶状态，随之出现沉淀物，奶的质量也有所下降。日常生活中，新妈妈不应为图省事就常用微波炉给宝宝加热奶。

✗ 忌泌乳后哺喂次数过少

产后第 3~7 天是新妈妈泌乳的过程，此阶段给宝宝的哺乳次数最好频繁些。最好一个乳房让宝宝吸满 10 分钟，如果宝宝在吃了 5 分钟的时候睡着了，轻轻捏宝宝耳朵将其叫醒，继续吸，而且两个乳房都要吸到。

如果此阶段哺乳不当，最容易造成乳腺管堵塞而使乳汁淤积，从而导致乳房胀痛的现象，所以这段时间哺乳次数应该频繁一些，以促进乳汁分泌，缓解疼痛。

✗ 忌过分紧张

剖宫产的新妈妈泌乳时间要比顺产的新妈妈来得晚一点，分泌的量也会稍微少一点，没有关系，这是正常现象。剖宫产的新妈妈此时不要太紧张，过分紧张和担心，都可能会导致具有抑乳作用的激素上升，把产乳的激素压下去。要保持充足的耐心，适当按摩乳房，让宝宝多吮吸，增加泌乳量。

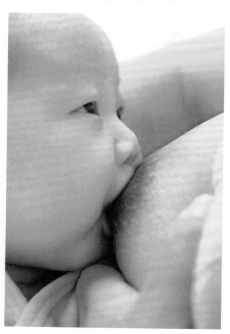

哺乳时的注意事项

➤ 不要让宝宝太过贴近胸部，这样可以避免乳头肿痛。

➤ 喂奶时不能只喂一侧乳房，要两个乳房交换着来喂。

➤ 给宝宝喂奶时要避免压迫到胸部顶端，因为那样很可能会使乳头的方向改变，阻塞乳腺。

➤ 哺乳前，可以先用温毛巾敷一敷乳房，有利于乳汁分泌。

➤ 哺乳后，可以用凉毛巾擦拭乳房，以利于血管收缩。

也不要急着喝催乳汤，可根据宝宝实际的吃奶量进行有条理地催乳。如果宝宝在吃完奶后不一会儿又哭闹、饿了，即说明奶水少了，新妈妈可以喝些催乳汤，但要注意循序渐进，促进乳汁的分泌。

✗ 忌平躺着哺乳

宝宝的胃呈水平位置，平躺着喂吃奶易导致宝宝吐奶，而且宝宝的咽鼓管短，位置平而低，新妈妈躺着哺乳，很容易使细菌分泌物或呕吐物侵入宝宝耳道，从而引起急性化脓性中耳炎。新妈妈应该采取坐喂或半坐姿势，将一只脚踩在小凳上，抱好宝宝，另一只手以拇指和食指轻轻夹着乳头喂哺，以防乳头堵住宝宝鼻孔，或因奶汁太急而引起呛奶、吐奶。

远离月子病

人们常说"在坐月子时，如果没有保养好身体，就容易落下病根"，这是对的。产后是女性身体最脆弱的时候，非常容易受疾病侵扰。在坐月子期间，新妈妈时刻都要注意疾病的预防和治疗，以免落下月子病。

✔ 宜低盐少脂防水肿

产后新妈妈一方面由于子宫变大，影响血液循环而引起水肿，另一方面，受到体内黄体酮含量的影响，身体代谢水分的状况变差，身体也会出现水肿。那么，如何改善新妈妈产后水肿？

可以采用补肾活血的食疗方法，去除身体水分。如喝点薏米红豆汤，可以强健肠胃、补血，也可以达到通乳的效果。红糖生姜汤，用生姜连皮用水煮，有活血的效果，也可预防感冒。同时，饮食要清淡，不要太咸，还要补充脂肪较少的瘦肉或鱼类，以免加重肾脏负担发生水肿。

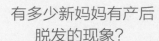

有多少新妈妈有产后脱发的现象？

1/3

怀孕以后，体内雌激素增多，使得头发的寿命延长了，而到分娩以后体内雌激素恢复正常，那些"超期服役"的头发就开始脱落。大概有超过 1/3 的新妈妈在坐月子时会有不同程度的脱发现象。

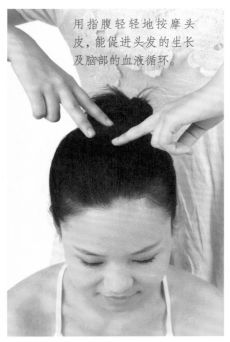

用指腹轻轻地按摩头皮，能促进头发的生长及脑部的血液循环。

✔ 宜预防产后脱发

新妈妈原本光泽、有韧性的头发会在产后暂时停止生长，并出现明显的脱发症状，这是受到体内激素的影响。这种症状最长在 1 年之内便可自愈，新妈妈不必过分担心。如果脱发情形严重，可服用维生素 B_1、谷维素等，但一定要在医生指导下服用。

为减少脱发，哺乳期应当心情舒畅，保持乐观情绪，注意饮食合理，多吃富含蛋白质的食物，多吃新鲜蔬菜、水果及海产品、豆类、蛋类。另外，还要经常用木梳梳头，或有节奏地按摩头皮；还可经常洗头，以刺激头皮，促进头部的血液循环。

✔ 宜自我减压赶走失眠

无论是入睡困难、眠浅易醒、醒后难眠，还是彻夜未眠，都属于失眠。对于新妈妈，压力是造成失眠的首要因素。另外，因为照顾宝宝而昼夜颠倒，卧室太冷、太热、太吵或太亮，以及更换卧室，都会影响新妈妈睡眠。

新妈妈如有失眠，宜先找到失眠的原因。如果白天小睡时间过长或过晚，降低了夜晚想睡的需求，则应避免过长的午睡或傍晚的小睡。此外，睡前可以洗个温水澡，可按摩或用轻柔的体操来帮助放松。另外，要保持卧室舒适、清洁、空气清新。

✔ 宜积极预防产褥感染

产褥感染轻则影响新妈妈产后恢复时间，重则危及生命，因此必须做好预防工作。应积极治疗急性外阴炎、阴道炎及宫颈炎，避免胎膜早破、滞产、产道损伤及产后出血。有胎膜早破或产后出血等感染因素存在时，必须住院治疗。接生时避免不必要的阴道检查及肛诊。注意产后卫生，保持外阴清洁，尽量早些下床活动，以使恶露尽早排除。

几招简单的按摩可以帮助有失眠烦恼的新妈妈轻松入睡

➤ 用拇指推压灵道穴至神门穴约半分钟。

➤ 按压太阳穴及印堂穴各约半分钟。

➤ 用手掌侧边搓压足三里至丰隆穴，发热即止。

➤ 按压三阴交穴约半分钟。

➤ 取涌泉、太溪、失眠三穴，用指端轻轻压住穴位，每个穴位各按压 3~5 分钟。结合温水按摩足底效果更佳。

专家教你**坐月子**

分娩后新妈妈的内分泌系统尚未得到调整，骨盆韧带还处于松弛状态，腹部肌肉也由于分娩而变得较为松弛，或遇恶露排出不畅引起盆腔淤血。因此，产后腰痛是很多新妈妈经常遇到的麻烦。

有些新妈妈产后很娇气，不愿意下床活动，总是躺或坐在床上休养，躺的时间太久，腰部肌肉缺乏锻炼，也容易出现腰痛。因此，新妈妈不要贪图安逸过多躺卧，顺产后 24 小时、剖宫产 48 小时之后就可以做产后康复按摩，以利于腰部肌肉的恢复。月子期间，新妈妈应适当运动，坚持散步等，或适当做一些预防腰痛的体操，以加强腰背部的柔韧度。

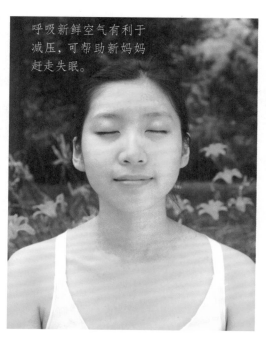

呼吸新鲜空气有利于减压，可帮助新妈妈赶走失眠。

产后痛风有 3 种类型

➤ 血虚型：全身关节疼痛，肢体酸楚、麻木，头晕心悸，舌淡红、少苔，脉细无力。

➤ 风寒型：全身关节疼痛，屈伸不利，或痛无定处，或疼痛剧烈，宛如锥刺，或体肿、麻木，步履艰难，遇热则舒服，舌淡、苔薄白，脉细缓。

➤ 肾虚型：产后腰肌酸痛，腿脚乏力，或足跟痛，舌淡红、苔薄，脉沉细。

✘ 不宜忽视骨盆疼痛的预防

分娩时分泌的松弛素使骨盆扩张，如果产后新妈妈觉得骨盆疼痛，原因一是产后恢复不好，二是可能引起了盆腔炎症。要预防这种情况的发生一要注意个人卫生，二要适度进行骨盆运动。

注意个人卫生。新妈妈要做到勤换洗被褥、内衣裤，使用消毒的卫生垫并勤换。此外，产后新妈妈为了促进子宫的恢复，要保持侧卧的姿势，这就在不知不觉中延长了盆骨支撑人体的时间，为了避免其疲劳，要适当变换睡姿并做骨盆运动。

✘ 不宜轻视耻骨分离症

很多新妈妈产后会觉得腰腿疼痛，这是因为耻骨联合分离、骶髂韧带劳损或骶髂关节损伤所致。在分娩过程中，骨盆扩张过程中韧带可能会受到损伤，如果分娩时产程过长，胎儿过大，产时用力不当，姿势不正确或者腰骶部受寒等，再加上产后过早劳动和负重，都会增加骶髂关节的损伤机会，引起关节囊周围组织粘连，阻碍骶髂关节的正常运动，可造成耻骨联合分离或骶髂关节错位，从而引起疼痛。

✘ 不宜忽视产后痛风

新妈妈想恢复得更健康，就一定不可忽视产后痛风，这会影响新妈妈以后的生活。产后痛风的特点是：产后肢体酸痛、麻木；局部红肿、灼热；类似于风湿、类风湿引起的关节痛。

产后痛风重在日常预防，切不可麻痹大意。产后要注意保暖，不可经受风寒，尤其要注意头部和脚部的保暖。室内要通风透气，但不可直接吹风，即使在夏天也不要贪凉。居室环境要保持干燥洁净，避免潮湿。

✘ 不宜忽视子宫复位不全

宝宝顺利出生了，但是他曾居住过的小房子——子宫，却比怀孕时更需要关怀和照顾，一般需要4~6周的时间，才能恢复原貌。而在这一过程中，会有疼痛、疾病不断来袭，新妈妈要格外注意。

除了通过产后检查来判断子宫复位外，新妈妈还需要注意一些生活细节：在生产后半年之内应尽量避免下半身用力，例如搬重物、做下蹲动作等；及时进行一些产后运动，如进行腹式深呼吸，或者在产后一周躺在硬床上进行抬腿、提臀，或膝胸卧式运动等，可使子宫和下腹有效收缩和复原。

伴有炎症现象时，应在医生指导下给予广谱抗生素消炎治疗。也可采用有活血化瘀功效的中药，促进子宫收缩，如益母草膏，但要在医生指导下使用。

子宫后倾时，新妈妈可采取膝胸卧式，以纠正子宫位置。每日一两次，每次10~15分钟。

如果新妈妈不适严重，如恶露淋漓不尽，或者明显感觉子宫有不适，宜尽早去医院诊断，千万别拖延，以免延误病情诊断。

新妈妈可以采取膝胸卧式运动，来促进子宫收缩和复原。

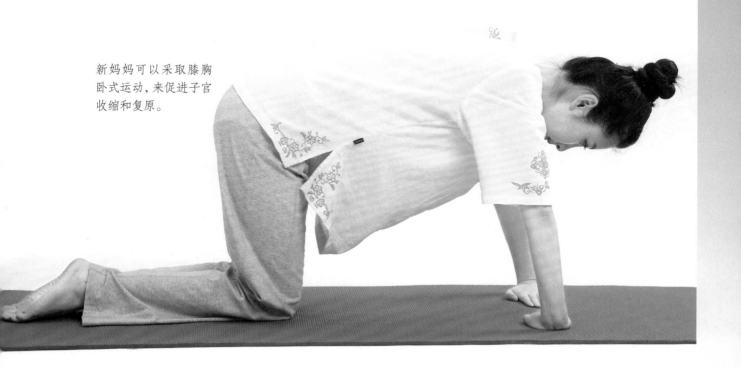

产后瘦身与美容

面对身材臃肿、面容憔悴的自己，新妈妈苦恼不已。怀孕期间，为了让宝宝发育得更好，妈妈是大吃特吃，时间在不知不觉中流逝，赘肉也在不知不觉中增长。其实，只要掌握科学的饮食、睡眠和运动，新妈妈照样能恢复孕前的美丽。

✔ 宜通过哺乳瘦身

专家提醒新妈妈，产后最佳的瘦身秘方就是哺乳了，因为喂母乳有助于消耗母体的热量，其效果比起节食、运动，丝毫不逊色。

在哺乳期间，新妈妈可以借助哺乳，每天以 100~150 千卡的热量消耗掉体内储存的脂肪，由于哺乳妈妈所消耗的热量较多，自然比不哺乳的新妈妈容易恢复产前的身材。同时，哺乳还可加强母体新陈代谢和营养循环，将体内多余的营养成分输送出来，减少皮下脂肪的堆积。

产后瘦身如何进行？

饮食 + 运动

新妈妈可以从饮食和运动两方面达到瘦身的效果。饮食要清淡，在滋补的同时多摄取一些蔬菜、水果和各类谷物。此外，适当进行瘦身锻炼，但时间不可过长，运动量也不能过大，要逐渐增加运动量。需要强调的是，哺乳新妈妈刻意瘦身会影响乳汁的品质，所以最好采用适当运动的方式来瘦身。

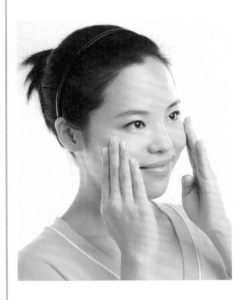

✔ 宜做脸部按摩

新妈妈适当做脸部按摩，不但可以促进血液循环，也有促使细胞新陈代谢的作用，使肌肤早日回到以前的紧致和美丽。

首先将脸部按摩霜抹匀在手心上，然后把按摩霜涂抹在脸部，从中心朝向外侧进行按摩，直到养分被吸收为止。

✔ 宜加强颈部保养

新妈妈可以适当做做颈部运动，加强对颈部的保养。具体步骤如下：

1. 站立姿势，双手自然下垂，双脚打开，与肩同宽。

2. 右手扶住头，向右侧压下，然后还原，换另一侧进行。

3. 双手抱头做头颈旋转动作，注意运动时要缓慢。

✘ 不宜盲目吃减肥药瘦身

新妈妈千万不要急于瘦身，就去盲目地吃减肥药，喝减肥茶，这样会对身体恢复不利。减肥药主要是通过人体少吸收营养，增加排泄量，从而达到减肥的目的。更重要的是，减肥药的某些成分会随着乳汁进入到宝宝体内，危害宝宝的健康。即便是不哺乳的新妈妈，因为产后身体比较虚弱，也不可盲目、自行吃减肥药瘦身。

✘ 不宜过早进行美白祛斑护理

妊娠斑，包括黄褐斑、蝴蝶斑或色素沉着等是新妈妈最想消除的皮肤问题。其实，产后祛斑美白不宜过早进行，这是因为随着产后身体的恢复，大部分新妈妈的妊娠斑都能慢慢淡下来。

对于确实需要使用美白祛斑产品的新妈妈，最好选用原料天然、成分简单的美白祛斑产品。有的美白祛斑产品中添加了铅、汞等重金属成分，会随乳汁危及宝宝的健康。所以哺乳期新妈妈应避免使用这类美白祛斑产品，不确定成分的美白产品最好也不用。

过度减肥的不良结果

➧ 过度运动的过程中，腹肌紧张，腹压增加，使盆腔内的韧带、肌肉受到来自上方的压力，加剧了松弛的状态，容易造成子宫脱垂、尿失禁和排便困难。

➧ 过度减肥会使新妈妈出现头晕、头痛、失眠、小便失禁等疾病，精神状态越来越差，进而影响到照顾宝宝的工作。

专家教你坐月子

新妈妈产后想快速恢复苗条身材，便立即减肥，这样不但不利于身体健康，而且不利于哺乳。产后哺乳宝宝需要足够的水分和脂肪，所以新妈妈不仅不能减肥，还要多吃一些富含营养的食物，这样才能满足哺乳和自身身体的需求。如果要想节食减肥，应在哺乳期结束后开始。产后新妈妈出汗较多，再加上乳汁分泌，所以水量需求要高于一般人，因此要适当多喝清淡的汤水。

✘ 忌过早做剧烈运动

新妈妈在产后适当运动，对体力恢复和器官复位有很好的促进作用，但一定要根据自身恢复状况适量运动。有的产后新妈妈为了尽快减肥瘦身，就加大运动量，这么做是不合适的，大运动量或较剧烈的运动方式会影响尚未康复的器官恢复，尤其对于剖宫产的新妈妈，激烈运动还会影响剖宫产刀口或侧切伤口的愈合。此外，剧烈运动会使人体血液循环加速，使肌体疲劳，运动后反而没有舒透感，不利于新妈妈身体恢复。即使是轻微运动，也最好在每次运动结束后调整呼吸节奏，步行甩臂，并做一些放松活动，不宜马上休息。

产后的心理调试

　　产后半年内是发生抑郁症的高危期，宝宝的到来不仅给新妈妈带来了欢乐，更带来了责任和劳碌。月子里，新妈妈要以乐观、健康的心态去对待所处的环境，不要让悲伤、沮丧、忧愁、茫然等不良情绪影响自己。

✔ 宜学会自我调整

　　新妈妈要学会自我调整、自我克制，试着从可爱的宝宝身上寻找快乐。这一时期要尽可能地多休息，多吃水果和富含膳食纤维的蔬菜，不要吃太多巧克力和甜食，少吃多餐，身体健康可使情绪稳定。尽可能地多活动，如散步、做较轻松的家务等，但避免进行重体力运动。不要过度担忧，应学会放松。不要强迫自己做不想做或可能使你心烦的事。把你的感受和想法告诉新爸爸，让他与你共同承担并分享。这样你会渐渐恢复信心，愉快地面对生活。

✔ 宜和新妈妈多交流

　　新妈妈家属应了解新妈妈产褥期特殊的生理变化，体谅新妈妈，帮助调节新妈妈的情绪，对新妈妈给予照顾和关怀。特别是新爸爸，应该拿出更多的时间来陪伴新妈妈，经常进行思想交流，设法转移新妈妈的注意力，帮助新妈妈料理家务或照顾宝宝。很多夫妻因为有了孩子以后生活变得忙乱，从而忽略了情感交流，时间长了两个人之间就会变得陌生，没有共同语言，进而导致感情出现裂痕。其实，新爸爸一句温暖、体贴的话语有时候比什么都重要。

✔ 宜及时释放不良情绪

　　情绪沮丧时，新妈妈可借助一些方式排遣，如和新爸爸一起出去吃晚餐或看电影；和好朋友相约一起吃饭、聊天；联系很久不见的朋友，讲讲最近的新鲜事；找机会为他人做些好事也会使自己更快乐。

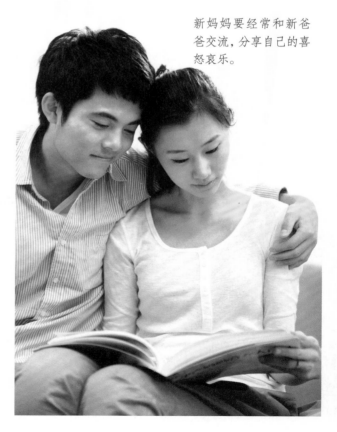

新妈妈要经常和新爸爸交流，分享自己的喜怒哀乐。

✔ 宜听音乐稳定情绪

音乐作为一种艺术，反映的是人类的思想，好的音乐会净化人的灵魂，使情感得到升华。好的音乐也会稳定人的情绪，驱散心中的不快，忘记身体的疲劳。其在医学和心理学治疗领域取得的惊人成就，让人们相信音乐有稳定情绪的效果。

新妈妈在感到情绪焦躁不安的时候，不妨听听抒情、平静，或是欢快的音乐，让自己放松，可以采取一种自己感觉最舒服的姿势，静静地聆听，忘掉烦恼和不快，让自己的情感充分融入音乐的美妙意境中去。

✔ 家人宜多理解

产后新妈妈常常会焦虑、烦躁，甚至对家人有过分的语言或行为，严重者可变成产后抑郁症。大约有半数以上的新妈妈可能出现这种状态。为此，新爸爸和家人会认为新妈妈实在娇气、事儿多，从而产生家庭矛盾。

其实这种反常行为是新妈妈身体激素变化的结果，并不是娇气所造成的。家人应该多多体谅，毕竟此阶段新妈妈会比较劳累，产后的不适、哺乳宝宝，加之神经比较敏感等问题均会让新妈妈产生不良情绪。因此家人应该给予理解，避免不必要的精神刺激，体贴地照顾新妈妈，以维护新妈妈良好的情绪，保持欢乐的气氛，这也是为宝宝创造一个良好家庭环境的重要条件。

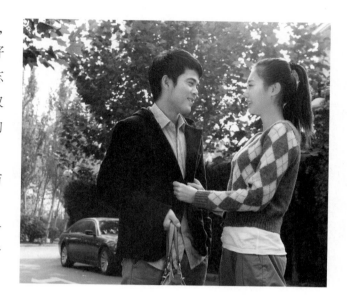

家人可以这样做：

1. 家人要积极给予疏导。

2. 应给新妈妈以关爱、支持、理解和帮助。

3. 主动帮助新妈妈承担家务，照顾宝宝，多让新妈妈休息。

4. 帮助解决宝宝喂养中存在的问题。

5. 满月后丈夫可多与妻子外出活动，如逛街购物或在外吃饭等。

6. 保证新妈妈充足的睡眠和休息，减少新妈妈的负担。

7. 可以让新妈妈与宝宝隔离一段时间，哪怕是每天 1 小时，让她去做一些自己喜欢做的事，如读报、喝茶、听音乐等。

8. 新妈妈情绪糟糕时，要帮新妈妈找心理医生咨询，进行治疗。

产后爱发脾气怎么办

● 新妈妈带宝宝又劳累又繁琐，吃不好，睡不好，这对体力和精力都是极大的挑战，极容易体力不支、疲倦不堪。当新妈妈心情不好时就爱发脾气。实际上，从怀孕开始，就应该多了解一些育儿知识，向有经验的妈妈多讨教孕育经验，也可以上专门的孕妇学校。充分准备，做起来的时候才能应付自如，从而避免孕期、产后因遇到各种事情手足无措，乱发脾气。

● 新妈妈要学会调整自己的情绪，多想想可爱的宝宝来改变自己烦燥的心情，用愉快的情绪来面对这些琐事和烦心事，这样就不会越来越烦了。还可以多让丈夫参与到带宝宝的过程中，这样既有利于宝宝的成长，也有利于家庭的稳定，还可以减轻自己的负担。新妈妈有空就要休息，以便恢复体力，调节心情。慢慢地就能形成良性循环。

✘ 不宜哭泣

产后新妈妈会因激素急骤下降，伤口还未康复、哺喂母乳遭遇挫折、身材改变，不知如何照顾宝宝等问题，感到忧郁而哭泣。中医认为肝开窍于目，为精血所养，产后气血耗损再加上哭泣会更伤精血，容易对眼睛造成伤害。而且哭泣代表心情不好，即怒伤肝，还会影响体内肝血，因此希望新妈妈要尽量控制情绪不要哭泣，好好休养。

✘ 不宜埋怨新妈妈

家人不要在宝宝的问题上埋怨新妈妈，因为每个新妈妈都想努力做个称职的妈妈，即使出现什么差错，那也是疏忽或经验不足造成的，这时应给予新妈妈安慰，而不是埋怨。

✘ 不宜忽视产后忧郁

产后情绪不稳定、忧郁、伤心、焦虑、易怒，这都是产后忧郁的常见表现，一般在产后几周内发生，持续一周或更长时间。产后忧郁与孕激素水平的变化有关。对大部分新妈妈来说，这些症状经过一段时间将会自然消失。家人一旦发现新妈妈有紧张、疑虑、内疚、恐惧的现象，就要留意，给予开导劝说，并根据新妈妈的兴趣爱好为其准备些有助于缓解不良情绪的活动，如听欢快的音乐、给她讲些笑话等。如果新妈妈情况比较糟糕，则要寻求医生帮助，及时治疗。

此外，要消除新妈妈产后焦虑、情绪低落等异常心理，新爸爸是一个重要的角色。新爸爸千万不要觉得妻子的这些情绪是小心眼儿的表现，反而应该多体谅妻子由于生理和心理变化而出现的异常情绪，在一些小事上多包容她，同时要多关心妻子的身体状况，多和她交流。

✘ 忌情绪波动

处于哺乳期的新妈妈可能会发现，如果自己的心情抑郁，宝宝的情绪也会变得很烦躁，会经常莫名其妙地啼哭。新妈妈的乳汁分泌也不如之前顺畅，颜色也不大对劲。这一连串的变化搞得新妈妈手忙脚乱，不明其因。这种情况的产生，就是因为产后初期新妈妈的情绪波动太大，自身的气血受到影响，使得乳汁的质量也发生了变化。因此，新妈妈要尽量避免情绪波动，以免影响自己和宝宝的健康。

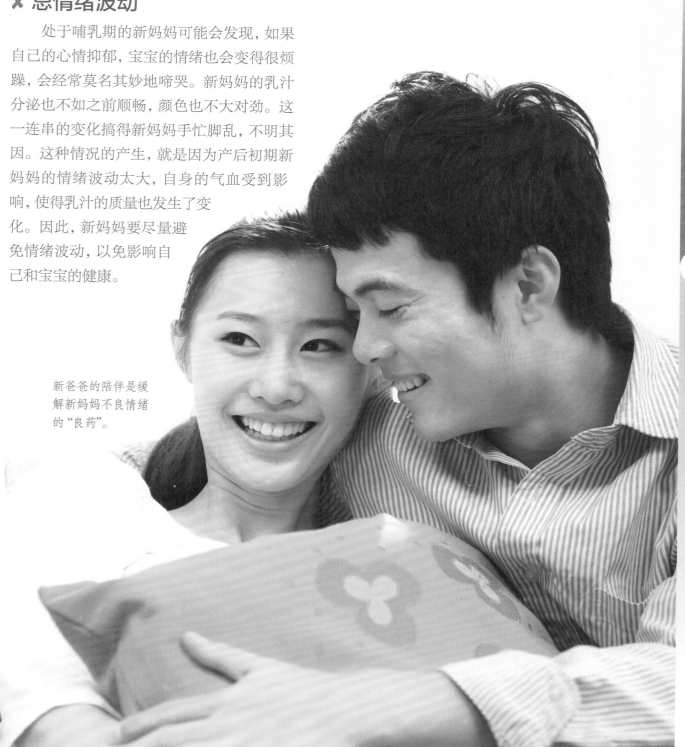

新爸爸的陪伴是缓解新妈妈不良情绪的"良药"。

坐月子饮食

身体刚刚经历了一场"革命"，新妈妈变得异常虚弱，急需通过饮食调理，将身体损耗的能量补回来。除了恢复自身体能，新妈妈还要给宝宝提供丰富充足的营养，而老传统更让新妈妈顾虑重重，吃什么、怎么吃成了月子里最大的学问。月子里，新妈妈要怎么吃才能更健康，有没有什么忌口的？如果你也想知道问题的答案，就赶快翻开下面的内容吧。

✓ 宜吃易消化的食物

产后新妈妈要及时调理饮食，加强营养，原则是选择富有营养、易消化的食物。产后第 1 天，要以稀软、易消化的食物为主（剖宫产新妈妈术后 6 小时内不要进食，6 小时后排完气可进食些流质、半流质食物）。顺产新妈妈产后第一餐应以温热、易消化的半流质食物为主，如藕粉、蒸鸡蛋羹、蛋花汤等。第二餐可基本恢复正常饮食，但由于此时胃肠功能差，仍应以清淡、稀软、易消化食物为宜，如：小米粥、面片汤、煮烂的肉菜等。

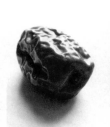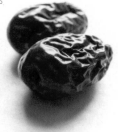

红枣是女性补气养血的佳品，但不宜多吃，每天两三个就够了。

✓ 宜多吃补血和益智食物

家人要为新妈妈准备一些补血的食物，如黑豆、紫米、红豆、红枣、猪蹄、花生、西红柿、苋菜、木耳、荠菜等。新妈妈还要多吃些有利于宝宝健脑益智的食物。因为婴幼儿期是大脑发育的重要时期，一定要给宝宝大脑发育提供充足的营养。

健脑益智的食物有：燕麦、莜麦、小米、糯米、玉米、大豆、黑豆、红枣、葡萄、核桃、栗子、莲子、松子、芝麻、花生，另外还有鱼、虾、干贝、牡蛎、紫菜、海带等水产品。

坐月子每天最好吃几餐？

6 餐

新妈妈要根据宝宝吃奶量的多少，定量进餐，可以在早中晚三餐中间加餐两次，再加一顿夜宵。早餐可多摄入五谷杂粮类食物，午餐可以多喝些滋补的汤，晚餐要加强蛋白质的补充，加餐则可以选择粥、水果、坚果等。

✔ 宜适当吃水果蔬菜

老一辈观点认为新妈妈不宜吃水果、蔬菜。事实上，新妈妈不仅要吃，还要适当多吃水果蔬菜，果蔬中含有丰富的维生素和膳食纤维。多种维生素是新妈妈组织修复和分泌乳汁必不可少的原料；膳食纤维有促进肠蠕动的作用，可以防治便秘。因此，应适当吃些新鲜蔬菜和水果，但不能吃刚从冰箱拿出的水果，以免着凉。

✔ 宜吃健脾胃的食物

新妈妈可以多进食一些健脾胃的营养菜肴，为满月后开始独立带宝宝打下身体基础。需要提醒的是，滋补的高汤都比较油腻，要注意肠胃的保健，所以应尽量少喝，但可以选择健脾胃的食物煮汤。常见健脾胃的食物有：芝麻、牛奶、苹果、山药、南瓜、银耳等。

✔ 宜循序渐进催乳

新妈妈产后的催乳，也应根据生理变化特点循序渐进地进行，不宜操之过急。尤其是刚刚生产后，胃肠功能尚未恢复，乳腺才开始分泌乳汁，乳腺管还不够通畅，不宜食用大量油腻的催乳食品。而在烹调中少煎炸，多做易消化的汤菜为宜；食物要以清淡为宜，遵循"产前宜清，产后宜温"的传统；不要吃影响乳汁分泌的麦芽等食物。

巧食助催乳

➤ 可常吃花生、猪蹄、木瓜、虾、蛤蛎、黄豆、核桃、花生、燕麦、芝麻等催乳食物。鲫鱼汤、猪蹄汤、排骨汤都是公认的很有效的催奶汤。

➤ 喝催奶汤的时候，不能仅喝汤不吃肉，要肉和汤一起吃。

➤ 韭菜、炒麦芽、大麦茶、人参等回奶食物要避免食用。

➤ 常吃蔬菜也有助于催乳，莴苣、莲藕、茭白等都是催乳"佳蔬"。新妈妈们合理搭配，有助变身"大奶牛"哦。

专家**教你坐月子**

很多新妈妈觉得好不容易生下了宝宝，终于可以不用在吃上顾虑那么多了，就赶紧挑自己喜欢吃的进补。殊不知，不挑食、不偏食比大补更重要。因为新妈妈产后身体的恢复和宝宝营养的摄取均需要全面而均衡的营养成分，新妈妈千万不要偏食和挑食，要讲究粗细搭配、荤素搭配等。这样既可保证多种营养的摄取，还可提高食物的营养价值，对新妈妈身体的恢复很有益处。

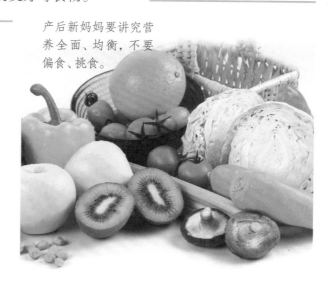

产后新妈妈要讲究营养全面、均衡，不要偏食、挑食。

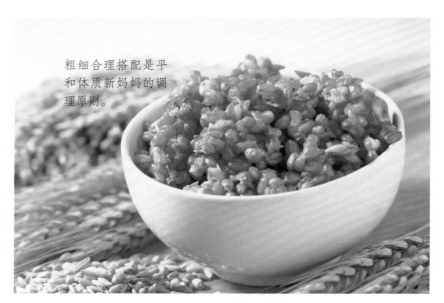

粗细合理搭配是平和体质新妈妈的调理原则。

✔ 宜按体质调养

中医认为，经过生产时的用力与出血、体力耗损，新妈妈处于"血不足，气亦虚"的状态，容易出现多汗、尿多、关节酸痛、头晕头痛、便秘等身体不适，产后需要休养复原。专家表示，坐月子还要根据不同体质进行调养和进补。无论哪种体质，坐月子都要多休息、保持个人卫生和精神愉悦。

平和体质新妈妈调理原则

症状表现：不热不寒，面色、肤色润泽，头发稠密有光泽，目光有神，鼻色明润，嗅觉、味觉正常，不易疲劳，精力充沛，耐受寒热，睡眠、食欲良好。

饮食调理：在饮食上注意粗细荤素合理搭配，养成良好的饮食习惯即可。

寒性体质新妈妈调理原则

症状表现：面色苍白，怕冷或四肢冰冷，口淡不渴，大便稀软，尿频且量多色淡，痰涎清，涕清稀，舌苔白。

饮食调理：适当吃些温热性食物，进行温补，如麻油鸡、参芪炖乌鸡、四物汤或十全大补汤等，原则上不能太油腻，以免腹泻。忌吃寒凉蔬果如西瓜、梨、黄瓜、苦瓜等。

热性体质新妈妈调理原则

症状表现：面红目赤，怕热，四肢或手足心热，口干或口苦，大便干硬或便秘，痰涕黄稠，尿量少、色黄、赤味臭，舌苔黄或干，舌质红赤，易口破，皮肤易长痘。

饮食调理：可以适当吃些白萝卜、冬瓜、白菜、黄瓜、竹笋等，宜用食物来滋补，例如山药鸡、糯米粥、海蜇荸荠汤、鱼汤、排骨汤等，宜多食水果蔬菜。

过敏体质新妈妈调理原则

症状表现：遗传性疾病有垂直遗传、先天性、家族性特征，对气候、异物等不能适应，易引发宿疾。

饮食调理：过敏体质的新妈妈饮食宜清淡、均衡，粗细搭配适当，荤素搭配合理。要避免食用易发生过敏反应的食物，比如蚕豆、白扁豆、牛肉、虾、螃蟹、茄子、白酒、辣椒、浓茶、咖啡及含致敏物质的食物。

✘ 不宜第 1 天就喝下奶汤

母乳是新妈妈给宝宝最好的礼物。为了尽快下乳，许多新妈妈产后第 1 天就开始喝催乳汤。但是，过早喝催乳汤，乳汁下来过快过多，新生儿又吃不了那么多，容易造成浪费，还会使新妈妈乳腺管堵塞而出现乳房胀痛。

若喝催乳汤过迟，乳汁下来过慢过少，也会使新妈妈因无奶而心情紧张，泌乳量会进一步减少，形成恶性循环。所以喝下奶汤时间也要适宜。一般在分娩后一周再给新妈妈喝鲤鱼汤、猪蹄汤等下乳的食物为宜。

✘ 不宜急于吃老母鸡

老母鸡是补虚佳品，但产后哺乳的新妈妈不宜立即吃。这是因为老母鸡中脂肪含量特别高，而产后新妈妈胃肠功能尚在恢复中，立即进食高脂肪含量的老母鸡汤，容易出现消化不良，而且大量的脂肪进入乳汁中，也不利于宝宝消化。此时喝鸡汤，最好选公鸡炖汤。

✘ 不宜吃生冷食物

产后新妈妈的代谢降低，体质大多从内热变成虚寒，所以中医主张产后宜温，不宜多吃过于生冷的食物。如果产后进食生冷或寒凉食物，会不利气血的充实，导致脾胃消化吸收功能障碍，并且不利于恶露的排出和瘀血的消散。这里所说的生冷不仅是指食物的温度不要太凉，还要注意食物本身的寒凉性质。

✘ 不宜喝红糖水超过 10 天

坐月子喝红糖水是我国的民间习俗，红糖既能补血，又能供给热量，是两全其美的佳品。红糖水非常适合产后第 1 周饮用，不仅能活血化瘀，还能补血，并促进产后恶露排出。但红糖水也不能喝得时间过长，久喝红糖水对新妈妈子宫复原不利。新妈妈喝红糖水的时间，一般控制在产后 7~10 天为宜。

✘ 不宜完全"忌盐"

过去，在月子里吃的菜和汤里不能放盐，要"忌盐"，认为放盐就会没奶，可这是不科学的。盐中含有钠，如果新妈妈限制钠的摄入，影响了体内电解质的平衡，那么，就会影响新妈妈的食欲，进而影响新妈妈泌乳，甚至会影响到宝宝的身体发育。但盐吃多了，就会加重肾脏的负担，对肾不利，会使血压升高。因此，月子里的新妈妈不能过多吃盐，也不能"忌盐"。

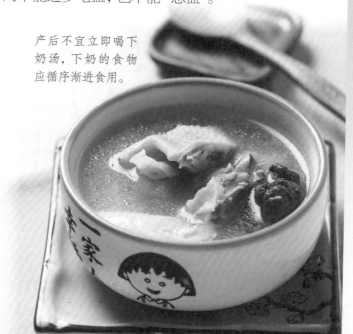

产后不宜立即喝下奶汤，下奶的食物应循序渐进食用。

健康月子餐 | 花样主食

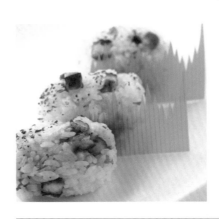

烤鱼青菜饭团

原料：熟米饭 100 克，熟鳗鱼肉 150 克，青菜叶 50 克，盐适量。

做法：❶ 用盐将熟鳗鱼肉抹匀，切碎；青菜叶洗净切丝。❷ 青菜丝、鳗鱼肉末拌入米饭中，取适量米饭，根据喜好捏成各种形状的饭团。❸ 平底锅放适量油烧热，将捏好的饭团稍煎，口味更佳。

营养功效

烤鱼青菜饭团富含蛋白质、钙、磷等营养素，是适合新妈妈的美味佳肴。

什锦面

原料：面条 100 克，肉馅、豆腐各 50 克，金针菇、胡萝卜、海带、鲜香菇各 15 克，鸡蛋（取蛋清）1 个，青菜 2 棵，鸡骨头、香油、盐各适量。

做法：❶ 鲜香菇、胡萝卜、海带洗净，切丝，金针菇洗净，撕开，青菜洗净，切段，豆腐洗净，切块，焯水。❷ 肉馅加入蛋清后揉成小丸子，在开水中汆熟；鸡骨头和海带熬汤。❸ 把面条放入熬好的汤中煮熟，放入香菇、金针菇、胡萝卜、豆腐、青菜和小丸子稍煮，加盐调味，淋上香油即可。

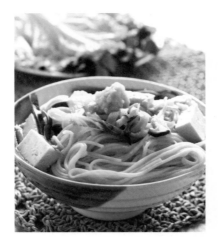

营养功效

什锦面营养均衡，含有多种营养素，很适合产后新妈妈食用。

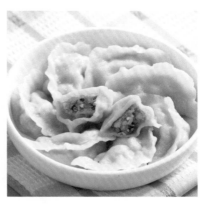

虾肉水饺

原料：面粉 200 克，五花肉、冬笋末各 100 克，虾仁 50 克，香油、盐各适量。

做法：❶ 虾仁去虾线，洗净切碎；五花肉洗净剁碎，与虾仁搅拌，加凉水搅打上劲，边打边加适量水，至水全部吸收，加盐、油继续打，最后加香油、冬笋末拌成馅。❷ 面粉加水揉成面团，略饧，揉匀，揪剂，擀成饺子皮，包入馅料成饺子；煮熟即可。

营养功效

虾肉水饺有很好的催乳作用，还可滋阴、养胃。

什锦果汁饭

原料：大米 50 克，牛奶 250 毫升，苹果丁、菠萝丁、蜜枣丁、葡萄干、青梅丁、碎核桃仁各 25 克，白糖、番茄酱、淀粉各适量。

做法：❶ 将大米淘洗干净，加入牛奶、水，焖成饭。❷ 将番茄酱、苹果丁、菠萝丁、蜜枣丁、葡萄干、青梅丁、碎核桃仁放入锅内，加水和白糖烧沸，用淀粉勾芡，制成什锦沙司，浇在米饭上即成。

营养功效

此饭营养全面，能满足新妈妈对各种营养素的需求，对宝宝成长很有利。

香椿芽猪肉馅饼

原料：面粉 200 克，五花肉 150 克，香椿芽 120 克，盐适量。

做法：❶ 将五花肉洗净，切成丁，再将香椿芽用水浸泡，清洗干净，切成碎末，与肉丁一起放在盆内，加入油，拌匀成馅。❷ 将面粉加入清水揉成面团，制作面皮，包入做好的馅，收口捏紧，轻轻按成圆饼，然后用平底锅烙好即可。

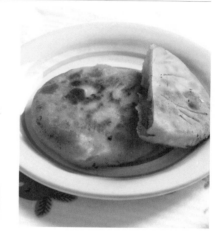

营养功效

此饼金黄酥脆，味道独特，含丰富蛋白质及碳水化合物，还含有多种维生素和矿物质，新妈妈可适当食用。

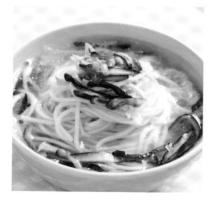

香菇鸡丝面

原料：面条 150 克，鸡丝 50 克，香菇丝 25 克，葱末、姜丝、盐、香油、高汤、水淀粉各适量。

做法：❶ 将水烧沸，放入面条煮熟，捞起装大碗中。❷ 油锅烧热，放入香菇丝、姜丝爆香，加入鸡丝煸炒数下，注入高汤煮至滚，用盐调味，用少许水淀粉勾芡，加香油、葱末拌匀，浇在面上即成。

营养功效

此面味道鲜美，含丰富的蛋白质和多种维生素。

滋补汤粥

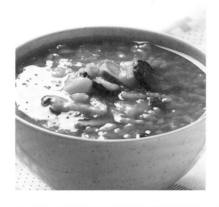

生化汤

原料：当归、桃仁各 15 克，川芎 6 克，黑姜 10 克，甘草 3 克，大米 100 克，红糖适量。

做法：❶ 大米淘洗干净，用清水浸泡 30 分钟。❷ 将当归、桃仁、川芎、黑姜、甘草和水以 1:10 的比例小火煎煮 30 分钟，去渣取汁。❸ 将大米放入锅内，加入煎煮好的药汁和适量清水，熬煮成粥，调入红糖，温热服用。

营养功效

　　这款生化汤具有活血散寒的功效，可缓解产后血瘀腹痛、恶露不净，但气虚血少所致的恶露不绝者忌用。

什菌一品煲

原料：猴头菇、草菇、平菇、干香菇、白菜心各 80 克，葱段、盐各适量。

做法：❶ 干香菇泡发后洗净，切去蒂部，划出花刀；平菇洗净，切去根部；猴头菇和草菇均洗净，切开；白菜心掰成小棵。❷ 锅内放入葱段，加清水大火烧开，再放入香菇、草菇、平菇、猴头菇、白菜心，转小火炖煮 10 分钟，调入盐即可。

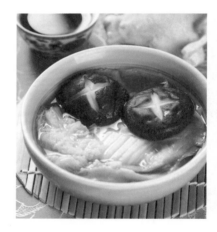

营养功效

　　这款什菌汤味道香浓，有利于放松新妈妈因疼痛而变得异常敏感和紧绷的神经，具有很好的开胃作用，很适合产后虚弱、食欲不佳的新妈妈食用。

红枣阿胶粥

原料：红枣 5 个，阿胶粉 10 克，大米 50 克。

做法：❶ 将红枣洗净，去核，枣肉切丁；大米淘洗干净。❷ 锅置火上，放入清水、红枣、大米，用小火煮粥，粥成调入阿胶粉，溶化即成。

营养功效

　　此粥甜香适口，有益气固摄、养血止血作用，可用于防治产后气虚。

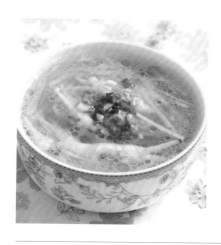

白萝卜蛏子汤

原料：白萝卜 50 克，蛏子 100 克，葱段、姜片、盐、料酒各适量。

做法：❶ 将蛏子洗净，放入淡盐水中泡 2 小时，然后入沸水略焯一下，捞出剥去外壳。❷ 把白萝卜洗净，削去外皮，切成细丝。❸ 锅内放油烧热，放入葱段、姜片炒香后，倒入清水、料酒；将备好的蛏子肉、萝卜丝一同放入锅内炖煮，汤煮沸后，放入盐即可。

营养功效

白萝卜蛏子汤可以刺激新妈妈的食欲，蛏子钙含量很高，是帮助新妈妈补钙的绝佳食物。

桃仁莲藕汤

原料：桃仁 10 克，莲藕 150 克，红糖适量。

做法：❶ 莲藕洗净切成片；桃仁打碎，备用。❷ 将打碎的桃仁、莲藕片放锅内，加清水用小火慢煮至莲藕绵软。❸ 出锅时加适量红糖调味即可。

营养功效

莲藕含丰富的维生素 K，具有收缩血管和止血的作用，对新妈妈的身体恢复有一定帮助。

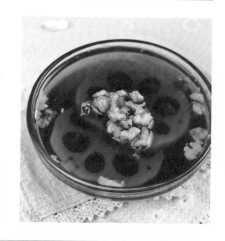

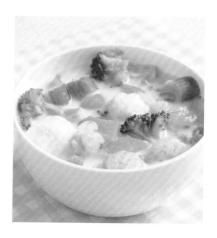

豆浆海鲜汤

原料：生豆浆 300 毫升，虾仁 60 克，鱼丸、蟹足棒各 50 克，胡萝卜、西蓝花、葱段、姜片、盐、香油各适量。

做法：❶ 虾仁、蟹足棒切段；西蓝花洗净，掰成小朵；胡萝卜洗净，切滚刀块。❷ 锅中放入葱段、姜片和生豆浆，倒入虾仁、鱼丸和胡萝卜块大火煮沸，转小火煮至将熟，放入蟹足棒和西蓝花煮熟，用盐和香油调味即可。

营养功效

此汤清香、营养，可令新妈妈和宝宝更健康、强壮。

营养热炒

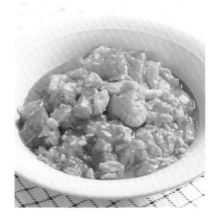

西红柿炒鸡蛋

原料：西红柿 150 克，鸡蛋 2 个，白糖、盐、水淀粉各适量。

做法：❶ 西红柿洗净去蒂后，切成块；鸡蛋打入碗内，加入适量盐搅匀，用热油炒散盛出。❷ 将油放入锅内，热后投入西红柿和炒散的鸡蛋，搅炒均匀，加入白糖、盐后再炒几下，然后用水淀粉勾芡即可。

营养功效

　　鸡蛋营养全面，西红柿富含矿物质和维生素，西红柿炒鸡蛋可开胃健食，非常适合产后食用。

牛肉炒菠菜

原料：牛里脊肉 100 克，菠菜 150 克，淀粉、酱油、料酒、葱末、姜末、盐各适量。

做法：❶ 牛里脊肉洗净，切薄片，把淀粉、酱油、料酒、姜末混和调汁，放入牛肉片腌浸；菠菜洗净，焯烫，沥干，切段。❷ 油锅烧热，放姜末、葱末煸炒，再把腌浸好的牛肉片放入，用大火快炒后取出。❸ 将余油烧热后，放入菠菜、牛肉片，用大火快炒几下，放盐，拌匀即成。

营养功效

　　牛肉和菠菜都是含铁丰富的食物，牛肉还具有补脾胃、益气血、强筋骨的作用，是新妈妈补益身体的佳肴。

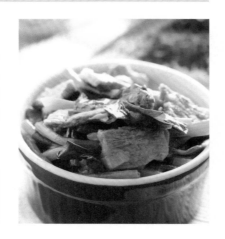

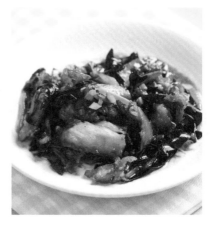

麻油鸡

原料：土鸡半只，老姜 50 克，糯米酒 500 毫升，麻油 50 毫升。

做法：❶ 鸡洗净、切块，老姜洗净切薄片，备用。❷ 麻油倒入锅中、烧热，放入老姜，转小火，爆香至姜片两面皱起呈褐色，但不焦黑。❸ 将切好的鸡块放入，转大火，炒至七分熟。❹ 将米酒由锅四周往中间淋，盖锅盖，煮沸后关小关，30~40 分钟即可。

营养功效

　　鸡肉中的蛋白质含量很高，而且消化率高，很容易被人体吸收利用。麻油鸡滋阴补血、祛寒除湿，适合产后食用。

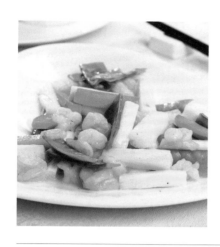

山药五彩虾仁

原料：山药 200 克，虾仁 150 克，豌豆荚、胡萝卜各 50 克，盐、料酒、白糖、淀粉、香油各适量。

做法：❶ 山药、胡萝卜均洗净，去皮，浸入盐水中片刻，沥干、切长条，入沸水中焯烫后备用；虾仁洗净，放盐、料酒、白糖腌 20 分钟。❷ 起油锅，把山药、胡萝卜、虾仁同炒片刻，加入淀粉，等汤汁稍干，放入豌豆荚，炒熟，最后淋上香油即可。

营养功效

虾仁富含优质蛋白质和矿物质等；山药具有补脾养胃、补肺益肾的功效。

栗子扒白菜

原料：白菜心 200 克，栗子 100 克，葱花、姜末、水淀粉、盐各适量。

做法：❶ 白菜心洗净，切成小片，先放入锅内煸炒；栗子洗净，放入热水锅中煮熟，取出备用。❷ 油锅烧热，放入葱花、姜末炒香，接着放入白菜与栗子，用水淀粉勾芡，加盐调味。

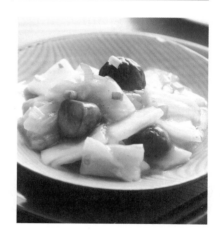

营养功效

白菜富含膳食纤维、维生素，栗子含丰富的维生素和矿物质，可以补充产后新妈妈需要的营养。

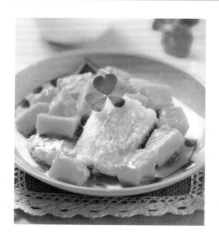

木瓜烧带鱼

原料：带鱼 200 克，木瓜 150 克，葱段、姜片、醋、盐、酱油、料酒各适量。

做法：❶ 将带鱼去内脏，洗净，切成 3 厘米长的段。❷ 木瓜洗净，削去瓜皮，除去瓜核，切成块。❸ 油锅烧热，放入葱段、姜片炒香，然后放入带鱼、木瓜块同炒，加入醋、盐、酱油、料酒一同烧至带鱼熟透即可。

营养功效

木瓜中含有"天然消化酶"，同时有助于哺乳期的新妈妈分泌乳汁。带鱼含有多种营养成分，可以缓解脾胃虚弱、消化不良。

爽口凉菜

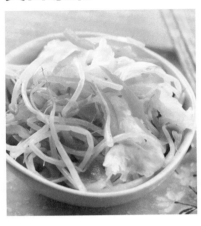

银耳拌豆芽

原料：银耳 10 克，绿豆芽 150 克，青椒 50 克，香油、盐各适量。

做法：❶ 将绿豆芽去根洗净，沥干；银耳用水泡发，洗净；青椒洗净，切丝。

❷ 将锅放火上，加水烧开，放入绿豆芽、银耳和青椒丝烫熟，捞出晾凉。

❸ 将豆芽、青椒丝、银耳放入盘内，加入盐、香油，拌匀即成。

营养功效

豆芽、青椒含有丰富的维生素 C 和胡萝卜素；银耳中含有蛋白质、脂肪和多种氨基酸，可为新妈妈提供丰富的营养。

金针菇拌肥牛

原料：肥牛片 250 克，金针菇 150 克，葱花、香菜段、盐、白糖、鲜蚝油、香油、料酒各适量。

做法：❶ 金针菇去掉老根洗净，焯烫后过凉；再放入肥牛片焯烫，可加点料酒，变色后捞出过凉备用。❷ 将肥牛片、金针菇放入一个大碗中，放入葱花、香菜段，加入鲜蚝油，再加入适量盐、白糖、香油，拌均匀即可。

营养功效

肥牛富含多种蛋白质和矿物质，营养十分丰富；金针菇所含的蕈菌多糖能提高新妈妈的免疫力，还具有抗菌消炎，预防肿瘤的作用。

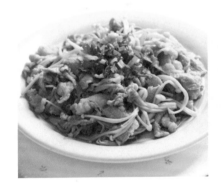

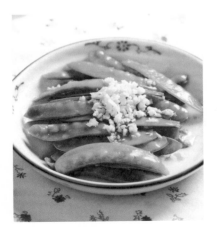

蒜泥荷兰豆

原料：荷兰豆 300 克，盐、酱油、醋、香油、蒜泥各适量。

做法：❶ 将荷兰豆掐去两头，洗净，切成 3 厘米长的段，放入沸水锅内烫熟，捞出控水，放入盘中。❷ 碗里放入盐、酱油、醋、香油、蒜泥后调匀，浇在荷兰豆上，拌匀即可。

营养功效

荷兰豆脆嫩新鲜，含有多种维生素、矿物质，还含有较多的植物蛋白质和膳食纤维。

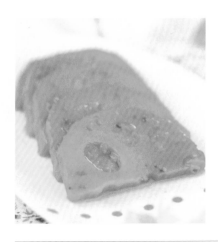

桂花糯米糖藕

原料：莲藕 1 节，糯米 50 克，冰糖、糖桂花各适量。

做法：❶ 莲藕刮去表皮，洗净；糯米洗净，沥干水；切去莲藕的一头约 3 厘米
做盖用，将糯米塞入莲藕孔，再将切下的莲藕盖封上，插上牙签固定。
❷ 将莲藕放入锅中，加水没过莲藕，大火烧开后，改小火煮 1 小时；出
锅前加入冰糖及糖桂花煮至莲藕软烂，取出切片即可。

营养功效

味甜清香，糯韧不黏，具有润燥通便的作用，适宜新妈妈在秋季食用。

三色银芽

原料：绿豆芽 100 克，青、红椒各 20 克，水发冬菇 40 克，香油、盐、白糖、
醋各适量。

做法：❶ 青、红椒去蒂、去子，洗净；水发香菇去蒂洗净，均切丝。❷ 绿豆芽
择洗净，锅内加清水烧沸，放入绿豆芽焯熟捞出，沥水，用同样的方法
处理香菇丝和青、红椒丝。❸ 分别放盘内晾凉，加盐、白糖、醋，淋上
香油，食用时拌匀即可。

营养功效

此菜清脆可口，富含多种维生素、矿物质和膳食纤维，适合产后食用。

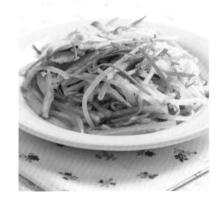

豆腐丝拌芹菜

原料：豆腐丝 100 克，芹菜 150 克，香油、盐各适量。

做法：❶ 将芹菜择洗净，切成丝；豆腐丝切成段，分别焯水后码盘。❷ 放入盐、
香油，拌匀即可。

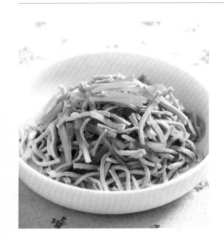

营养功效

芹菜富含膳食纤维，有降血压、调节情绪、通便的作用。尤其是凉拌，
口感爽脆，通便效果更好。

健康饮品

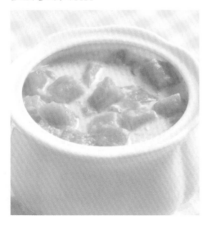

木瓜牛奶露

原料：木瓜 200 克，牛奶 250 毫升，冰糖适量。

做法：❶ 木瓜洗净，去皮去子，切成块，备用。❷ 木瓜放入锅内，加水没过木瓜即可，大火熬煮至木瓜熟烂。❸ 放入牛奶和冰糖，与木瓜调匀，再煮至汤微沸即可。

营养功效

对于产后体虚而导致神经衰弱的新妈妈，牛奶的安眠作用更为明显，牛奶中的钙也是促进宝宝骨骼发育的重要元素。

百合莲子桂花饮

原料：鲜百合 10 克，莲子 4 颗，桂花蜜、冰糖各适量。

做法：❶ 鲜百合轻轻掰开后用水洗净表面泥沙，尽量避免用力搓揉；莲子用水浸泡 10 分钟后捞出。❷ 锅中加适量清水，将莲子煮 5 分钟后即可轻松取出莲子心。❸ 莲子回锅，再次煮开后，加入百合瓣，再加入冰糖至冰糖溶化。❹ 根据自己的喜好，添加适量桂花蜜。

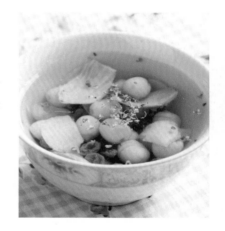

营养功效

新妈妈常饮可起到定心养神、辅助睡眠、清肝利尿的作用。

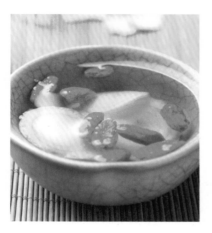

牛蒡枸杞姜茶

原料：牛蒡 1 根，姜 5 片，枸杞子 8 克。

做法：❶ 先把牛蒡去皮，洗净后切片；枸杞子泡水，洗净。❷ 将牛蒡片、姜片、枸杞子放入锅中，加 3 杯水，以小火煮 20 分钟，沥出汁后即可。

营养功效

这道饮品有明目止渴、利水消肿的功效。

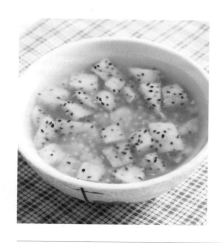

火龙果西米汁

原料：西米 50 克，火龙果 1 个，白糖、水淀粉各适量。

做法：❶ 西米用开水泡透蒸熟，火龙果对半剖开，挖空后，果肉切成小粒。
❷ 锅中加入清水，加入白糖、西米、火龙果粒一起煮开，用水淀粉勾芡后盛入火龙果外壳内即可。

营养功效

西米可以健脾、补肺、化痰；火龙果有解重金属中毒、抗氧化、抗自由基、抗衰老的作用，能提高对脑细胞变性的预防，抑制产后抑郁症的发生。

竹荪红枣茶

原料：竹荪 50 克，红枣 6 颗个，冰糖适量。

做法：❶ 竹荪用清水浸泡 1 小时，至完全泡发后，剪去两头，洗净泥沙，放在热水中煮 1 分钟，捞出，沥干水分，备用。❷ 莲子洗净去心；红枣洗净，去掉枣核、枣肉备用。❸ 将竹荪、莲子、红枣肉一起放入锅中，加清水大火煮沸后，转小火再煮 20 分钟。❹ 出锅前加入适量冰糖即可。

营养功效

竹荪药用价值很高，具有补肾、明目、清热、润肺等功能，被视为有益补作用的"山珍"。同时它还具有明显的减肥、降血压、降胆固醇等功效。

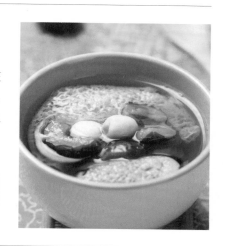

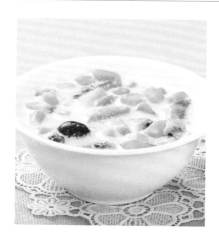

牛奶水果饮

原料：牛奶 250 毫升，玉米粒、葡萄、猕猴桃、白糖、水淀粉、蜂蜜各适量。

做法：❶ 将猕猴桃、葡萄分别切成小块备用。❷ 把牛奶倒入锅中，加适量白糖搅拌至白糖化开，然后开火，放入玉米粒，边搅边放入水淀粉，调至黏稠度适中。❸ 出锅后将切好的水果丁摆在上面，滴入适量蜂蜜即可。

营养功效

玉米粒和葡萄、猕猴桃可以补充牛奶中膳食纤维的不足，还可补充维生素C。

下奶食谱推荐

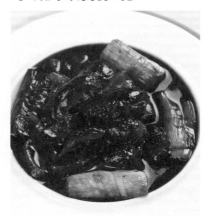

葱烧海参

原料：海参 1 个，葱、姜、白糖、水淀粉、酱油、盐、熟猪油各适量。

做法：❶ 海参去肠，切成大片，用开水焯烫一下捞出；葱切大段备用。❷ 锅中放入熟猪油，烧到八成热放入葱段，炸成金黄色捞出，葱油倒出一部分备用。❸ 将留在锅中的葱油烧热，放入海参，调入酱油、白糖、盐，用中火煨熟海参，调入水淀粉勾芡，淋入备用的葱油即可。

营养功效

此菜可滋阴、补血、通乳，主治产后体虚缺乳。

木瓜牛奶蒸蛋

原料：新鲜木瓜半个，鸡蛋 2 个，牛奶 200 毫升，红糖适量。

做法：❶ 木瓜去皮去子切块，平铺碗底；鸡蛋、红糖搅匀。❷ 牛奶加温，加入蛋液内，牛奶和蛋液的比例大概是 1：4。❸ 把牛奶、蛋液倒入装木瓜的碗里，隔水蒸 10 分钟即可。

营养功效

木瓜口感好，含糖低，其中的木瓜酶可促进乳腺发育，对新妈妈有催乳下奶的作用。牛奶和鸡蛋更是新妈妈坐月子必备营养品。

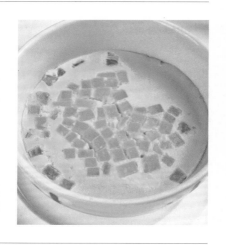

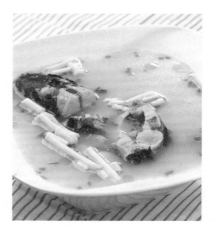

乌鱼通草汤

原料：乌鱼 1 条，通草 4 根，葱段、盐各适量。

做法：❶ 将乌鱼去鳞及内脏，洗净。❷ 将乌鱼和通草、葱段、盐、适量水同炖熟即可。

营养功效

通草味甘，能清热利湿、通经下乳；乌鱼能促进伤口愈合，此汤适于产后饮用。

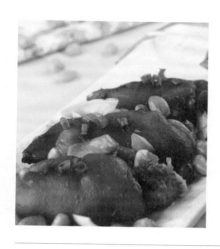

黄豆炖猪蹄

原料：猪蹄 1 只，黄豆 2 小匙，葱段、姜块、盐、黄酒各适量。

做法：❶ 猪蹄刮洗干净，顺猪爪劈成两半；黄豆洗净，泡发。❷ 砂锅上火，倒入清水，放入猪蹄、黄豆、葱段、姜块、黄酒。❸ 大火烧开，撇去浮沫，小火煨炖至猪蹄软烂，加入盐调味即可。

营养功效

黄豆营养价值极高，含有丰富维生素及蛋白质；猪蹄可以健胃、活血脉，乳汁分泌不足时，可饮用这款汤。

明虾炖豆腐

原料：鲜虾 4 只，豆腐 1 块，姜片、盐各适量。

做法：❶ 将虾线挑出，去掉虾须，洗净备用；豆腐切成小块，备用。❷ 锅内放水置火上烧沸，将虾和豆腐块放入烫一下，盛出备用。❸ 锅置火上，放入虾、豆腐块和姜片，煮沸后撇去浮沫，转小火炖至虾肉熟透，拣去姜片，放入盐调味即可。

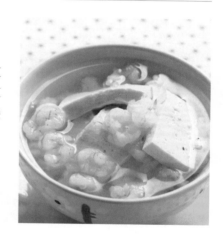

营养功效

虾营养丰富，易消化，对产后身体虚弱的新妈妈是极好的进补食物。同时，虾的通乳作用较强，对产后乳汁分泌不畅的新妈妈尤为适宜。

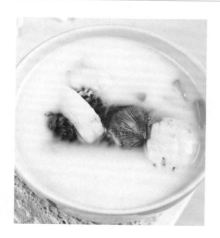

奶汁百合鲫鱼汤

原料：鲫鱼 1 条，牛奶 150 毫升，木瓜 20 克，鲜百合 15 克，盐、葱末、姜末各适量。

做法：❶ 鲫鱼处理干净；木瓜洗净，切小片。❷ 锅中放适量油将鱼两面略煎。❸ 加水，大火烧开，再放葱末、姜末，改小火慢炖。❹ 当汤汁颜色呈奶白色时放木瓜片，加盐调味，再放牛奶稍煮，调入盐、百合即可。

营养功效

此汤有养气益血、补虚通乳的作用，是帮助哺乳妈妈分泌乳汁的佳品，还有清火解毒的功效。

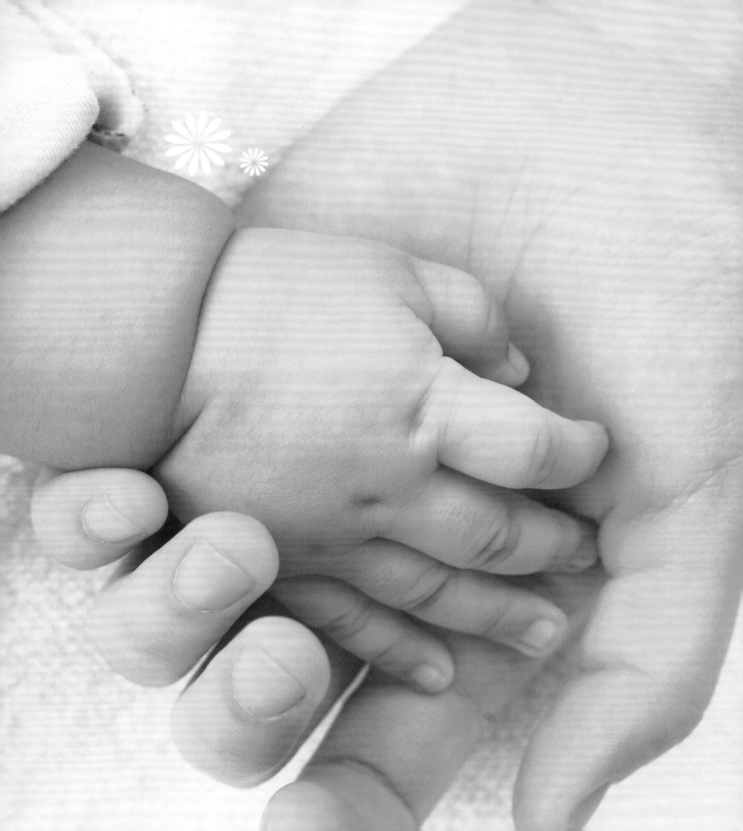

新生儿

在众人的期待之中，一个湿漉漉、光溜溜的小天使降临到人间，他那一声响彻云霄的嘹亮哭声，像是在告诉父母和亲人们"我来啦，你们等很久了吧！"也像是在说"赶紧好好看看我，认识认识你们的宝宝吧！"

母乳喂养

喂养是父母一生的承诺，宝宝出生后第一口想吃的就是母乳。母乳是婴儿最健康、最理想的天然食品，母乳喂养更是母亲的神圣使命。

世上没有一间工厂能像妈妈一样可以生产出这么营养、这么适合宝宝喝的乳汁，妈妈的乳汁含有丰富的蛋白质、维生素、矿物质、免疫因子等。爱宝宝，就坚持给他喂母乳。

✔ 宜让宝宝吃到珍贵的初乳

产后 7 天内所分泌的乳汁称为初乳。与成熟乳比较，初乳中含抗体、丰富的蛋白质、较低的脂肪及宝宝所需要的各种酶类、碳水化合物等，这些都是其他任何食品无法提供的，对新生儿的消化吸收非常有利。更为重要的是，初乳含有比成熟乳高得多的免疫因子，可以覆盖在婴儿未成熟的肠道表面，阻止细菌、病毒的附着，保证新生儿免受病原菌的侵袭。

坚持母乳喂养至少几个月？

6个月

基于母乳喂养对宝宝和新妈妈的双重益处，国际母乳协会建议，至少要保证母乳喂养 6 个月，如果有条件，完全可以持续到宝宝 2 岁。

需要注意的是：即使是纯母乳喂养，时间也不宜超过 8 个月，因为随着宝宝的不断发育成长，母乳已经不能满足宝宝所需的营养。

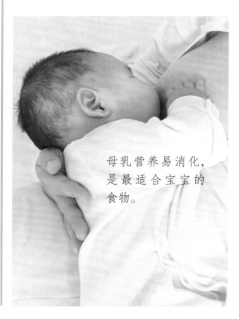

母乳营养易消化，是最适合宝宝的食物。

✔ 宜坚持母乳喂养

母乳是新妈妈给宝宝准备的最好的"粮食"。研究证明，母乳喂养的宝宝要比牛奶喂养的宝宝生病率低。母乳中有专门抵抗入侵病毒的免疫抗体，可以让 6 个月之前的宝宝有效预防麻疹、风疹等病毒的侵袭，还可预防哮喘之类的过敏性疾病。母乳不仅为宝宝提供了充足的营养，也提供了最好的亲子交流机会，并有益于促进宝宝的智力发育。

母乳喂养的新妈妈，产后恢复要快很多，因为宝宝的吸吮可以促进子宫的收缩，有利于新妈妈子宫的恢复。有人认为母乳喂养的新妈妈乳房容易下垂，其实两者没有什么关系，只要新妈妈经常按摩，并且戴文胸支撑，哺乳妈妈也能拥有完美胸形。

✔ 宜进行贴心交流

分娩带来的种种情绪，可能使新妈妈的心思比之前更加敏感和细腻。这时，新爸爸要及时感受到妻子内心的疑虑和困惑，贴心地与妻子多交流，告诉她自己对未来生活的种种安排，鼓励她对为人父母之后的生活要充满信心。

新妈妈常常会考虑宝宝健康、体形变化、产后疼痛等，这些都会造成新妈妈的心理负担。新爸爸应重视新妈妈的心理保健，多与新妈妈沟通交流，给予她更多的关怀，这些都能帮助新妈妈走出低落的情绪。

✔ 宜保持好心情

很多新妈妈有了宝宝后，心情反而会莫名低落，其实，这与分娩时大量激素分泌，以及分娩后体内激素水平的迅速回落有关。新妈妈要有意识地提醒自己保持良好的心态，想象宝宝长大后可爱的样子。对于心里担心的问题，也可以与丈夫多交流、沟通，或者向朋友倾诉一下。在照顾宝宝之余，也可以每天给自己一个小时时间，做一些自己喜欢的事。

✔ 宜给新妈妈更多心理安慰

夫妻之间的感情就像玻璃酒杯，保护它很费事，摔碎它却非常简单，婚姻里要学的东西很多，首先要学会的就是宽容。新爸爸和家人应用一颗宽容的心去对待新妈妈，给予她周到体贴、无微不至的关怀和安慰，也只有这样才可以让妻子安心快乐。

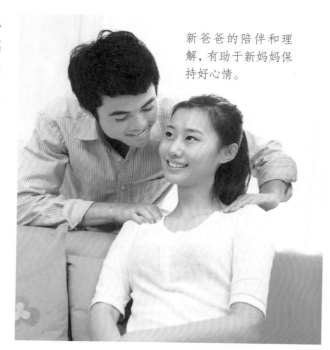

新爸爸的陪伴和理解，有助于新妈妈保持好心情。

专家说养娃

"喂奶看孩子，别看钟。"这是国际母乳协会一句著名的格言，意为母乳要按需喂养，而不是按时喂养。新妈妈分泌乳汁后24小时内应该哺乳8~12次。哺乳时让新生儿吸空一侧乳房后再吸另一侧乳房。如果宝宝未将乳汁吸空，新妈妈应该自行将乳汁挤出或者用吸乳器把乳汁吸出，这样才有利于保持乳汁的分泌及排出通畅。

在宝宝形成哺乳规律前，宝宝啼哭或要吃奶时不论何时都应哺乳，即使母乳分泌不足，也应该坚持给宝宝哺乳。因为宝宝吮吸乳头时会促进新妈妈的激素分泌，促进母乳分泌和子宫的康复。

✘ 不宜让宝宝含着乳头睡觉

几乎每个新生儿在夜间都会醒来吃两三次奶，整晚睡觉的情况很少见。因为此时宝宝正处于快速生长期，很容易出现饿的情况，如果夜间不给宝宝吃奶，宝宝就会因饥饿而哭闹。由于夜晚是睡觉的时间，妈妈在半睡半醒间给宝宝喂奶很容易发生意外，因此需要特别注意。

别让宝宝含着乳头睡觉，含着乳头睡觉，既影响宝宝睡眠，也不易养成良好的吃奶习惯，而且容易堵着鼻子造成窒息，也有可能导致乳头皲裂。

新妈妈晚上喂奶最好坐起来抱着宝宝哺喂，结束后，可以抱起宝宝在房间内走动，也可以让宝宝听妈妈心脏跳动的声音，或者是哼着小调让宝宝快速进入梦乡。

✘ 不宜额外喂水

由于母乳中 80% 是水，一般情况下只喝母乳就能满足新生儿所需的水分。而且，给宝宝喂水，会挤占部分胃容量，抑制宝宝的吸吮能力，使他们主动吸吮乳汁的量减少。但是当宝宝处在特殊缺水时期时，还是要适量喂水。比如高烧、腹泻或发生脱水情况时，必须喂些温开水以补充体内水分的丢失。每一个家庭和每一个宝宝都有他的特殊性，如果宝宝很爱出汗，家里非常闷热，通风不好，也要考虑适当给宝宝喝水。

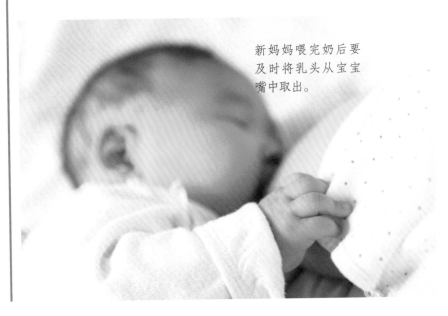

新妈妈喂完奶后要及时将乳头从宝宝嘴中取出。

✘ 不宜一发炎就停止哺乳

新妈妈在发生急性乳腺炎时，最好不要停止母乳喂养，因为停止哺乳不仅影响宝宝的喂养，而且还增加了乳汁淤积的机会。所以，在感到乳房疼痛、肿胀甚至局部皮肤发红时，不但不要停止母乳喂养，而且还要勤给宝宝哺乳，让宝宝尽量把乳房里的乳汁吃干净。而当乳腺局部化脓时，患侧乳房应停止哺乳，并以常用挤奶的手法或吸奶器将乳汁排尽，促使乳汁通畅排出。与此同时，仍可让宝宝吃另一侧健康乳房的母乳。只有在感染严重或脓肿切开引流后，才应完全停止哺乳，并按照医嘱积极采取回乳措施。

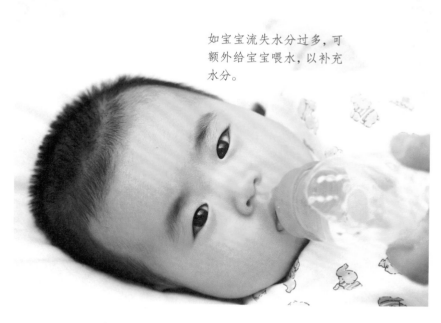

如宝宝流失水分过多，可额外给宝宝喂水，以补充水分。

✘ 不宜轻易放弃母乳喂养

如果新妈妈乳汁分泌量少的话，更应该多让宝宝吸吮乳房。因为宝宝的吸吮动作会刺激泌乳，这称为"泌乳反射"。新妈妈千万不要轻易放弃哺乳，产后一个星期后可以多吃一些帮助下奶的食物，多休息、保持心情舒畅等，都可以促进新妈妈泌乳。

✘ 不宜外出回家后马上哺乳

很多新妈妈在哺乳期，因为要工作不能在家照顾宝宝，一天班上下来对宝宝特别想念，担心宝宝饿着，一回家就迫不及待地授乳，这么做是不合适的。

一是刚进家门，家里与室外环境不一样，新妈妈体温会有差别，冬天时一身冷气，夏天一身热气，马上抱起宝宝会使宝宝感到不适。

二是新妈妈最好歇一会儿，调整下呼吸，呼吸平稳了再授乳，宝宝吸吮时不容易呛着。

三是迫不及待给宝宝哺乳的新妈妈，应先把穿了一天的外衣脱去，洗干净双手，找个舒服的姿势坐好，再给宝宝哺乳，以免双手和工作服上的细菌及有害物质危害宝宝的健康。

✘ 不宜让宝宝只吸一侧乳房

母乳是宝宝最好的食物，喂母乳时一定要让宝宝频繁吸吮，交换把两侧乳房吸空，这样有利于减少乳房肿胀，也利于产奶。如果只吃一侧乳房的乳汁，时间长了，另一侧会有硬结，严重时会导致乳腺炎的发生，不利于产奶。长期如此，另一侧乳房会不分泌乳汁，妈妈会出现一个乳房大，一个乳房小的现象，不利于美观。所以在给宝宝喂奶时，一定要让他每个乳房都吸一吸，如果一侧乳房泌乳不足，更应让宝宝多吸几次。

人工喂养

如果新妈妈因特殊原因不能喂哺宝宝时，可选用配方奶进行人工喂养宝宝。不少人认为用配方奶喂养的宝宝比母乳喂养的容易生病，其实这是不正确的，只要细心周到，做好喂养的每一个步骤，人工喂养的宝宝一样健康聪明。

✔ 宜让新妈妈多参与

如果新妈妈因为身体及其他原因不能采取母乳喂养，家人一定要体谅并及时安慰新妈妈，千万不能怪罪、抱怨新妈妈。在身体允许的条件下，最好由新妈妈亲自给宝宝冲奶粉并喂宝宝吃，要让宝宝尽快熟悉新妈妈的味道，增加母子感情交流。当然新妈妈喂养宝宝也要注意适度，不能过度劳累。

✔ 宜正确挑选奶瓶和奶嘴

面对着货架上各式各样的奶瓶，形式各异的奶嘴，新爸妈有时会非常困惑，不知道该如何选择。其实只要选择符合新生儿的就够了。

奶瓶的选择

奶瓶从制作材料上分主要有两种——PC 材料和玻璃材料的。玻璃奶瓶更适合新生儿阶段的宝宝。

形状最好选择圆形。新生儿时期，宝宝吃奶、喝水主要是靠妈妈喂，圆形奶瓶内颈平滑，里面的液体流动顺畅，有利于宝宝吸吮和使用。此外，母乳喂养的宝宝喝水时最好用小号，储存母乳可用大号的。

奶嘴的选择

奶嘴有橡胶和硅胶两种。相对来说，硅胶奶嘴没有橡胶的异味，容易被宝宝接纳，且不易老化，抗热、抗腐蚀性强。宝宝吸奶时间应在 10~15 分钟之间，太长或过短都不利于宝宝口腔的正常发育，圆孔 S 号的奶嘴最适合尚不能控制奶量的新生儿使用。

正确冲调奶粉与水的比例是多少？

1:4

新生儿虽有一定的消化能力，但奶粉冲调过浓会增加新生儿的消化负担，冲调过稀则会影响宝宝的生长发育。正确的冲调比例，按容积比例，应是 1 份奶粉配 4 份水，即 1 平匙奶粉加 4 平匙水。

圆形、玻璃制的奶瓶更适合新生儿使用。

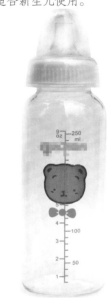

✔ 奶具宜消毒

出生后的新生儿有一定的免疫力，但对细菌的抵抗力还是很弱，特别要注意奶具的消毒。尤其在夏季，奶瓶每天要用沸水消毒一次，不要使用消毒液和洗碗液。消完毒一定要烘干或擦干，不要带水放置。有一些新妈妈给宝宝冲奶时，总是先倒点水涮一涮奶瓶，其实这样做并不好。如果奶瓶干爽清洁就没必要再涮；如果有灰尘或污渍，涮也涮不干净，必须重新清洁消毒。

宝宝喝剩下的奶一定要弃掉并清洗干净奶瓶。奶瓶洗净消毒后，应烘干擦干，罩在洁净的盖布下以备用，不要暴露在外，以免落入灰尘。

✔ 宜注意配方奶的选择

只要是国家正规厂家生产、销售的奶粉，适合新生儿阶段的配方奶都可以选用。但在选用时要看清生产日期、保质期、保存方法、调配方法等。还要注意手感，袋装的奶粉用手捏时，应是柔软松散，有轻微的沙沙声；如果奶粉结了块，一捏就碎，是受了潮。若是结块较大而硬，捏不碎，说明已变质。若是玻璃罐装的奶粉，将罐慢慢倒置，轻微振摇时，罐底应无粘着的奶粉。

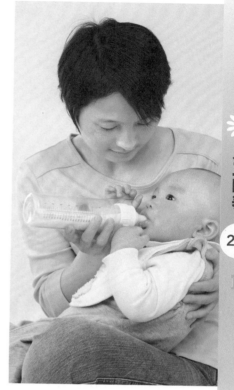

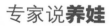

专家说**养娃**

不能母乳喂养也不要着急，人工喂养的宝宝一样可以很健康。

有的时候，由于各种原因，妈妈不得不放弃母乳喂养宝宝，妈妈不要为此感到遗憾，也不要心存内疚。出生在现代的宝宝是很幸运的，尽管不能吃妈妈的奶，但还有配方奶，一样能让宝宝健康成长。需要注意的是，人工喂养时调配奶粉的浓度。刚出生的宝宝，消化功能弱，不能消化浓度较高的奶粉。因此，给婴儿吃配方奶粉要严格按照配方奶粉标明的配比量，不能过稀，也不能过浓，否则都会影响宝宝的健康发展，妈妈要特别注意。

人工喂养需按时

➤ 配方奶的冲调是有严格的配比的，它依照不同时期宝宝的发育状况进行了科学的配比。

➤ 配方奶的冲调比例过稀过浓，喂养次数过多过少都会对宝宝的发育造成影响。为了防止宝宝过饱或消化不良，人工喂养的宝宝应采取按时喂养是比较科学和合理的。

不宜母乳喂养的情况

虽然母乳喂养对母子双方都有益，但在有些情况下，如妈妈有以下疾病时，为了宝宝的身体健康，不能进行母乳喂养：

➤ 传染性疾病：乙肝。

➤ 代谢疾病：甲状腺功能亢进、甲状腺功能减退、糖尿病。

➤ 肾脏疾患：肾炎、肾病。

➤ 心脏病：风湿性心脏病、先天性心脏病、心脏功能低下。

➤ 其他类疾病：服用哺乳期禁忌药物、急性或严重感染性疾病、乳头疾病、孕期或产后有严重并发症、红斑狼疮、精神疾病、恶性肿瘤等。

✖ 不宜用开水冲调奶粉

不少父母用开水冲奶粉，这是错误的做法，因为水温过高会使奶粉中的乳清蛋白产生凝块，影响宝宝消化吸收。另外，某些对热不稳定的维生素也将被破坏，特别是有的奶粉中添加的免疫活性物质会被全部破坏。因此，一定要正确掌握奶粉的冲调方法，避免奶粉中营养物质的流失。一般冲调奶粉的水温应控制在40~60℃，不同品牌的奶粉会有不同的要求，因此新爸妈在冲调时，一定要看好奶粉说明后再冲调。

✖ 不宜频繁更换配方奶

有的新妈妈为了让宝宝摄入的营养更全面，频繁更换配方奶。其实不然，在为宝宝选择奶粉时，应当仔细权衡，充分考虑，一旦定下来后，最好不要频繁更换。因为此时宝宝的消化系统发育还未完善，若频繁更换配方奶，可能会使宝宝消化不良，出现拉肚子的症状。如果宝宝已经习惯了某一品牌的配方奶，最好还是固定这种品牌的配方奶比较好，因为同一品牌的系列奶粉，其主要的营养成分会比较恒定，只是在一些微量营养素方面作了一些适当调整，以适应不同年龄段，比较符合宝宝胃肠的习惯。

✖ 忌冰箱保存配方奶

最好不要提前将配方奶粉冲调好后，保存在冰箱里。配方奶要即冲即用，因为配方奶本身不是无菌的，不管是什么配方奶，一旦先冲调好留待当天晚些时候食用，就有滋生有害细菌的可能性，尽管这种可能性很小，但也可能会增加宝宝患病的概率。

如果必须提前准备宝宝喝的奶，要用封闭的瓶子装好刚开的水，等需要的时候即时冲调配方奶。喂宝宝前要先试试奶的温度。最后还要提醒新妈妈，冲好的配方奶不要在冷藏室保存，也不要在冷冻室冷冻。

✗ 忌忽视奶瓶刻度

对于奶瓶上刻度数的准确性,绝大多数新妈妈都深信不疑。其实,就是这个常常让人忽略的刻度数,可能会给宝宝的健康带来重要的影响。

市场上的奶瓶多为80毫升、120毫升、160毫升、200毫升、240毫升几种容量,奶瓶上标注的容积刻度,便于爸爸妈妈掌握宝宝的进食量,有利于宝宝的健康成长。但是一些市售奶瓶的刻度并不是标准刻度,这要引起新妈妈的注意。大多选择人工喂养的宝宝,主要靠奶粉提供全部营养,如果冲调奶粉时以奶瓶上的错误刻度为准,时间一长,势必对宝宝的健康不利。

新妈妈可用奶粉自带的量勺来掌握冲调奶粉的量。

混合喂养

有些新妈妈由于母乳分泌不足或因其他原因不能完全母乳喂养时，可选择母乳和代乳品混合喂养的方式，但应注意妈妈不要因母乳不足而放弃母乳喂养，至少坚持母乳喂养宝宝6个月后再完全使用代乳品。

✔ 宜一次只喂一种奶

很多新妈妈误以为混合喂养就是每次先吃母乳再吃配方奶，这是不对的。应当一次只喂一种奶，吃母乳就吃母乳，吃配方奶就吃配方奶。不要先吃母乳，不够了，再换奶粉。这样不利于宝宝消化，容易使宝宝对乳头产生错觉，可能引发宝宝厌食奶粉，拒用奶瓶喝奶。新妈妈要充分利用有限的母乳，尽量多喂宝宝母乳。母乳是越吸越多，如果妈妈认为母乳不足，而减少喂母乳的次数，会使母乳分泌越来越少。母乳喂养次数要均匀分开，不要很长一段时间都不喂母乳。

✔ 夜间宜母乳喂养

夜间最好是母乳喂养。夜间妈妈休息，乳汁分泌量相对增多，宝宝的需要量又相对减少，母乳基本会满足宝宝的需要。但如果母乳量确实太少，宝宝吃不饱，就会缩短吃奶时间，影响母子休息，这时就要增加配方奶了。

混合喂养的宝宝，白天最好采用一顿母乳一顿配方奶的哺喂方法。晚上最好选择母乳哺喂。

调查显示，在白天和晚上这两个不同的时间

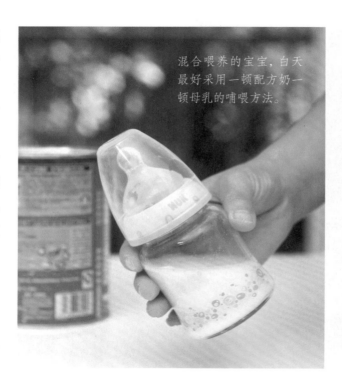

混合喂养的宝宝，白天最好采用一顿配方奶一顿母乳的哺喂方法。

段里，母乳是会发生变化的。母乳中含有一种化学物质叫核甘，这种物质会导致人们嗜睡。在傍晚和夜间的时候，核甘的浓度会达到最大值，宝宝在这段时间内吃母乳，更容易入睡。

✘ 不宜放弃母乳

混合喂养最容易发生的情况就是放弃母乳喂养。新妈妈一定要坚持给宝宝喂奶。有的新妈妈奶下得比较晚，但随着产后身体的恢复，乳量可能会不断增加。如果放弃了，就等于放弃了宝宝吃母乳的希望，因此新妈妈要尽最大的力量用自己的乳汁喂养可爱的宝宝。

✘ 不宜过量添加配方奶

混合喂养的宝宝添加多少配方奶才合适？这可难坏了新妈妈。新妈妈可以先从少量开始添加，然后观察宝宝的反应。如果宝宝吃后不入睡或入睡后不到1小时就醒，张口找乳头甚至哭闹，说明他还没吃饱，可以再适当增加。以此类推，直到宝宝吃奶后能安静或持续睡眠1小时以上。由于每个宝宝的需要不尽相同，所以父母只有通过仔细观察和不断地尝试，才能了解宝宝真正的需要量。

✘ 转奶时不宜心急

转奶就是给宝宝转换奶粉。确实需要转奶时，新爸妈要做到循序渐进地转，不要过于心急，整个过程可适当延长些，一至两个星期较为适合，让宝宝有个适应的过程。如果宝宝没有拉肚子、呕吐、便秘、过敏等不良反应，才可以增加奶量，如果宝宝不能适应，就要缓慢改变。此外，转奶应在宝宝健康情况正常时进行，如宝宝有腹泻、发热、感冒等症状，或接种疫苗期间也最好不要转奶。

转奶的方法是"新旧混合"。新爸妈要将预备替换的奶粉和宝宝先前饮用的奶粉在转奶期间混合饮用，尽可能在原先使用的配方奶粉中适当添加新的配方奶粉，开始可以量少一点，慢慢适量增加比例，直到完全更换。

✘ 不宜强迫宝宝用奶嘴

在喂宝宝母乳的时侯，往往没有料到让他接受奶嘴也会是一件难事。混合喂养中宝宝不认奶嘴主要有2个原因：

1. 母乳喂养的宝宝不喜欢吃奶嘴。这是最常见的原因，大多数母乳喂养的宝宝都会碰到这样的问题。

2. 不喜欢奶粉的味道。宝宝虽小，也有自己的主意，有自己喜欢的口味，他可能不喜欢这个奶粉的味道。

宝宝不认奶嘴最好还是继续母乳喂养，或者给宝宝选择他喜欢接受的奶粉。

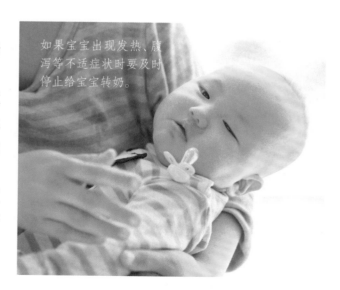

如果宝宝出现发热、腹泻等不适症状时要及时停止给宝宝转奶。

新生儿护理

初为人父人母，除了喂奶、换尿布，当遇到宝宝哭闹时，也会紧张，不知道宝宝是哪里不舒服了，还是有其他原因。宝宝衣服穿多了热的，或者是眼睛有了眼屎等，像这些小问题，完全可以学会自己护理，不用每次都紧张兮兮的。

✔ 宜注意脐带的消毒和护理

新妈妈要格外精心护理小宝宝的脐带，千万不可偷懒，这跟宝宝的健康息息相关。脐带未脱落前，要保持脐带及根部干燥，出院后不要用纱布或其他东西覆盖脐带。还要保证宝宝穿的衣服柔软、透气，最好是纯棉材质，肚脐处不要有硬物。每天用医用棉球或棉签蘸酒精消毒一两次，消毒时沿一个方向轻擦脐带及根部皮肤进行，注意不要来回擦。

脐带脱落后，若脐窝部潮湿或有少许分泌物渗出，可用棉签蘸酒精擦净，并在脐根部和周围皮肤上抹一抹。若发现脐部有脓性分泌物、周围的皮肤红肿等现象，不要随意用龙胆紫、碘酒等，以防掩盖病情，应尽快找儿科医生处理。

脐带消毒的酒精浓度多少适宜？

75%

过高浓度的酒精会在细菌表面形成一层保护膜，阻止其进入细菌体内，难以将细菌彻底杀死。同时，酒精浓度太高会刺激宝宝的皮肤。若酒精浓度过低，虽可进入细菌体内，但不能将其体内的蛋白质凝固，同样也不能将细菌彻底杀死。浓度为 75% 的酒精最适宜消毒。

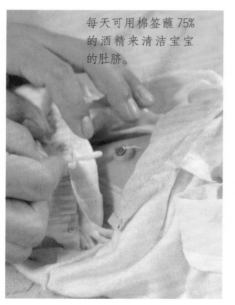

每天可用棉签蘸 75% 的酒精来清洁宝宝的肚脐。

✔ 宜保持宝宝鼻孔通畅

宝宝皮肤及黏膜比较薄嫩，不要随意用手抠挖新生儿鼻孔。一般情况下宝宝鼻孔都会很通畅，但在感冒时可能有分泌物堵塞鼻孔，这时可用消毒纱布或棉签蘸温水后浅浅探入鼻孔，轻轻旋转一下将分泌物带出，若分泌物比较干燥且硬，需先用 1 滴温水湿润浸泡软后再进行上述操作。

✔ 宜清除宝宝眼部的分泌物

小宝宝的眼睛很脆弱也很稚嫩，在对待宝宝的眼睛问题上一定要谨慎。宝宝眼部分泌物较多，每天早晨要用专用毛巾或消毒棉签蘸温开水从眼内角向外轻轻擦拭，去除分泌物。具体操作方法如下：

1. 用棉签从眼角向眼尾轻轻擦拭。

2. 擦另一只眼睛时，可换一支新棉签。

✔ 宜注意宝宝衣服的选择

新生儿的皮肤特别娇嫩，容易过敏，所以选择宝宝的衣物时一定要注意安全、舒适和方便三大原则。

安全：选择正规厂家生产的童装，上面有明确的商标、合格证、产品质量等级等标志。不要选择有金属、纽扣或小装饰挂件的衣服。尽量选择颜色浅、色泽柔和、不含荧光成分的衣物。

舒适：纯棉衣物手感柔软，安全无刺激。注意衣服的腋下和裆部是否柔软，这是宝宝经常活动的关键部位，面料不好会让宝宝不舒服。

方便：前开衫的衣服比套头的方便。松紧带的裤子比系带子的方便，但是注意别太紧。

宝宝该穿多少衣服？

➤ 新生儿大多数时间都是待在室内的，而且宝宝的新陈代谢也比较快，所以不用穿太多，这样还有利于增强宝宝抵抗力。一般宝宝比大人多穿一件衣服就可以了，如果怕他着凉，可以在里面加个背心或者小肚兜之类。纯棉开衫是新生儿的首选。

➤ 给男宝宝选购裤子和纸尿裤时，要注意选购宽松的，避免把男宝宝的会阴部包裹得太紧。如果宝宝没有使用纸尿裤，在他小便后，新妈妈要注意用干净的纸巾帮他擦干净尿液，保持局部干爽。

专家说**养娃**

忌买杂牌婴儿服。杂牌衣物虽便宜，但质量隐患多，所谓"便宜没好货"，受罪的是口不能言的宝宝。在婴儿服装的选择上应该重注细节上的安全、舒适。

因此，最好到商场的专柜去购买，不仅有质量保障，而且很多细节都有为宝宝考虑，就是价格较贵。但商场有活动时，都会有较大的折扣，那时候购买，能买到质优价廉的好衣服！

忌买颜色鲜艳的婴儿服。色彩鲜艳的衣服中往往添加了很多染色材料，婴幼儿长期穿着色彩鲜艳的衣服，有毒染料可能被皮肤吸收，从而容易造成宝宝免疫力低下，不利于宝宝健康成长。

✔ 宜用正确方法清洗男宝宝生殖器

新爸妈需要注意男宝宝外生殖器的日常护理，因为男宝宝的外生殖器皮肤组织很薄弱，细菌、污垢堆积，很容易发生炎症。

清洗时要先轻轻抬起宝宝的阴茎，用一块柔软的纱布轻柔地蘸洗根部，然后清洗宝宝的阴囊，这里褶皱多，较容易藏匿汗污，包括腹股沟的附近，也要着重擦拭。清洗宝宝的包皮时，用你的右手拇指和食指轻轻捏着宝宝阴茎的中段，朝他身体的方向轻柔地向后推包皮，然后在清水中轻轻清洗。向后推宝宝的包皮时，千万不要强力推拉，以免给宝宝带来不适。

清洗男宝宝外生殖器的水，温度应控制在40℃以内，以免烫伤宝宝娇嫩的皮肤。最理想的温度是接近宝宝体温的37℃左右。

平时给男宝宝选择的纸尿裤和裤子要宽松，不要把会阴部包裹得太紧。如果宝宝没有使用纸尿裤，在他排尿后，最好用干净的无屑纸巾为他擦干尿液，以保持局部干爽。

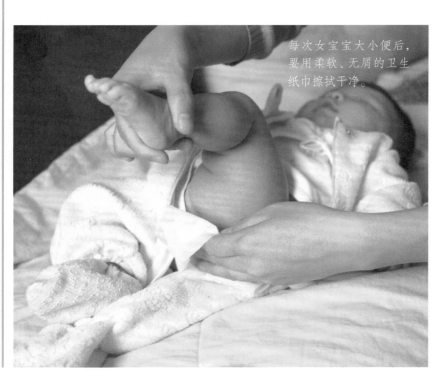

每次女宝宝大小便后，要用柔软、无屑的卫生纸巾擦拭干净。

✔ 宜细心护理女宝宝外阴

较之于男宝宝，女宝宝的外阴更需要新妈妈细心护理。

首先，每次给女宝宝换尿布时，以及她每次大小便后，最好用柔软、无屑的卫生纸巾仔细擦拭宝宝的外阴及、尿道口及其周围。擦拭时，方向由前向后，以免不小心让粪便残渣污染宝宝阴部。

其次，最好每天用温水清洗两次。清洗顺序跟擦拭的方向一样，一定要从前向后。

方法如下： 用一块干净的纱布从中间向两边清洗宝宝的小阴唇；再从前往后清洗她的阴部；接下来清洗宝宝的肛门，尽量不要在清洗肛门后再擦洗宝宝的阴部，避免交叉感染；再把宝宝大腿根缝隙处清洗干净，这里的褶皱容易堆积汗液。

最后，用干毛巾擦干。此外，女宝宝的尿布或纸尿裤要注意经常更换。为女宝宝涂抹爽身粉时不要在阴部附近涂抹，否则粉尘极容易从阴道口进入阴道深处，而引发不适。

✔ 宜做好宝宝洗澡的准备工作

对于新爸妈来说，给宝宝洗澡是个大问题，面对如此软弱而娇嫩的宝宝，常常感觉无从下手。不用担心，新爸妈跟着以下步骤来做，给宝宝洗澡的工作可以轻而易举地完成。

准备工作

1. 确认宝宝不会饿或暂时不会大小便，且吃过奶 1 小时以后再开始洗澡。

2. 如果是冬天，开足暖气，如果是夏天，关上空调或电扇，室温在 26~28℃ 为宜。

3. 准备好洗澡盆、洗脸毛巾两三条、浴巾、婴儿洗发液和要更换的衣服等。

4. 先清洗洗澡盆，然后倒凉水，最后倒热水，用你的肘弯内侧试温度，感觉不冷不热最好。水温以 37~40℃ 为最好。

如何清除宝宝的头皮痂

一般情况下，宝宝的头皮痂不用清洗，慢慢地会自行脱落。如果看着不舒服，可以涂些植物油，等它软了以后，用梳子轻轻梳去。有的可能太厚，一次清洗不完，可以坚持每天涂一两次，软了以后再轻轻地梳，最后用温水洗干净。

洗澡小贴士

1. 要用清水冲洗，不要用肥皂或沐浴液。

2. 一定要事先调好水温和水量，洗澡中途也绝对不可以让宝宝独自待在浴盆中。

3. 洗澡时间以 10 分钟为宜，最好每天一次，冬天可以根据情况适当延长周期。

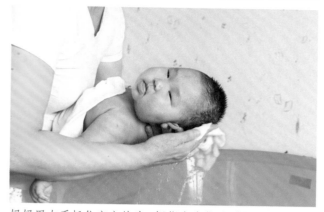

妈妈用左手托住宝宝的头，拇指和食指分别按住宝宝的耳朵贴到脸上，以防进水。右手拿小毛巾轻轻地为宝宝擦洗。

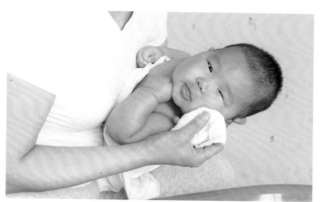

用小毛巾蘸水，轻轻擦拭宝宝的脸部，然后由内而外轻拭眼睛。

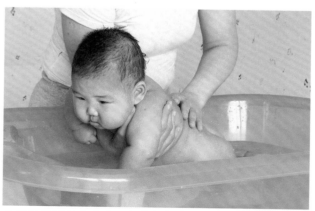

右手从腋下托住宝宝，左手轻轻为宝宝清洗后背、臀部和双腿。

清洗宝宝衣物应注意

➤ **彻底漂洗**：洗净污渍，只是完成了洗涤程序的一半，接下来要用清水反复涤荡两三遍，直到水清为止。否则，残留在衣物上的洗涤剂或肥皂对宝宝的危害，绝不亚于衣物上的污垢。

➤ **少用化学物品**：如果一定要用清洁用品，要选用婴儿专用，需要指出的是，消毒液等消毒产品千万不要使用，因为它有很强的刺激性，很难彻底漂洗干净。婴儿专用洗衣液刺激性较小，用来清洗婴儿贴身内衣最合适。

➤ **在阳光下暴晒**：宝宝衣物漂洗干净后，最好用晒太阳的办法除菌。如果碰到阴天，可以在晾到半干时，用电熨斗熨一下，熨斗的高温同样也能起到除菌和消毒的作用。

✘ 不宜让宝宝的指甲过长

宝宝的指甲长得很快，如果长得太长，一不小心就会把自己抓伤。所以要经常检查宝宝的指甲，隔一两天用手沿宝宝指甲边缘摸一下，如果指甲有棱角，或指甲长得超过手指面，就要给宝宝剪平滑，或剪短。

但许多新妈妈怕剪指甲弄伤宝宝，不敢自己给宝宝剪指甲。其实，一个专用的宝宝指甲剪就可以解决一切问题。参照以下步骤，能让剪指甲的过程更轻松、更安全。

1. 让宝宝平躺床上，妈妈握住宝宝的小手，要求是最好能同方向、同角度。

2. 分开宝宝的五指，重点捏住一个指头剪。

3. 先剪中间再剪两头，避免把边角剪得过深。

4. 妈妈用自己的手指沿宝宝的小指甲边摸一圈，发现尖角及时剪除。剪好一个再剪下一个。

✘ 不宜马马虎虎清洗宝宝衣服

新生儿肌肤娇嫩，父母在选择衣服的时候要非常注意，也不应马马虎虎。为了避免细菌交叉污染，宝宝的衣服最好用专门的盆单独手洗，洗衣液也应选择婴儿专用的，刺激较小。

✘ 忌给新生儿佩戴饰物

在中国的民间习俗里，认为给宝宝戴饰物有吉祥祈福的意思。现在生活水平越来越高，更多的爷爷奶奶、外公外婆、爸爸妈妈愿意为宝宝花钱，会买一些金银珠宝首饰，如各种长命锁、如意金铃等。其实，给新生儿佩戴饰物存在很多隐患，如宝石、金银器等挂件的细绳或细链易勒伤宝宝的脖子，或引起血液流通不畅。另外，饰物缝隙中的细菌可能通过口腔进入体内，造成细菌感染，还有的宝石有放射性物质。因此，爱宝宝就不要给他佩戴饰物。

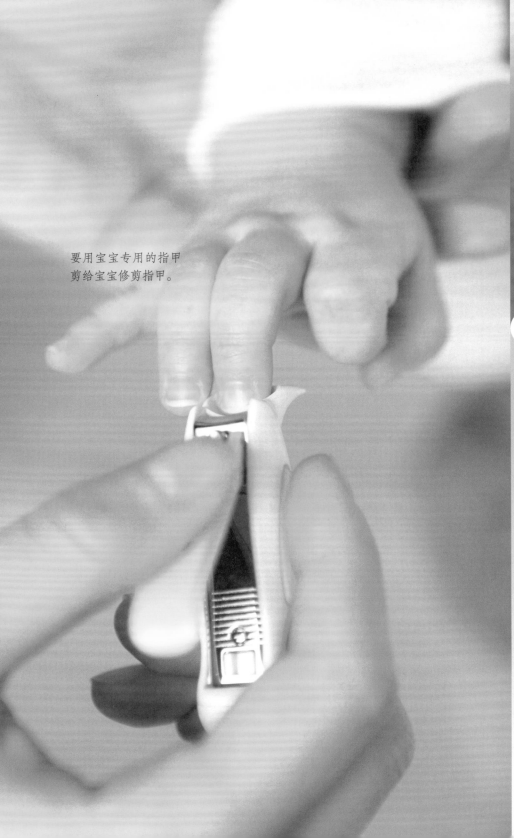

要用宝宝专用的指甲
剪给宝宝修剪指甲。

新生儿睡眠

睡眠是新生儿生活中最重要的一个内容，宝宝平均每天有 18~20 个小时的睡眠时间，随着月龄的增长，睡眠时间逐渐减少。但新生儿只有饿了，想吃奶时才会醒过来哭闹一会儿，吃饱后又会安然地睡着。

✔ 宜仰卧睡眠

对新生儿来说，若能使仰卧、侧卧、俯卧交替睡最好。如果宝宝身边不能随时有人照料，最好让宝宝仰卧，因为仰卧发生危险的概率最低。若宝宝身边一直有人照料，可以让宝宝适当俯卧，但要注意让宝宝头部侧过来，以免口鼻被床褥阻挡，发生窒息危险；若宝宝生病，最好采用仰卧。

✔ 宜少唤醒熟睡中宝宝

有些新爸妈担心宝宝饿着或尿了，常常会隔几个小时就把宝宝叫醒，喂奶或者换尿布。这样的做法不利于宝宝健康。

新生儿非常需要睡眠。新生儿快速的新陈代谢和成长需要充足的优质睡眠才能保证，而且如果宝宝饿了，或因为便便不舒服了，他会用哭声提醒爸爸妈妈。所以爸爸妈妈不要过于担心，尽量少叫醒熟睡中的宝宝。

✔ 宜遵循宝宝的生物钟

新爸妈都会有这样的疑问：宝宝每天除了吃就是睡，这正常吗？其实，新生儿平均每天睡 18~20 小时是很正常的现象，到两三个月龄时会

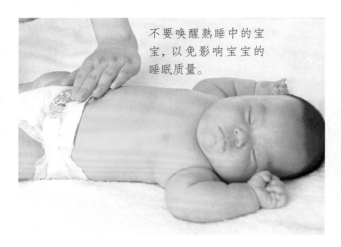

不要唤醒熟睡中的宝宝，以免影响宝宝的睡眠质量。

缩短到 16~18 小时，4~9 个月龄时缩短到 15~16 小时。随着年龄的增长和身体的发育，他玩耍的时间会慢慢加长，所以睡觉的时间也开始慢慢缩短了，到 1 岁时就能接近成人的生活规律。

刚出生的宝宝，没有时间观念，也分不清白天和黑夜，吃饱了睡，睡醒了吃。不过，宝宝这种没有规律的生活习惯常常把新妈妈折腾的筋疲力尽，因此，从宝宝刚出生开始，新妈妈就要开始着手帮宝宝建立一个健康的生物钟。

✘ 不宜抱着宝宝睡

新生儿初到人间，需要父母的爱抚，但新生儿也需要培养良好的睡眠习惯。抱着宝宝睡觉，既会影响宝宝的睡眠质量，还会影响宝宝的新陈代谢。另外，产后妈妈的身体也需要恢复，抱着宝宝睡觉，妈妈也得不到充分的睡眠和休息。所以，宝宝睡觉时，要让他独自舒适地躺在自己的床上，自然入睡，尽量避免抱着睡。

✘ 睡眠环境不宜过于安静

不要因为宝宝一睡觉就勒令全家人不能发出任何响声，走路都要蹑手蹑脚的，生怕惊醒了他。其实宝宝在睡觉，可以保持正常的生活声音，只要适当放小音量就行。如果睡眠环境过于安静，反而会让宝宝睡不踏实，一有响动就会惊醒，而且你也做不成任何事。

✘ 被子不宜过厚

有些新爸妈在寒冬为了让宝宝睡得暖和，特意为宝宝盖上厚厚的被子，殊不知太厚的被子往往过重，甚至可能引起呼吸不畅。而且被子中过高的温度反而会使宝宝烦躁不安乃至哭闹不停，同样影响睡眠质量。让宝宝从小就在过分温暖的环境下入睡，还可能降低人体对寒冷的抵抗力，造成宝宝长大后"弱不禁风"，所以还是给宝宝准备厚薄适宜的被子吧。

✘ 白天不宜睡得过久

虽然新生儿一天中大部分的时间都在睡觉，但还是应避免白天睡得过多。实践证明，白天睡得过久的宝宝大多晚上睡不好，甚至稍不如意就大哭大闹，弄得父母夜不成眠。研究证实，晚间睡眠不足而白天嗜睡的宝宝不仅生长发育比较缓慢，而且注意力、记忆力、创造力和运动技巧的发育也相对缓慢。

此外，夜间睡眠缺乏还会扰乱生长激素的正常分泌，使得宝宝免疫系统受损，内分泌失调，代谢出现问题，易发胖。如果新生儿白天睡得过多，新爸妈可以有意识地弄醒宝宝，或逗他多玩一会儿，通过调整来克服"黑白颠倒"。妈妈可以用玩具吸引宝宝的注意力，或者多陪宝宝玩，逗一下宝宝。尽量少让宝宝白天睡觉。习惯的养成需要一个过程，不要着急慢慢来。

当然，如果宝宝很困了，也要让宝宝安心睡觉。

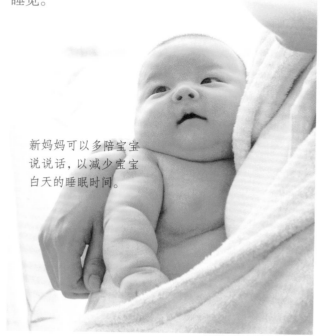

新妈妈可以多陪宝宝说说话，以减少宝宝白天的睡眠时间。

新生儿大小便

自从宝宝出生后，大事小情都牵动着妈妈的心，吃喝拉撒睡是宝宝生活的全部，更是妈妈生活的重心，宝宝好好喝奶、大小便正常是每个妈妈最朴素的愿望。

✔ 宜便后清洗宝宝屁屁

原则上，宝宝便后最好清洗下小屁屁，但如果条件所限，比如天气太冷或者出门在外不方便时，只要用湿纸巾或小毛巾擦拭干净，可以不用每次都清洗。但最好保证每天临睡前清洗一次。

有时宝宝的便便呈糊状，不好擦拭，新手爸妈可以用拧到半干的温水湿毛巾试一试，注意皮肤褶皱处一定要清理，特别是大腿根部和屁股沟。擦干净后，用干净毛巾或湿纸巾再次擦拭一下，然后换上干净尿布。

✔ 宜掌握换尿布的技巧

新生儿往往在分娩过程中就会排第1次小便，有的则是在出生后24小时内会排尿，次数因人而异。因此，给宝宝换尿布就成为新爸妈要学习的重要内容之一。

给宝宝换尿布时，让宝宝平躺在垫子上，解开宝宝身上的尿布或纸尿裤。用一只手轻握住宝宝的脚踝，注意要把中指夹在两个脚踝之间，避免宝宝两个脚踝互相挤压、磨蹭，引起不适。轻轻提起宝宝的脚踝，使宝宝的腿与身体成直角，并通过提起脚踝，提起宝宝臀部，取走脏掉

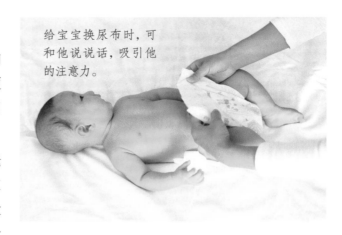

给宝宝换尿布时，可和他说说话，吸引他的注意力。

的尿布，用婴儿湿纸巾为宝宝彻底擦净臀部和身体。

换干净的尿布时，把纸尿裤打开，铺在宝宝的臀下，注意纸尿裤或尿布的边缘不宜超过宝宝肚脐。然后将宝宝的腿放下，将纸尿裤前面部分向上拉到宝宝两腿中间，撕开粘扣，贴在腰带中即可。注意纸尿裤不能包得太紧，两侧最好留有1根手指的余地，包好后要拉出纸尿裤的边，并使后面稍高于前面，以防大小便漏出。

使用传统尿布：将尿布折叠成三角形，把尿布放在尿兜上，铺在宝宝腰下，将中间尿片往上提，贴在肚脐下方，包上尿兜即可。

✘ 不宜忽视大便反映的问题

大便颜色	状态	健康情况
出生12小时内排出墨绿大便	软膏状	这是胎便，在孕期时就已经产生
母乳喂养后宝宝排出绿色大便	黏稠状	很有可能是由于肠道中胆红素被细菌氧化为胆绿素的结果，只要宝宝状态良好，就是正常的
母乳喂养后大便呈黄色	软膏样，没有酸味或泡沫	表明宝宝很健康
大便次数增多	稀水样或鸡蛋汤样，有黏液或泡沫，有腥臭味	宝宝可能发生了腹泻，要及时就医
大便次数减少，而且宝宝排便时哭闹	排出粪便干硬	宝宝可能有便秘。母乳喂养的妈妈应调整饮食结构，多吃新鲜蔬果，补充水分
人工喂养宝宝排出黑色或墨绿色大便	粪便成形	可能是由于宝宝对配方奶粉中铁吸收不完全导致的，可以尝试给宝宝换一种奶粉
黄色	米粒样	宝宝可能有消化不良症状

✘ 忌忽视新生儿便秘

便秘是宝宝常见问题。新生儿早期有胎粪性便秘，这是由于胎粪稠厚、聚集在结肠和直肠内，使得排出量很少造成的。胎粪性便秘严重时，会使宝宝腹胀、呕吐、拒奶，这时可在医生指导下进行辅助治疗。

除胎粪性便秘外，大多数吃配方奶的新生儿也会发生便秘。如果宝宝两三天排一次大便，但排便时不困难，宝宝也不抗拒排便，精神很好，可以继续观察，不需要格外处理。

如果宝宝大便次数明显减少，每次排便时都很用力，而且宝宝排便时哭闹，排便后可能出现便血、肛门破裂等情况时，要及时看医生。

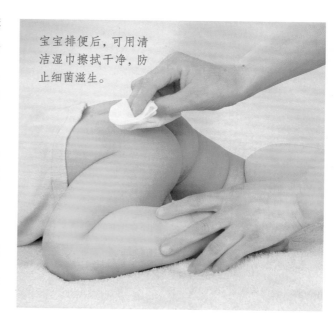

宝宝排便后，可用清洁湿巾擦拭干净，防止细菌滋生。

新生儿护理误区，你知道吗

> 宝宝从出生起到第 28 天为新生儿期，刚出生的宝宝就像嫩草之芽、幼蚕之苗，肌肤娇嫩，抗病力弱，对外界环境还需要逐步适应，所以特别需要新妈妈谨慎抚养，精心护理。

1 按需喂养的宝宝生活会不规律

哺乳的新妈妈要按照自己宝宝的需要来喂奶。并不是说母乳喂养的宝宝不容易形成规律的生活，当妈妈的乳汁分泌量达到宝宝的需求，母婴之间建立起令双方满意的喂养关系时，宝宝一样可以有序、规律地生活。

2 刚生完宝宝身体还很虚弱，想平躺着给宝宝喂奶

有的妈妈喜欢躺在床上喂奶，认为这样母子都比较舒适轻松，偶尔一两次是可以的，但是经常用这种喂奶方式则不可取。新生儿的咽鼓管短，位置平而低，平躺着喂奶时，如果有奶或呕吐物流进宝宝的耳朵里，易引起急性化脓性中耳炎。正确的哺乳姿势应该是妈妈坐在床上或椅子上，将宝宝抱起，使宝宝头部抬高 45°。

3 宝宝只肯吃一侧的乳房

有些宝宝只吃一侧乳房，换到另一侧乳房就不肯吃。新妈妈可以在喂奶前抱会宝宝，让他的头贴近不喜欢的一侧乳房，边和他说话、逗弄，边将乳头塞入宝宝嘴里。

4 吃母乳的宝宝不用补充鱼肝油和钙

宝宝出生后半月，妈妈就要为宝宝补充鱼肝油了，如果宝宝没有明显的缺钙征象，就不要额外补充钙剂，只要每天吃鱼肝油 400~800 国际单位就可以了，这是预防量，因为母乳和奶粉中含钙量较高，而维生素 D 的含量较少，因此额外补充鱼肝油，可促进钙吸收。另外，晒太阳也能促进钙的吸收。

5 宝宝睡觉很不老实，不可能保持一个姿势

宝宝刚出生不久，还不能自己调整睡姿，为了保证宝宝拥有良好的睡眠，父母可以帮助宝宝选择一个好的睡姿。正确的睡眠姿势，提倡侧卧和仰卧睡姿相结合，也可短时间让宝宝俯卧睡一会儿，这样既可避免头颅变形，又能提高宝宝颈部的力量。等宝宝会翻身了，定会找到舒适的睡眠姿势。

6 宝宝还那么小，冬天被子应该厚些才保暖

由于冬天天气寒冷，为了让宝宝睡得暖和，新妈妈会给宝宝盖过厚的被子。其实过厚的被子会使被中的温度过高，易使宝宝烦躁不安，反而会影响宝宝的睡眠质量。

7 抱着宝宝，让宝宝睡在身边，宝宝会睡得更踏实

妈妈白天黑夜地照顾宝宝，会很疲劳，所以在休息时，很有可能睡得特别沉，而宝宝幼小，骨骼、肌肉都还非常软，此时抱着宝宝睡，可能会压着宝宝，或者在翻身间使被褥堵住宝宝口鼻，影响宝宝呼吸、睡眠。此外，宝宝睡在身边，妈妈也会特别警醒，也不利于妈妈睡眠，所以还是将宝宝放在他自己的小床里，让他独自睡比较好。

8 宝宝一天很多次便便，很担心

新生儿的排便次数是比较多的，一天可以排便2~8次，其中母乳喂养的新生儿排便次数较多。有的新爸妈可能会发现，每次打开新生儿的尿布都会发现大便。如果宝宝的便便均匀，水分不多，没有黏液或泡沫，就都是正常现象。

9 别人家的宝宝都带一些小饰物，想给我家宝宝也带一些

新生宝宝骨骼、肌肉都尚未发育完全，还很软，佩戴饰物的重量会给宝宝带来不适。此外，某些饰物有比较尖利的部位，宝宝皮肤娇嫩，在活动间也很可能伤到宝宝自己。所以，爱宝宝，就不要给他佩戴饰物了。

专家说**养娃**

许多新爸妈都觉得小宝宝不会讲话，所以很多时候搞不明白他要干嘛。其实，宝宝用很多方式给爸妈发出了信息，吃奶信号是爸妈最先需要弄懂的宝宝语言。宝宝饿的时候的表现有努嘴、用鼻子拱乳头等。

如果想试探宝宝是不是饿了，可以把手放在他的脸颊上，如果宝宝张着嘴扭过头来找你的手，那就说明他已经嗷嗷待哺了。

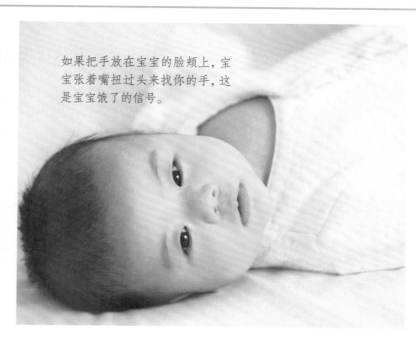

如果把手放在宝宝的脸颊上，宝宝张着嘴扭过头来找你的手，这是宝宝饿了的信号。

新生儿疾病

离开温暖的子宫后，新生儿是那么娇嫩，一旦出现某些不适症状，就会让新爸妈昼夜担惊受怕。面对不舒服的宝宝，新爸妈一定要放平心态，用心学会正确的护理。

✔ 宜定期观察新生儿生理性黄疸

新生儿生理性黄疸是一种由新生儿胆红素代谢决定的生理现象，而不是由任何其他疾病引起的黄疸。一般在出生后 3 天左右出现，少数在出生后第 2 天起就看到皮肤轻微发黄，或延迟到出生后 5 天出现。以后逐渐加重，通常于出现后两三天最明显。

足月的新生儿一般在出生后 7~10 天黄疸消退，最迟不超过出生后 2 周，早产儿可延迟至出生后三四周退净，如果黄疸的消退超过正常时间，或者退后又重新出现均属不正常，需要治疗。一般的生理性黄疸都能顺利消失，不需治疗。

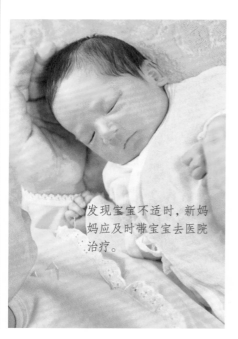

发现宝宝不适时，新妈妈应及时带宝宝去医院治疗。

新生儿常见 疾病

新生儿一般不易患病，因为妈妈的乳汁中含有天然的免疫因子。生活中新生儿患病大多是由护理不当造成的，新爸爸妈妈要尤为注意。

新生儿常见疾病有：新生儿生理性黄疸、新生儿肺炎、佝偻病、发热、腹泻等，因此新爸妈要留意宝宝的变化，及早发现及治疗。

✔ 宜积极预防新生儿感冒

新生儿由于免疫系统尚未发育成熟，所以很容易患感冒，特别是在冬、春季节出生的宝宝。一般新生儿感冒会持续 7~10 天。3 个月龄内的宝宝，一出现感冒的症状，就要立即带他去看医生。

感冒的防治：

1. 带着宝宝去医院，进行一些检查，了解感冒的原因。

2. 如果是合并细菌感染，医院会给宝宝开一些抗生素，一定要按时按剂量吃药。

3. 如果是病毒性感冒，并没有特效药，主要就是要照顾好宝宝，减轻症状，一般过上 7~10 天就好了。

✔ 宜重视新生儿 "红屁股"

新生儿的皮肤发育尚不完善，抵抗力底，很容易受尿液刺激，引起 "红屁股"，医学上称为尿布疹。另外，宝宝新陈代谢快，排汗多，如果热气不能有效排出，也容易产生 "红屁股"。

"红屁股" 多发生在与尿布接触的部位，如小屁股和会阴，主要表现是大片红斑、水肿，表面光滑、发亮，边界清楚。严重的会发生脓包、溃疡、发热等。其预防措施是：

1. 勤换尿布或纸尿裤。适当减少用尿布和纸尿裤的时间，让宝宝的小屁屁多透气通风。

2. 每次大小便后及时清洁皮肤，并用清水冲洗干净。

3. 可以经常给宝宝涂些护臀霜，也可用香油代替护臀霜。

4. 培养宝宝定时小便的习惯。

✔ 宜预防新生儿出现湿疹

新生儿湿疹又名奶癣，是一种常见的新生儿过敏性皮肤病，多见于过敏体质的宝宝。

症状： 在宝宝的脸、眉毛之间和耳后与颈下对称地分布着小斑点状红疹，有的还流有黏黏的黄水，干燥时则结成黄色痂。通常会有刺痒感，常使宝宝哭闹不安，不好好吃奶和睡觉，影响健康。

预防措施：

1. 如果对婴儿配方奶粉过敏，可改用其他代乳食品。

2. 避免过量喂食，防止消化不良。

3. 哺乳新妈妈要少吃或暂不吃鲫鱼汤、鲜虾、螃蟹等诱发性食物，可多吃豆制品等清热食物。

4. 不吃刺激性食物，如蒜、葱、辣椒等，以免乳汁加剧宝宝的湿疹。

宝宝患了湿疹，新妈妈可用消毒棉花蘸些消毒过的石蜡油、花生油等油类浸润和清洗患处，不可用肥皂或水清洗。待局部黄水去净、痂皮浸软后，用消毒软毛巾或纱布轻轻揩拭并除去痂屑，再涂上少许蛋黄或橄榄油护理。

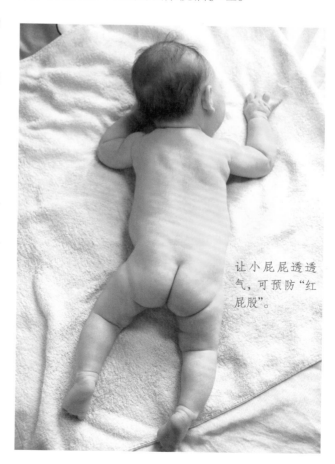

让小屁屁透透气，可预防 "红屁股"。

新生儿用药

宝宝生病是最让新妈妈和新爸爸揪心的，看着宝宝痛苦的样子，真想自己代替宝宝受罪，但这并不能解决问题，只有了解病因，正确掌握用药的方法，才能有效减轻宝宝的症状和痛苦。

✔ 宜常备家庭药箱

家有小药箱，生病不用慌。对有宝宝的家庭而言，宝宝的健康是第一要事。如果为宝宝准备一个小药箱，并配备下列药物和医疗器械，就可以应急，以防万一。

内服药：包括退热药、感冒药、助消化药、治疗腹泻的药等。

外用药：包括 75% 的酒精、创可贴、消炎软膏等。

医疗器械：婴儿用温度计、小剪刀、镊子、棉棒、纱布、脱脂棉、绷带、喂药器、小量杯或者量勺、急救手册等。

✔ 宜正确给新生儿喂药

宝宝生病较轻时，可把药溶于水中，放入奶瓶，让宝宝自己吸吮服下，并把沾在奶瓶上的药液加少许开水涮干净服用，否则无法保证足够的药量。还可将溶好的药液用小勺直接喂进宝宝嘴里。喂药时，最好把宝宝的头偏向一侧，把小勺紧贴宝宝嘴角慢慢灌入。等宝宝把药全部咽下去，再用勺喂少量水。

新生儿病情较重时，可用滴管或塑料软管吸满药液后，将管口放在宝宝口腔颊黏膜和牙床间慢慢滴入，咽一口再喂一口，第一管药服完后再滴第二管。如果发生呛咳，应立即停止挤滴药液，并抱起宝宝轻轻拍后背，以免药液呛入气管。

值得注意的是，千万不可将药和乳汁混在一起喂，因为两者混合后可能会出现凝结，或者降低药物的治疗作用，甚至影响新生儿的食欲。此外，给新生儿喂药要谨遵医嘱，不可擅自用药。

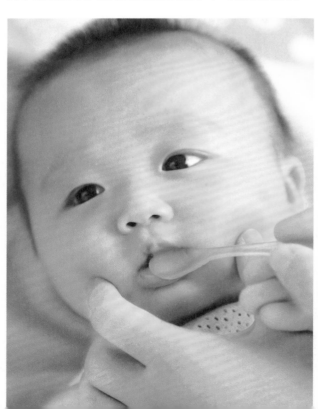

✔ 宜给新生儿接种疫苗

卡介苗

卡介苗的接种，可以增强人体对于结核病的抵抗力，预防肺结核和结核性脑膜炎的发生。当患有开放性肺结核的病人咳嗽和打喷嚏时，容易将结核杆菌散布到空气中，如果被没有抵抗力的人吸入体内，就会造成感染，并可能发展为肺结核。目前我国采用活性减毒疫苗为新生儿接种。接种后的宝宝对初期症状的预防效果达80%~85%，可以维持10年左右的免疫力。

接种时间：出生满 24 小时以后，第 1 针。

接种部位：左上臂三角肌中央。

接种方式：皮内注射。

禁忌：当新生儿患有高热、严重急性症状及免疫不全，或出生时伴有严重先天性疾病、低体重、严重湿疹、可疑的结核病时，不应接种疫苗。

注意事项：接种后 10~14 天在接种部位有红色小结节，小结节会逐渐变大，伴有痛痒感，4~6 周变成脓包或溃烂，此时新爸妈不要挤压和包扎。溃疡经两三个月会自动愈合，有时同侧腋窝淋巴结肿大，这是正常现象，可持续观察。如果接种部位发生严重感染，应及时请医生检查和处理。

乙型肝炎疫苗

乙型肝炎在我国的发病率很高，慢性活动性乙型肝炎还是造成肝癌、肝硬化的主要原因。如果怀孕时母亲患有高传染性乙型肝炎病，那么孩子出生后的患病可能性达到 90%，所以让下一代

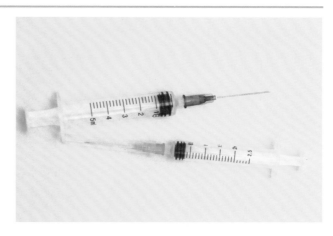

接种乙肝疫苗是非常必要的。目前我国采用安全的第二代基因工程疫苗，出生 24 小时后，为每一个新生儿常规接种。

接种时间：出生满 24 小时以后注射第 1 针，满月后第 2 针，满 6 个月时第 3 针。

接种部位：左上臂三角肌。

接种方式：肌肉注射。

禁忌：如果新生儿是先天畸形及严重内脏机能障碍者，出现窒息、呼吸困难、严重黄疸、昏迷等严重病情时，不可接种。早产儿在出生一个月后方可注射。

注意事项：接种后局部可发生肿块、疼痛。少数伴有轻度发烧、不安、食欲缺乏，这些症状大都在两三天内自动消失。

无论接种哪种疫苗，接种后三天内都不要给宝宝洗澡。

附录
特殊孕妈妈与特殊宝宝

特殊孕妈妈

孕妈妈的身体条件、年龄、孕育状况各有不同，有些特殊的孕妈妈，如偏素食孕妈妈、高龄孕妈妈、怀有双胞胎或多胞胎的孕妈妈更需要特殊照顾，在整个孕期也要有针对性地进行护理。

双胞胎孕妈妈

双胞胎、多胞胎是件让人羡慕的事情，不过也需要提醒双胞胎和多胞胎的孕妈妈多加注意，因为这意味着你要比单胎妊娠承担更多的责任和风险。所以需特别注意调整饮食，营养得当，才能生出健康的宝宝。

✓ 宜多补充营养

对怀有双胞胎或者多胞胎的孕妈妈来说，需要更多的热量来满足自己和宝宝的需要。尤其是胎宝宝在孕中期及孕晚期发育迅速，不仅需要丰富的营养物质，还要求全面合理的摄入，否则孕妈妈很容易出现贫血，也会导致胎宝宝发育不良。因此孕妈妈要摄入足够的蛋白质、维生素和矿物质，多吃鱼、鸡蛋、牛奶、瘦肉及豆制品、水果、蔬菜等，必要时可加服铁剂、钙剂等。

多胞胎妈妈饮食守则：少食多餐，多喝水，可同时进食含蛋白质和碳水化合物的食物，注意在医生的指导下补充钙和铁剂，别忘记睡前喝杯牛奶。

✓ 宜适当增重

大多数孕妈妈在孕期要增加 11~20 千克的体重，但双胞胎孕妈妈的体重还要多于单胎。孕期不单单要注意增加体重，在哪个阶段增重也十分重要。如果孕妈妈能够在怀孕的前半段时间里增重的话，对于整个怀孕的过程都会十分有益。

✓ 宜安全运动

有很多运动方式不适合怀有双胞胎或多胞胎的孕妈妈，如需要平躺在平面上的运动、耐力运动、热水泡浴和桑拿等。一般还是以散步和静养为主。如果想做其他运动还是听从医生的建议。

✓ 宜增加检查频率

怀有双胞胎或多胞胎时，由于孕妈妈子宫内孕育多个胎宝宝，羊水、胎盘的量也特别大，孕期也较单胎易发生流产、早产、胎膜早破或其他意外情况，所以双胞胎或多胞胎孕妈妈的检查频率也较单胎高，需根据医生的嘱咐按时检查，以便及时发现异常，增加安全性。

二胎孕妈妈

随着政策的放开，眼下不少孕妈妈都怀的是"二宝"，相对于初产妇来说，二胎孕妈妈对怀孕这种事可谓驾轻就熟，但是也绝不可掉以轻心，马虎大意。

✔ 宜做好心理准备

毋庸置疑，多一个孩子就会多一份责任和压力。面对孩子长大后的各种费用花销，爸爸妈妈在准备怀孕前需要做到心中有数，而不仅仅是为了生育而生育，应尽量为孩子提供一个健康和谐的生活环境。

当然生二胎还会给生活带来变化，比如要平衡对两个子女的关爱，如何不因为孩子而影响生活等。生二胎的夫妻要做好孕前准备工作，对二胎带来的生活变化要做好心理准备，以快乐的心情迎接二宝的到来。

高龄孕妈妈

医学上界定： 35岁以上初产妇为高龄孕妈妈。由于35岁以后肌体处于下滑趋势，此时孕育宝宝，就要做更多的准备，了解孕期更多的注意事项，以利于宝宝的健康诞生。

高龄孕妈妈养胎需要先养身和心。养身主要是定期做产前检查，保证营养的全面和均衡，并适当运动。养心则是要保持愉快的心情和稳定的情绪，丢掉心理压力。

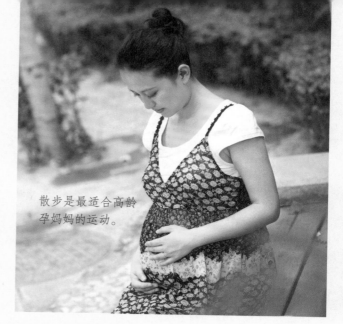

散步是最适合高龄孕妈妈的运动。

✔ 宜提高免疫力

高龄女性在心理上要比年轻女性成熟，对孕育和生育顾虑较多，怀孕过程中会经常处于紧张状态。高龄孕妈妈不要过分担心，焦躁的情绪反而会对胎宝宝不利。孕妈妈现在要做的是保持一份好心情，同时还要通过提高自身免疫力，给胎宝宝一个良好的发育环境。

✔ 宜科学饮食

由于年龄的因素，高龄孕妈妈可能只有这一次孕育的机会，所以要更加珍惜。饮食上，既不能过分滋补，也不能只凭自己的喜好进食，应该平衡膳食，讲究粗细搭配、荤素搭配，并注意摄取新鲜的蔬菜和水果，做到营养全面。

✔ 宜定时进行户外活动

户外活动可以增强高龄孕妈妈的体质，对孕育和分娩都十分有利。但是，高龄孕妈妈最好在医生的指导下进行运动，不可勉强。其实，散步就是一种最适合高龄孕妈妈的运动。

特殊宝宝

新生儿如此娇嫩可爱，就像刚出土的幼苗，需要爸爸妈妈的精心呵护，而那些双胞胎、早产儿和巨大儿就需要爸爸妈妈付出更多的爱和关心，沐浴着爸爸妈妈的爱，宝宝一样会苗壮、健康地成长。

双胞胎宝宝

✔ 宜少量多餐进行喂哺

"一举多得"的新妈妈很幸福，也很操心，辛苦并快乐着，这是双胞胎和多胞新孕妈妈的真实写照。从怀孕时，孕妈妈的营养要同时供应两个胎宝宝生长，因此双胞胎宝宝大多数没有单胎宝宝长得大，其对环境的适应能力和抗病能力均较一般单胎新生儿差。有时可能出现护理不周的情况，会使双胞胎宝宝易患病，因此对双胞胎的喂养和护理要加强。

双胞胎的胃容量小，消化能力差，宜采用少量多餐的喂养方法。双胞胎出生后 12 个小时之内，就应喂哺 50% 糖水 25~50 克。这

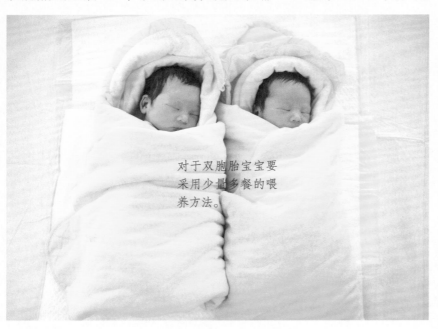

对于双胞胎宝宝要采用少量多餐的喂养方法。

是因为双胞胎宝宝体内不像单胎足月儿有那么多的糖原贮备，饥饿时间过长会发生低血糖，影响大脑的发育。

第 2 个 12 小时内可喂 1~3 次母乳，母乳喂养的双胞胎宝宝需要按需哺乳。体重不足 1500 克的双胞胎宝宝，每 2 小时喂奶 1 次，每 24 小时喂 12 次；体重 1500~2000 克的新生儿，夜间可减少 2 次，每 24 小时喂 10 次；体重 2000 克以上的新生儿，每 24 小时喂 8 次，3 小时 1 次。这种喂哺法，是因为双胞胎宝宝个子小，热量散失多，热量需求量比相同体重的单胎足月宝宝高。

在双胞胎出生的第 2 周起可补充钙片、鱼肝油等，从第 5 周起哺乳妈妈应增添含铁丰富的食物。

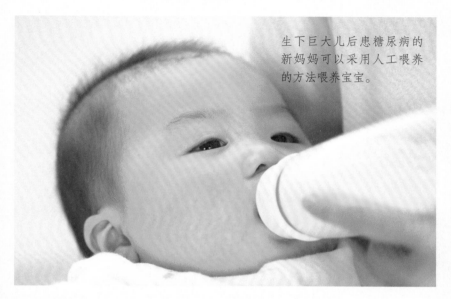

生下巨大儿后患糖尿病的新妈妈可以采用人工喂养的方法喂养宝宝。

早产儿

✔ 宜注意给新生儿保温

注意室内温度，因为早产儿体内调节温度的机制尚未完善，没有较多的皮下脂肪为他保温，失热很快，因此保温十分重要。室温要控制在 25~27℃，每 4~6 小时测体温一次，保持体温恒定在 36~37℃。

✔ 宜补充各种维生素和矿物质

由于早产儿生长快，又储备不足，维生素 A、B 族维生素、维生素 C、维生素 E、维生素 K、钙、镁、锌、铜、铁等也都应分别在出生后一周至两周开始补充。

✔ 宜母乳喂养

最好喂食母乳，初乳中含多种人体必需的元素，蛋白质、脂肪酸、抗体的含量都很高，正好适合快速生长的早产儿。如母乳不足，则应采用早产儿奶粉。

✔ 宜谨防感染

早产儿室避免闲杂人员入内。接触早产儿的任何人（包括新妈妈和医护人员）须洗净手。接触宝宝时，大人的手应是暖和的，不要随意亲吻、触摸。新妈妈或陪护人员若感冒要戴口罩，腹泻则务必勤洗手，或调换人员进行护理。

巨大儿

✔ 宜人工喂养

产下巨大儿，新妈妈不要太过担心，做好宝宝的护理工作一样可以使宝宝健康可爱。胎儿体重超过 4000 克，临床称为巨大儿。巨大儿除了给妈妈分娩带来麻烦外，其生下后往往体质"外强中干"，身体抗病能力弱。而生下巨大儿的新妈妈常患有糖尿病。这样的巨大儿最好采用人工喂养，以防妈妈服降糖药通过乳汁影响宝宝。如果妈妈身体健康，那么就要保持心情愉快，保持乳汁的质和量，以供给巨大儿宝宝享用，其他护理方面可以和普通宝宝一样。

图书在版编目 (CIP) 数据

怀孕坐月子新生儿宜忌速查 / 杨虹主编 . -- 南京：江苏凤凰科学技术出版社，
2015.10
（汉竹·亲亲乐读系列）
ISBN 978-7-5537-5206-8

Ⅰ . ①怀… Ⅱ . ①杨… Ⅲ . ①妊娠期－妇幼保健－基本知识②产褥期－妇
幼保健－基本知识③婴幼儿－哺育－基本知识 Ⅳ . ① R715.3 ② TS976.31

中国版本图书馆 CIP 数据核字 (2015) 第 179332 号

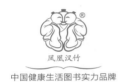

中国健康生活图书实力品牌

怀孕坐月子新生儿宜忌速查

主　　　编	杨　虹	
编　　　著	汉　竹	
责 任 编 辑	刘玉锋　张晓凤	
特 邀 编 辑	侯魏魏　马立改　张　欢	
责 任 校 对	郝慧华	
责 任 监 制	曹叶平　方　晨	

出 版 发 行	凤凰出版传媒股份有限公司 江苏凤凰科学技术出版社
出版社地址	南京市湖南路 1 号 A 楼，邮编：210009
出版社网址	http://www.pspress.cn
经　　　销	凤凰出版传媒股份有限公司
印　　　刷	南京精艺印刷有限公司

开　　　本	715mm×868mm　　1/12
印　　　张	20
字　　　数	200 千字
版　　　次	2015 年 10 月第 1 版
印　　　次	2015 年 10 月第 1 次印刷

标 准 书 号	ISBN 978-7-5537-5206-8
定　　　价	49.80 元

图书如有印装质量问题，可向我社出版科调换。